U0350285

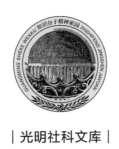

| 光明社科文库 |

知识的传承与保护研究

以武陵山区土家族医药为例

梁正海 等◎著

光明日报出版社

图书在版编目（CIP）数据

知识的传承与保护研究：以武陵山区土家族医药为
例／梁正海等著． -- 北京：光明日报出版社，2021.4
ISBN 978 - 7 - 5194 - 5952 - 9

Ⅰ.①知… Ⅱ.①梁… Ⅲ.①土家族—民族医学—保
护—研究—西南地区 Ⅳ.①R297.3

中国版本图书馆 CIP 数据核字（2021）第 068108 号

知识的传承与保护研究——以武陵山区土家族医药为例
ZHISHI DE CHUANCHENG YU BAOHU YANJIU——YI WULING SHANQU
TUJIAZU YIYAO WEILI

著　　者：梁正海 等

责任编辑：陆希宇　　　　　　　责任校对：赵鸣鸣
封面设计：中联华文　　　　　　特约编辑：张　山
责任印制：曹　诤

出版发行：光明日报出版社
地　　址：北京市西城区永安路 106 号，100050
电　　话：010 - 63161930（邮购）
传　　真：010 - 67078227，67078255
网　　址：http：//book. gmw. cn
E - mail：luxiyu@ gmw. cn
法律顾问：北京德恒律师事务所龚柳方律师

印　　刷：三河市华东印刷有限公司
装　　订：三河市华东印刷有限公司
本书如有破损、缺页、装订错误，请与本社联系调换，电话：010 - 67019571

开　　本：170mm×240mm
字　　数：242 千字　　　　　　印　　张：17
版　　次：2021 年 4 月第 1 版　　印　　次：2021 年 4 月第 1 次印刷
书　　号：ISBN 978 - 7 - 5194 - 5952 - 9
定　　价：89.00 元

目　录
CONTENTS

导　言

　　人类的知识体系可以分为两大类，一类是现代知识体系，一类是传统知识体系。① 根据这一知识类型的划分，我们可以把人类的医药知识体系划分为两大类，一类是现代医药知识体系，一类是传统医药知识体系。传统医药知识是维系乡土社会健康存续的基础，对于乡土社会具有特殊的意义。即使在现代医药知识基本普及的当代社会，传统医药知识在维护民众身心健康、丰富医药资源、改善医疗结构、促进知识融合创新、增强文化多样性、提升文化软实力等方面仍然具有不可替代的作用。

一、传统医药知识的研究现状及研究意义

（一）传统医药知识的研究现状

　　传统医药知识，是民族或社区基于智力活动创造的用于维护健康和保障生存的一套技术体系。由于传统医药知识在乡土社会扮演了重要角色，及其在现代公共卫生领域发挥的特殊作用，在后现代反思思潮的推动下，传统医药知识的价值越来越受到人们的重视。但是，在对传统医药知识应用的过程中，传统医药知识传承人或持有者并未充分享受到这种利用所带来的惠益。一些西方跨国公司未经许可甚至通过盗取的方式将其他社会或民族的传统医

---

① 柏贵喜等著．土家族传统知识的现代利用与保护研究［M］．北京：中国社会科学出版社，2015：1.

药知识申请专利，独享传统医药知识开发利用带来的利益。这种在传统医药知识应用中出现的对传统医药知识传承人或持有者不公平的待遇引发了国际人类学、民族学、法学及各类社会组织对传统医药知识产权保护、惠益分享等的广泛关注和持续探讨，并推动传统医药知识的维权行动取得了实质性进展，推动了政府组织对于传统医药知识的积极保护和合理开发。如印度的楝树案、姜黄案等引起了印度及35个国家200多个团体的不满，印度政府据此向欧洲专利局提出异议，作为这种保护行动的积极回应，美国 Grace 公司以楝树油作为杀虫剂的专利被撤销。① 楝树等案使印度政府高度重视传统医药知识的保护，对此进行了坚持不懈的努力和艰苦卓绝的斗争，并开展了一系列的保护和合理开发传统医药知识的实践。目前，印度、秘鲁、巴西、泰国等都专门出台了相关的法律，以保护民族医药知识财产。近年来联合国教科文组织（UNESC）、世界卫生组织（WHO）、世界知识产权组织（WIPO）、生物多样性公约（CBD）、世界贸易组织（WTO）等组织也都在不同的场合，从不同的角度探讨了民族传统医药知识保护的不同方面问题，传统医药知识与其他传统知识一起已进入当前 WIPO、CBD、WTO 等组织谈判的主要议题。

　　民族学、人类学等学科对于民族传统医药知识的关注可以追溯至19世纪，只不过这一时期的关注是以西方传教士、探险家、旅行者游记的方式呈现给读者的。然而，这些游记却为民族学、人类学者研究民族传统医药知识提供了素材，如社会人类学家弗雷泽（James George Frazer）借助大量素材研究了不同场域的民族对于疾病转移的仪式性疗法多元化表现形式，② 只不过这种感应疗法依附于交感巫术的研究而常常被遮掩起来了。20世纪50年代，美国学者康克林（Karold Conklin）在长期田野调查的基础上对菲律宾群岛哈努诺人的民间植物分类进行了开创性的研究，③ 为后来者研究民间药用植物

① 宋晓亭等. 传统医药知识利益未获保护的国际国内背景 [J]. 法学，2006（3）.
② ［英］詹·乔·弗雷泽. 金枝 [M] //刘魁立编. 上海：上海文艺出版社，2001：484，488.
③ Colnklin. H., The Relation of the Hanunoo to the Plant World. PhD dissertation in Anthropology [M]. New Havean：Yale University，1954.

的分类奠定了基础。维克多·特纳（Victor Turner）对隆达医学与疾病治疗的研究等,① 对于民族传统医药知识的研究无疑具有启示性意义。

中国是传统医药知识最为富集的国家。国内学者早在 20 世纪 50 年代少数民族社会历史调查过程中就给予了民族传统医药知识应有的关注;20 世纪 90 年代至今,为推动民族传统医药知识在国际框架内外寻求相关法律的有效保护,国内学术界也进行了广泛而深入的研究,取得了丰硕成果②。围绕传统医药知识的保护研究呈现出多学科交叉研究的格局。人类学、民族学、法学、医学科学、生物化学、药事管理学等学科对传统医药知识的保护进行了全方位多层次研究,这种多学科交叉研究格局的形成显然与传统医药知识的复杂性有关。就传统医药知识的知识产权及其持有者的权利而言,它是法学关注的范畴;就传统医药知识本身而言,它又是医学、生物化学等学科研究的对象;就传统医药知识的民族性、地域性而言,它又是人类学、民族学长期关注的主题。传统医药知识及其保护受到多学科的关注是顺理成章的事情。当然,近年来各学科对传统医药知识的保护研究倾注极大热情,明显与国际社会对传统知识保护的推动和对非物质文化遗产保护的高度重视密切相关。

对于传统医药知识保护研究仍然在许多方面显得薄弱,尚需进一步加强。主要表现在:其一,大多数研究聚焦于传统医药知识的知识产权保护,对与之相关的人权保障研究虽然有学者涉足,但研究力量明显单薄。在传统医药知识保护研究中,强化传统医药知识与人权保护关系研究,有利于更好地将医药知识这个客体与其持有者主体密切结合起来,推动传统医药知识保护向纵深发展。其二,对传统医药知识传承性保护、法律性保护、生产性保护三种保护模式的研究,从实质上看都倾向于外部植入性的制度研究,传统

---

① ［英］维克多·特纳. 象征之林——恩登布人仪式散论［M］. 赵玉燕,等译. 北京:商务印书馆,2006.
② 梁正海. 近十年来我国传统医药知识保护研究述评［J］. 贵州师范大学学报(社会科学版),2012(6).

医药知识保护的相关利益者内部共生互补性研究却相对不足，尚有极大的研究空间。其三，对促进传统医药知识保护的社会环境研究尚需加强。正如胡惠平所言，保护传统医药的首要任务是保证其传承和可持续发展，营造有利于传统医药发展的社会环境，给予公正客观的评论和宣传，实施促进传统医药发展的鼓励政策，才能真正将传统医药的保护落到实处，使我国的特色得以继续保持和发扬①。其四，对传统医药知识保护的民族性和地域性特征关注不足。虽然大多数学者都认识到了传统医药知识的特殊性，但是这种特殊性研究通常是建立在中医传统知识与西方现代医学相比较的基础上的，而对于民族传统医药知识的民族性、地域性的关注却稍有逊色，这大概是导致地域性保护法规和保护政策研究不足的重要原因。从国际经验和实际取得的成效来看，我们认为对少数民族传统医药知识进行"单独立法"的研究将是今后一段时期需要持续关注的一个重要课题。

（二）研究意义

少数民族传统医药知识作为优秀传统文化的重要组成部分，是各族群众生产生活的长期积累和智慧结晶，对维护人民群众的健康起着不可替代的作用。在文化大发展大繁荣、三级卫生医疗体系构建稳步推进、非物质文化遗产保护不断深入的现实背景下，积极探讨少数民族传统医药知识的传承与保护，尤其是借鉴生态学共生原理引入互动式保护模式的思考，不仅有利于弥补传统医药知识保护的相关利益者内部共生互补性研究之不足，而且对于发展和繁荣民族医药文化、改善民生、维护文化多样性具有重要的学术意义和实践意义。

1. 学术意义

第一，目前对于少数民族传统医药知识的保护，学术界主要探讨了传承性保护、法律性保护和生产性保护，三种保护模式都不同程度忽视了这样一个事实：少数民族传统医药是一个复合体，其传承与保护依赖于多元共生主

---

① 胡惠平. 传统医药保护面面观 [J]. 医药论坛, 2006 (28).

体的共同参与，协同推进。为此，本研究引入了互动式保护模式，以弥补已有三种保护模式之缺陷。

第二，互动式保护模式是基于生态学共生和伴生原理的理论借用，这一模式的成功运用，能够为其他类型的非物质文化遗产保护与利用提供借鉴。对于土家族等少数民族传统医药知识的互动式保护研究，有利于促进少数民族传统医药功能的发挥，实现保护与利用多方面的综合效益；有利于保护少数民族文化的多样性；也有利于为探讨与传统医药相关主体之间的利益关系积累经验，为构建多方利益平衡机制提供理论借鉴。

2. 实践意义

第一，决策参考。本研究以武陵山区土家族传统医药知识保护与利用的现状、特点和困境调查研究为中心，有助于决策层认清上层决策对于土家族等少数民族传统医药知识存续与发展的重要性，并在此认知基础上制定切实有效的保护策略，推动少数民族传统医药知识的有效保护与活态传承，使传统医药知识更好地造福于广大民众。

第二，繁荣民族医药文化。本研究也有助于传统医药知识实践者和现代医药知识实践者认识到彼此之间的共生性、伴生性和互利互惠性，主动协调因片面认识而产生的矛盾，共同发展医疗卫生事业，形成传统医药知识与现代医药知识和谐共生的局面，繁荣民族医药文化，维护文化的多样性。

第三，改善民生。群众身心健康是普遍关注的一个民生问题。本研究正在于帮助人们清醒认识传统医药知识与民众之间的共生关系，提高传统医药知识的保护意识，不断改善少数民族传统医药知识存续的生态环境，维护人民群众的身心健康，提高民众生存质量和生活水平，最大限度地改善民生事业。

二、研究方法、主要内容与基本观点

（一）研究方法

主要采用了田野调查与文献研究相结合的方法。田野调查主要通过参与观察、问卷调查、深度访谈等方式进行。整个调查主要分为两个阶段，第一个阶段是 2007 年 7 月至 2011 年 7 月。这一阶段的田野调查主要得益于本课题组成员参与柏贵喜教授主持的国家社会科学基金项目"少数民族传统知识的现代利用与保护研究——以武陵地区土家族为例"（项目批准号：07BMZ025）调查和研究，亦正是这种调查和研究及发表的系列成果奠定了本课题立项和研究的基础。四年的田野调查形成了苏竹村、红烈村、兴安村三个传统村落的土家族传统知识报告，共计 70 余万字。我的导师柏贵喜教授慷慨允许我们利用这些调查报告，在此深表感谢! 2011 年 7 月本项目被批准立项后，课题组又先后 5 次对中国历史文化名村（又誉为中国土家第一村）——贵州省铜仁市江口县云舍村，德江县泉口土家族乡（后撤乡建镇）隆兴村、思南县胡家湾苗族土家族乡灯塔村、周家桠村，杨家坳苗族土家族乡枫香溪村、帅家沟村、碧江区灯塔办事处马岩村的传统医药知识进行了重点调查，以民间医生的录音资料为基础，整理形成了 20 余万字的田野调查资料。这些调查资料与第一阶段的田野调查报告在地域上、内容上相互补充。本课题研究成果就是在充分利用以上第一手田野调查资料的基础上完成的。

文献研究法主要用于对民族医疗卫生事业相关政策资料的分析，从政策层面考察少数民族传统医药知识传承与保护的政策空间。本研究还采用了定量分析法，与定性分析法相互印证少数民族传统医药知识的传承危机，与少数民族传统医药知识传承与保护的重要性相互呼应。少数民族传统医药知识的传承危机也正是本研究的逻辑起点。

（二）主要内容与基本观点

本研究沿着为什么保护和如何保护的路径，从理论层面对少数民族传统医药知识传承与保护的重要性进行了深入思考，以土家族为中心对少数民族传统医药知识传承危机进行了深入分析，透过国内外的保护实践考察了少数民族传统医药知识的保护模式，并在此基础上有针对性构建了少数民族传统医药知识传承与保护的保障机制。总的来看，少数民族传统医药知识传承面临着多重危机，化解危机的出路在于各利益相关者积极参与，以利益共同体的态度相互合作，协调配合。如此，少数民族传统医药知识这朵奇葩才会更加绚丽夺目。

1. 少数民族传统医药知识传承与保护的重要性

少数民族传统医药知识是指少数民族在特定生态空间长期与疾病作斗争过程中创造的用于维护健康和保障生存的一套医药理论和技术体系。由于所处的自然空间和文化空间的差异，少数民族传统医药知识具有明显的独特性。由于历史上频繁的迁徙与交融，这种独特性又从整体上走向趋同。然而，各少数民族小聚居大分散的分布格局，加之民族内部支系的复杂构成，在用药经验上又呈现出小异的特点。正确认识这种大同小异的基本特征，是讨论少数民族传统医药知识传承与保护的着力点。

少数民族传统医药知识是各民族世代相传的，与各族民众生活密切相关。也就是说，它是各民族人民共享的资源。这种共享性决定了少数民族传统医药知识的基本属性，即少数民族传统医药知识既是一种共公物品，又是一种准公共物品，还是一种公益性产品。既然少数民族传统医药知识是民众生产生活和抗击疾病经验的积累，它自然源于各民族群众的生活实践，又反作用于生活实践；它为民众所创造，又为民众所利用；它是民众对大自然的认知与感悟，又是大自然对人类的无私馈赠。"大自然能够让你致病，也一定有治愈你疾病的药物。"朴实的语言表达了深刻的哲理：人与大自然本身就是一个共生系统。正是大自然对于人类的无私馈赠，造就了少数民族传统医药可及性强、副作用小、简便价廉、疗病奇效等基本特点。传统医药知识最直接的目的在于维系人类健康、促进人类延续与发展。各民族医药知识以其自身特有的医学话语体系诠释着对生命健康的认知理念。传统医药知识的持有者包括民间大众与民间医生，民间大众持有社会普遍认知型的医药知识，而民间医生所掌握的医药知识往往更为稀有、更具隐秘性。对他们而言，传统医药知识既能为他们带来经济收益，又能通过控制稀缺医疗资源，治病救人赢得较高的威望与良好的声誉，从而塑造自己的民间医疗权威形象。稀缺医疗资源表现出一种"复合资本"的特征，由此带来的权力利益也是多元的。为了保证占有稀缺资源带来的优势的永久性，知识的传承必不可少，这也是医药知识自身生存发展的逻辑。正是"传"与"承"的延续不断，实现了传统医药知识的文化传承功能。

总之，少数民族传统医药知识自身的属性、特点与功能，决定了少数民族传统医药知识传承与保护的重要性。这种重要性主要体现为"四个需要"，即传承优秀传统文化，增强话语权的需要；传承和传播非物质文化遗产的需要；改善医疗结构的需要；缓解看病难、看病贵的需要。

2. 少数民族传统医药知识的传承危机

围绕这一论题，本研究回顾了新中国成立以来有关民族传统医药知识传承与保护的主要政策，透过政策变迁分析了少数民族传统医药知识传承与保护的政策性空间；以土家族个案为中心，分析了传统医药知识保护与现代利用现状，并通过定量与定性相互结合的方法，讨论了少数民族传统医药知识的传承危机，就是少数民族传统医药知识保护的逻辑起点。

少数民族传统医药知识的传承与保护离不开政府政策的引导和支持、离不开社会大众的认同与接纳、离不开这类知识持有者的积极实践与创新。新中国成立后，我国民族传统医药知识传承与保护政策体现出三个阶段性特点。建国初期体现了对民族医药知识和民族医生的双重重视，旗帜鲜明地主张对于用草药土方治病之民族医生，应尽量团结与提高。从传统医药知识传承的角度看，对于传承主体地位的承认和尊重，有利于最大限度地激发文化持有者的文化自觉，产生强烈的文化认同感，从而积极主动地付诸传承行动。政府对于用草药土方治病之民族医生的团结与提高，真正把握了民族传统医药知识传承的本质。20世纪80年代以后到21世纪初，政府对于民族传统医药的重视一如既往，但是关注的重点明显倾向于民族传统医药知识的挖掘、整理与提高以及民族医药学的发展。在民族传统医药知识资料越积越多，民族医药学获得长足发展，民族医药学者大展宏图的同时，民间传统医药知识传承人日益被边缘化，其掌控的知识权力因单方、验方、秘方的无偿贡献而遭到削弱。由于民族传统医药知识传承人因为知识的无偿贡献而被边缘化，其传承创新知识的积极性必然受到打击，从而使民族传统医药知识的生存和发展陷入危机。遵循民族医药自身发展规律和特点则成为 21 世纪初以来呈现出的又一个显著特点。这种特点本身体现了我国政府从全能政府向有限政府转变的一种反映在民族医药传承发展领域的态度，在一定程度上改变了过去 20 多年民族医药知识与民族医生尤其是民间医生被人为割裂的局面。民间医生作为社会力量的重要组成部分，理应成为医疗卫生事业的建设者。人人享有医改服务，一方面意味着人人都是医改的受益者，是服务对象，这是每个中华人民共和国公民的权利；另一方面也意味着所有掌握了医药知识的人们都应该成为医改工作的服务者，这也是每个公民的义务。医疗卫生事业的发展是全社会的事情，发展医疗卫生事业应该考虑最大限度整合社会资源。只要充分利用好民间医生和村医务室医务人员两支队伍，发挥二者 1＋1＞2 的功能，必定能够在更大程度上缓解医疗资源配置不充分和不均衡带来的压力，缓解民众"人人负担过重"的问题，看病难的问题也将在更多角色参与中进一步得到缓解。

我们对土家族传统医药知识的个案研究表明，少数民族传统医药知识的现代利用主要体现于民众和民间草医两个层面。土家族民众一直都保留着利用草药的传统。民间草医师即是能够为民众医疗提供专门知识和技能的主要群体。他们还是土家族传统医药的主要承继者和保护者。正是这个群体的存在大大促进了土家族传统医药知识的保护、利用与持续发展。然而，社会转型发展的当下，土家族传统医药的利用与保护面临着不可回避的危机。随着外部文化的不断冲击和村落民众传统观念的转变，土家族传统医药知识的传承越来越艰难。土家族传统医药知识的实践基础正在弱化，经济理性至上的观念在传承人尤其是年轻一代传承人中占据了越来越突出的地位，县乡村三级医疗体系的构建在改善民众医疗条件的同时也加速了村落传统医药知识的解构与重构。无论是经济理性至上观念还是知识解构与重构都加剧了传统医药知识实践基础的进一步弱化，而这种弱化又进一步加深了传统医药知识传承的危机。我们的民族志深描进一步表明，对少数民族传统医药知识的认同偏差也是导致其传承危机的重要因素，这种认同偏差主要表现在两个方面，一方面是对传统医药知识的片面认知，另一方面是传统医药知识传人对于传统医药知识的自我否定。就两种认同偏差而言，传统医药知识传承人对于传统医药知识的自我否定对少数民族传统医药知识的传承与保护更加危险，更加致命。

3. 少数民族传统医药知识保护的基本模式

少数民族传统医药知识的保护模式是多种多样的，如传承性保护、法律性保护、生产性保护等。各种保护模式既有自身的优势，又有其局限性。传承性保护强调传承这一行为在传统医药知识保护中的重要作用，其更多的关注于传承人的权利和义务；法律性保护强调医药知识保护过程中法律的重要性，其更多关注的是医药知识这种特殊的知识产权保护的必要性；生产性保护强调生产亦即创新性利用对于传统医药知识保护的重要性，其主要关注的是通过生产激发医药知识的生命力。总的来看，三种保护模式都不同程度忽视了这样一个事实：少数民族传统医药知识是一个复合体，其形成和发展依赖于多元共生主体，也就是说，少数民族传统医药知识的传承与保护依赖多方参与，协同推进，因此，必须关注多方利益主体的权益。只有在充分考虑相关者利益的基础上，让相关利益者主动互动，才可能形成传统医药知识保护的合力。正是基于这样的考虑，我们从文化共生的视角切入，深入研究了少数民族传统医药知识互动式保护这种新的保护模式，旨在与现有保护模式形成必要的补充，不断完善少数民族传统医药知识的保护模式，协同推进少数民族传统医药知识的传承与发展。

少数民族传统医药知识的互动式保护基于生态学的共生原理，是对生物学原理的借鉴与应用。少数民族传统医药知识作为文化遗产的重要组成部分，其形成依赖于一定的自然环境，其传承依赖于一定量的知识持有者和知识消费者，其保护依赖于多种主体的共同努力，其发展也面临着资源的竞争等等。也就是说，少数民族传统医药的保护与利用是一个多元的共生关系。我们的调查研究表明，少数民族传统医药知识渗透到民众生活的方方面面，关系到他们的吃、他们的住、他们的快乐与幸福。也就是传统医药与民众的生产生活、乡村建设、文化保护、公共卫生服务建设等等紧密相关。正是基于这样的理解，我们认为在实施新农村建设、非物质文化遗产保护、三级医疗体系建设等工程时理应自觉关照传统医药，自觉关照传统文化，将少数民族传统医药知识的保护与非物质文化遗产保护、三级医疗体系构建、新农村建设相结合，并从思想认识、主体认知等方面构建一个有效的保障体系，实现少数民族传统医药知识保护传承工程与其他工程的良性互动。

4. 少数民族传统医药知识传承与保护的保障机制

少数民族传统医药知识是我国传统文化的重要组成部分，加强对少数民族传统医药知识的传承与保护，对于弘扬我国优秀文化，促进民族团结和区域经济发展，提升国家软实力具有积极的促进作用。伴随着经济社会的快速发展与转型，现代医学技术对少数民族传统医药知识的影响越来越大，甚至对其可持续发展形成了巨大的冲击，少数民族传统医药知识的传承与保护面临着巨大的挑战。在少数民族传统医药知识传承与保护工作中，政府扮演着主导性角色，行政资源的合理有效配置对于保障少数民族传统医药知识的传承与保护具有重要的战略意义。对少数民族传统医药知识的传承与保护不是呆板单调的记录保存，而是在不破坏其完整性的基础上进行创新和发展，既要保存少数民族传统医药知识的基因，又要延续少数民族传统医药知识的生命，实现少数民族传统医药知识的有效保护与活态传承，因此，原真性、整体性、可持续性、最少干预和利益均衡是实现这一保护目标必须遵循的基本原则。只有多种原则相互兼顾，才可能达到最佳的保护目的。坚持五个原则是对少数民族传统医药知识传承与保护工作的基本要求，真正付诸实践又需要建立一套与之相匹配的传承与保护机制，诸如监管机制、激励机制、产权机制、研发机制、认定机制等。总之，合理运用有效机制，是促进少数民族传统医药知识有效保护与活态传承的基本保障，这既是国外实践的经验积累，又是国内实践的智慧结晶。

总之，少数民族传统医药知识的存续必须建立在文化自信的基础之上，离开了文化自信，少数民族传统医药知识就失去了生存之基；必须秉持一种开放创新的精神，离开了创新，少数民族传统医药知识就失去了生命之源；必须在开发利用中发挥其功能，因为满足民众的需要是少数民族传统医药知识发展的不竭动力。

第一章

少数民族传统医药知识传承
与保护的重要性

少数民族传统医药知识的传承与保护，近年来受到社会各界以及多学科专家学者的广泛关注，这种广泛关注显然与少数民族传统医药知识的利用及其利用受到不公平的待遇密切相关，与少数民族传统医药知识发挥的作用和潜在的价值密切相关，与少数民族传统医药知识传承面临的严峻挑战密切相关。对于相关问题的讨论与反思我们将在后面的章节展开。本章我们将集中讨论少数民族传统医药知识传承与保护的重要性，因为，这是我们整个课题研究的基点。

第一节　少数民族传统医药知识的基本属性

少数民族传统医药知识是指少数民族在特定生态空间长期与疾病作斗争过程中创造的用于维护健康和保障生存的一套医药理论和技术体系。由于所处的自然空间和文化空间的差异，我国55个少数民族传统医药具有明显的独特性。但是，这种独特性又由于历史上频繁的迁徙与交融，民族医药从整体上趋同，呈现"大同"的特点。然而，各少数民族小聚居大分散的分布格局，加之民族内部支系的复杂构成，每个民族的医药理论乃至不同地域群体的用药经验呈现"小异"的特征。因此，我们在讨论少数民族传统医药知识的传承与保护时，首先应该正确认识这种大同小异的基本特点。正确认识少数民族传统医药知识这种基本特征，有助于我们进一步讨论少数民族传统医药知识的基本属性。当然，讨论少数民族传统医药知识的基本属性是我们研究其传承与保护重要性的一个基本前提。

少数民族传统医药知识是我国传统文化的重要组成部分，是非物质文化遗产的重要元素。少数民族传统医药知识与其他非物质文化遗产一样是各民族世代相传的，是与各族群众生活密切相关的，也就是说，它是各少数民族人民共享的资源。这种共享性决定了少数民族传统医药知识的基本属性。它既是一种公共产品，又是一种准公共产品，还是一种公益性产品。

一、少数民族传统医药知识是一种公共产品

公共产品是一个经济学意义上的概念，它是美国经济学家萨缪尔森（P. A. Samuelson）为人类做出的贡献。公共产品一般是和私人产品相对而言的。按照萨缪尔森的观点，所谓公共产品就是所有成员集体享用的集体消费品，社会全体成员可以同时享用该产品，而每个人对该产品的消费都不会减少其他社会成员对该产品的消费。① 马斯格雷夫（R. A. Musgrave）等学者在此基础上总结了公共产品的两个基本属性，即非竞争性或称共享性、非排他性。

所谓非竞争性是指某人对公共产品的消费并不会影响他人同时消费该产品及其从中获得效用，也就是说，在生产水平一定的情况下，为另一个消费者提供相同物品所增加的边际成本为零。比如交通道路，在没有达到交通拥堵之前，我们增加一辆车的边际成本几乎为零，且这并不会妨碍其他人的驾驶。再如，为船只航行而设置的灯塔，每一艘经过的船只都能共享其功效，而不会影响别的船只对其使用。所谓非排他性通常指某人在消费某一种公共产品时，其他人不论是否付费都拥有消费这一物品的权利，如果排除他人消

① 陆华梁，刘银喜. 地方公共产品供给市场化探讨——基于民间资本视角分析［J］.
内蒙古科技与经济，2011（19）.

费，则需要付出高额的成本。如在新农村建设过程中的一村一广播，居住于这一村庄地域的村民都可以免费收听，这就使得对广播的消费具有了非排他性特征。任何想要独享这一收听消费的行动都会付出巨大的代价。

为什么说少数民族传统医药知识是一种公共产品呢？首先，少数民族传统医药作为一种知识具有消费上的共享性。少数民族传统医药知识是社区民众共同创造的对抗疾病、维系健康、保障生存的一系列理论与技术体系。这表明传统医药首先是一种知识。作为一种知识，无论是否这种知识的创造者，生活于该社区或村庄的每一个成员都可以同时享用这种知识来对抗疾病、维系健康而不会影响他人的使用。比如治疗蛇毒的药方，它可用以治疗每一个被毒蛇咬伤的人，但并不会因为治疗了多个病人而提高此药方药品的单位成本；也不会因为用于治疗了病人甲而使药方的药效降低，从而影响到病人乙的治疗效果。事实上，当这类药方广泛传播后，它还可以同时为更多的人服务而不至影响每个受益者的使用。

其次，少数民族传统医药知识具有收益上的非排他性。收益上的非排他性，意味着在技术上没有办法将拒绝为之付费的个体排除在受益范围之外。也就是说，只要对这种医药知识有消费意愿的人都有平等消费的权利。通常情况下，某人运用传统医药知识治病时不可能排除其他人对其使用。比如我们在调查中发现，土家族几乎人人都懂得一些草药知识，他们对野生药用植物资源的利用明显具有非排他性。生长在野外的药用植物只要你能识得，只要你有需要，便可随时采摘。同时，你又无权阻止别人采摘这些药物。对于与健康相关的习惯、仪式也为人人共享，生活于同一生态空间的成员都可以通过遵守约定俗成的禁忌习俗、举行特定仪式程序来实现维持健康的心理追求。当然有些仪式本身就是集体性的，需要众多成员的参与，更谈不上"排他"了。

二、少数民族传统医药知识是一种准公共产品

少数民族传统医药知识的准公共产品属性是由公共产品的双重性决定

的。准公共产品是相对纯公共产品而言的，这意味着公共产品像一枚硬币一样具有两面性，或者说双重性。所谓纯公共产品是指那些既具有非竞争性同时又具有非排他性的物品，两种属性缺一不可。相对于纯公共产品两大基本特征而言，准公共产品的"共同特点是没有严格地满足非竞争性和非排他性两个特征条件"。① 也就是说，准公共产品的非竞争性和非排他性两大特征都是有限性的。非排他性和不完全非竞争性特征意味着一个人使用某种物品时虽然不能排斥其他人的使用，但却会在质量或者数量上减少他人对该物品的消费，从而增加边际成本；同样，非竞争性和不完全非排他性又决定了某人对某一物品的消费不会影响他人对该物品的消费，但在一定范围内会排斥他人的消费。比如，当我们在公共道路上驾驶车辆时，无论是我们要超车，还是后面的车辆要超我们的车，都必须按照交通规则避让。此时，无论是前面的车辆还是我们的车辆都在一定范围内排斥了其他车辆对道路的消费，但是，无论在任何情况下，交通规则都可以同时被任何人消费。这就使得公共道路具有了准公共产品的特征，而交通规则却具备了纯公共产品的特性。

少数民族传统医药知识作为准公共产品，表现为一定程度的竞争性或一定范围的排他性。目前，我国的民族医药知识如藏医药、蒙医药、傣医药、维吾尔医药都获得了长足发展，并形成了各具特色的理论体系。与此同时，土家族、水族、苗族等少数民族医药也渐成体系。各少数民族医药知识与汉民族医药知识一起构成了中国的传统医药知识体系，它们之间相互补充，共生互补，既没有相互排斥的理由，更没有相互排斥的必要。但是，这种共生互补特性并不必然排斥一定的竞争性。比如土家药、苗药、白药等的大力宣传就明显具有品牌竞争的动机，这显然与品牌效应密切相关。当然，这也是一种产品市场化经营的一种需要。也就是说，这种竞争本身体现了市场经济发展的规律性。对于药物资源或者医药知识本身的争夺也是显而易见的，近些年来对于少数民族传统医药的不正当利用已是最好的说明。正是少数民族

---

① 张晋菲，关彦斌. 我国群众体育的纯公共产品供给研究综述［J］. 山西师大体育学院学报，2011（6）.

传统医药知识存在一定程度的竞争性，在竞争中又出现了一定程度的掠夺性，因此，建立特殊知识产权保护制度成为近年来学者关注的一个重要视角。

事实上，少数民族传统医药知识不仅在各民族之间存在一定程度的竞争性，就是在同一个民族内部，甚至同一个社区或村庄内部，医生之间，亦或是患者之间一定程度的争夺性也是存在的。就医生群体而言，学会一种医药知识就意味着掌控了一门技术，这门技术往往被视为一种私有财产，形成一个一个的家传秘方。从我们在武陵山区的调查来看，许多民间医生都有自己秘不外传的秘方或绝技。这些秘方或绝技成了医生群体相互竞争的资本，谁都不会轻易外传，因为，与他人分享的这一实践必然意味着既得利益的减少。医生在传授技艺时，往往也会"留一手"，对非直系亲属的传授对象尤其如此。这样做的目的只有一个，就是预防徒弟超过自己而抢了自己的饭碗。当然，这一行为动机带来的另一个后果就是少数民族传统医药知识的传承呈现出明显的递减性特点。① 这种争夺还表现在对珍稀药用植物的占有上。草药的现采现用是土家族民间医生治疗疾病时用药的一大特点。② 我们的进一步调查和大量相关研究成果表明，这一特点也是民族民间医生一个共同的特征。草药主要靠医生自己采集，一些珍贵药材更是医生的最爱。然而，珍贵药材不仅生长环境恶劣，而且数量也十分有限。这就意味着一个医生的采摘可能导致别的医生无法在同一个地域采集这种药物，因此，有些医生干脆把珍贵药用植物移植到自家庭院，以备不时之需。少数民族传统医药知识也存在一定范围的排他性。就当下而言，实现这种排他性的最为有效的途径是对药物申请专利保护，将其他同类的行为排除在外，从而获取最大利益。

总体而言，少数民族传统医药知识就受用者而言具有非排他性和非竞争性，每个患者都可以共享这些知识来对抗疾病、维持健康，而且不能说甲患

---

① 梁正海. 传统知识的传承与权力 [M]. 北京：中国书籍出版社，2013：181－182.

② 梁正海. 论土家族疗病用药的四大特点 [J]. 贵州师范大学学报（社会科学版），2013（3）.

者使用了乙患者便不能使用。从这个层面上说，少数民族传统医药知识是一种公共产品；就知识的开发者或持有者而言，它们又表现为一定程度的竞争性和一定范围的排他性。只要存在利益就必然存在竞争。任何一个医药知识持有者或开发者，为保证自身利益的最大化都必然会运用规则将他人排除在外。因此，我们认为少数民族传统医药知识又具有了公共产品分类中的准公共产品属性。

三、少数民族传统医药知识是一种公益性产品

在日常生活中，诸如公益事业、公益项目、公益基金等概念我们并不陌生。究竟何为公益呢？从《辞海》的解释来看，"公"有公平、公开、公正之意，"益"即利益、好处、增加、增长等。公益，即公共利益、共同增长。通俗地讲，公益性就是大众都能获得公平、公正的利益。

少数民族传统医药知识的公益性与其公共产品或准公共产品的属性密不可分。正如前文所述，少数民族传统医药知识作为中国传统文化的一部分，是少数民族在长期生产生活中积累下来的，它是一种公共产品或准公共产品，其所有权理论上属于广大少数民族人民。然而，这种知识通常又为部分精英掌控。作为这部分知识的传承人，他们对于一些相对复杂又不常见的医药知识秘不外传，其目的旨在用所掌握的知识谋求更好生存。但是，他们在使用这种知识为民众治疗疾病时，通常只会收取药物成本，一般不会利用疾病治疗获取高额的利润。这就使得少数民族传统医药知识的治疗十分廉价，为大众公平、公正享用以维持健康、对抗疾病提供了条件。少数民族传统医药知识的公益性主要从医生和患者双方体现。从医生角度来看，他们对待患者不论家境贫富，一视同仁，病人都能平等的接受治疗，因此，遵循"有求必应"几乎是每一个民间医生的医德。我们在湘西龙山县苏竹村调研时，一位土家族医生就给我们说了这样一段话："人家来求医，你不答应，不肯去，那就不好了。行医之人应该一视同仁，不能嫌贫爱富。别人家吃的好也好，坏也好，你都不能说人家差，你都要尽心给人家治病。手艺人一般都是

这样。"

从采访中我们也发现，这种"有求必应"的医德是实实在在的，很少涉及私人恩怨，即便医患双方社交关系不和谐，医生也不会轻易将这种因素带入医患关系之中。

从患者角度讲，少数民族传统医药知识价格低廉，病人能够负担得起，其可及性强。简便价廉使村落里的每个人都能平等的获得救治。无论是主动还是被动，患者都能平等地从传统医药知识中获益。

如今，现代医药的商品化日益强化，其公益性却呈现出日益淡化的态势。面对这一现实，社会各界纷纷强调公共卫生服务机构的公益性。确保普通大众能从现代医疗科技中获益，也成为各级政府医疗改革的重要目标。医疗改革已取得了积极成效，三级卫生医疗体系逐步建立并日趋完善。面对这一改革成果，我们仍然需要清醒地看到，看病贵、看病难的问题仍普遍存在，所谓"大众受益"仍处于一种理想状态。少数民族传统医药知识作为公共产品或准公共产品，是乡村民众平等享用的一种充满智慧的成果，不仅为大众提供了便利的服务，而且对某些疑难杂症具有奇效，为人类的健康开启了一扇方便之门。将少数民族传统医药知识发扬光大，对于为更多的人提供"购买得起"的服务，真正做到"最少的资金投入，最大的公众受益"无疑是有极大帮助的。

第二节　少数民族传统医药的基本特点

少数民族传统医药知识是民众生产生活和抗击疾病经验的积累，它源于生活实践，又反作用于生活实践；它为民众所创造，又为民众所利用；它是民众对大自然的认知与感悟，又是大自然对人类的无私馈赠。田野调查过程中，让我们感受最深的就是民众这样一句话——"大自然能够让你致病，也一定有治愈你疾病的药物。"在民众看来，人与大自然本身就是一个共生系统。正是大自然对于人类的无私馈赠，造就了少数民族传统医药可及性强、副作用小、简便价廉、疗病奇效等基本特点。

一、少数民族传统医药可及性强

1977 年世界卫生组织（WHO）提出的基本药物和药物政策项目引起人们对药品可及性的关注。2003 年的 SARS 病毒、2005 年的禽流感等流行疾病暴发，由于治疗药物的稀缺、药品费用高昂等原因造成的治疗困难，使人们更加意识到关注药品可及性问题的重要性。在人类物质生活日益富足的今天，人们对健康的重视程度越来越高，对维持健康手段的医疗需求与日俱增，及时获取医疗资源成为人们最为关注的话题。传统医药知识孕育于民间、植根于民间，与人们的日常生产生活相互交融，可谓人们"身边的医学"。其可及性之强，不言而喻。

李海涛从供方角度研究了影响药品可及性的因素，他认为"这些因素包括：到卫生服务机构的距离、市场的药品拥有程度、医疗机构的采购状况和医生的处方行为。"① 从医学人类学的视角看，少数民族传统医药作为一种医疗类型，其可及性具有自身的特点，主要表现为到治疗点距离近、治疗手段简便、懂医者众、提供上门服务等。

其一，患者到达治疗点的距离近是少数民族传统医药可及性强的表现之一。传统医药知识是在传统背景下依托地方性土壤孕育而生，是普通民众的经验总结与智慧结晶。它的形成背景、过程决定了它与普通大众生活有着千丝万缕的联系。这也造就了知识持有者身份的特殊性，他们既可以是普通劳动者，也可以是医生，还可以是半农半医。民间医生往往没有专门的医疗点，其医疗点就设在自家庭院。村落是人类聚落发展的一种初级形态，其空间范围通常较小，民间医生的住所作为其中的一个网络结点，它联结着住户与住户，其形成的半径通常在数百米以内；在这样一个范围内，当村民生病

---

① 李海涛. 从供方角度探讨我国药品可及性问题［J］. 医保视角，2009（5）.

求医时，能很快达到就医地点，得到医生的及时治疗。另外，与现代医疗不同的是，民间医生不仅坐诊，而且经常应患者之请走诊，上门服务，这极大地减小了移动过程中对患者的附加伤害。

　　从国务院发展研究中心课题组的《对中国医疗卫生体制改革的评价与建议（概要与重点)》的研究结论来看，我国卫生资源配置的城乡结构失调，全国的卫生资源集中在城市，而城市的卫生资源又集中在大医院。而经济发达地区又聚集了更多的卫生资源，尤其是大城市、大医院；农村的卫生资源却极其有限，老少边穷地区的卫生条件更差。① 因此，对于药品可及性的距离障碍主要存在于农村以及不发达城市。② 产品供给的不足，再加上距离的时空障碍，广大乡村民众从现代医疗服务机构获得及时性治疗的机会变得极其有限。比如，位于武陵山区的恩施土家族苗族自治州来凤县百福司镇的兴安村，是鄂、湘、渝三省交会之地。此处距离百福司镇近 30 千米，距离来凤县城更远。村民遭遇急性病，无论去百福司镇还是去来凤县城救治，长距离的奔波对患者身体健康和生命安全都是一种极大的威胁。我们在湘西龙山县苏竹村调研时，彭大尧用手指着他家对面的岩上说：那是保靖的地方，离保靖很远，有一个小孩晚上害病了一直背到坡脚去看，要赶十五里路。如果是大人害病就更加麻烦了，是很急的病就更麻烦了。彭大尧的话语让我们感受到村落尤其是偏僻村落中的民间医生的在场，对于患者不仅是一种希望更是一种幸福。正因为如此，当身兼村小学教师和村医生双职的彭大尧 2009 年退休后决定去龙山县城陪孙女"文文"读书时，不少村民这样表达了对他的不舍。"大尧退休进城后，孩子们读书不方便，老年人害病看病也不方便了。"

　　其二、少数民族传统医药治疗手段简便易行是其可及性强的又一个表现。从我们对武陵山区数个土家族村落传统医药知识的调查研究来看，土家族人对疾病的治疗模式大体上有三种：一是对自然疾病的药物治疗，二是对象征疾病的仪式治疗，三是神药两解。比如淋巴结发炎，彭大尧告诉我们用

① 新华网。

② 李海涛. 从供方角度探讨我国药品可及性问题 [J]. 医保视角, 2009 (5).

三味药调和后敷在患处即可治愈。"三味药一是捉老鼠的猫拉的屎；二是成年老石灰，一般在老坟上、老房屋上都可以弄到；三是芝麻油或香油。"这是显而易见的药物治疗。叶金桂又告诉我们：腰带疮最扎实，痛得很，用韭菜兜兜、油菜叶子就能包好；小孩起包，用蛤蟆草顶上那个托托，捣碎了敷就可以了；妇女流产，生小孩流血多，用散血草，用菜油或茶油煎鸡蛋都可以治；小孩感冒了，咳嗽，用树油籽一捶包在肚脐上，可提寒；端午节时，用金银花、九灵罐、千年光、四棱草给小孩洗澡，不生疮。彭大尧和叶金桂给我们提供的药物治疗病例，不仅药物十分常见，而且用法也十分简单，只要知道用药，操作过程几乎人人都会。这种治疗方式归纳起来不外乎两种形式：一是内服，二是外用。内服或用水煎服，或与食物同煮而食，或与酒同泡。外用又有捣碎外敷或煎水擦洗。药物治疗使用的药物多数都易获得。"百草都是药"已经形成了传统村落民众的共识。平时有个小伤小痛，不必看医生，只要自己去住所附近的沟沟坎坎找药就可以治疗。

　　其三、少数民族传统医药知识持有者也即治疗者众也是其可及性强的表现。黔东南州科协主席张厚良对黔东南州苗医的调查得知："凯里、黄平、施秉、镇远、三穗、剑河、雷山、丹寨、麻江等苗族人口比较集中的9个县市调查，该州农村中懂一个以上苗药单方或复方的约有10万人之众；能看病、采药和给人治病的有1万人以上；开有诊所或在城镇定点摆摊卖药、给人看病、且以行医为主、亦农亦医的有4 000多人。"① "至今在苗族地区，几乎每个人都能掌握几种甚至几十种药物治疗方法，有些地方家家户户门庭院落、房前屋后皆种植一些常用药物，形成人们应用草药极为普遍的特点，可以说，'百草皆药，人人会医'。"② 事实上，不仅苗侗村落，而且土家族等少数民族村落也是如此。我们在武陵山区土家族村落调查时就发现，无论七八十岁的老人，还是几岁孩童，多多少少懂一些草药知识都是一种普遍现

---

① 张厚良. 农村医疗与苗族民间医师合法化问题研究 [J]. 亚太传统医药，2006
（8）.

② 张东风. 苗侗医药，亟待开发的矿山 [N]. 中国中医药报，2010 – 12 – 31.

象。生活于村落中的民间土医生也不在少数。他们有自己的行医准则，一般而言，只要病人请求其治疗，他们便会欣然允诺，竭力为病人治病。

其四，少数民族传统医药知识持有者为患者提供上门服务是其可及性强的又一重要表现。在此我们特别需要讨论的问题是：民间医生为什么情愿提供上门服务，乡村患者为什么更愿意在家接受治疗？其关键因素在于民间习俗的制约。乌丙安先生以研究民俗威慑理论为前提研究了民俗控制类型，并将之概括总结为禁忌型、规约型、隐喻型、奖惩型、监测型、诉讼型六大类。① 从我们的调查研究来看，乌丙安先生概括的六类民俗控制类型中的禁忌型民俗控制能够很好地解释我们提出的问题。汉语的禁忌一词与英语单词"Taboo"的含义基本相同，其本意都是禁止接触。从民俗学意义上理解，"禁忌是对于社会行为和信仰心理活动加以约束的传统观念和做法的总称。它既有传统习俗观念约定对俗民某种行为加以禁止的客观意义，也有习俗化了的俗民在信仰心理过程中自我抑制的主观意义。"② 毫无疑问，禁忌在俗民生活中被赋予了特殊意义。可以说，正是这种特殊意义使得乡村民众不会轻易冒险破坏习俗的约制。当然，这既是为人处世的需要——谁都不愿被他生活的群体摒弃，又是"安全第一"原则③的需要——谁愿意因为某种违禁行为而给自己带来灾难呢？从我们在武陵山区域调查的数个村落来看，乡村传统对于特殊人群——诸如伤病患者、孕妇、产妇等——的活动范围有着特

---

① 乌丙安. 民俗学原理 ［M］. 辽宁教育出版社，2001：167.
② 乌丙安. 民俗学原理 ［M］. 辽宁教育出版社，2001：206.
③ "安全第一"原则，是美国学者詹姆斯·C. 斯科特在研究东南亚的反叛与生存时借用 J. 罗马赛特的术语，见《农民农业技术的风险与选择：菲律宾的安全第一与水稻生产》，载于威斯康星大学社会体制研究所：《经济发展与国际经济》1978 年 8 月第 7118 期。转引自 ［美国］詹姆斯·C. 斯科特著：《农民的道义经济学：东南亚的反叛与生存》，程立显，刘建等译，译林出版社 2013 年版，第 19 页。农民安全第一的生存伦理对古典经济的利益最大化提出了挑战。我们这里不打算讨论经济问题，借用这个术语的主要目的在于讨论乡村民众面对因传统习俗遭遇破坏而可能招致各种想象中的超自然力量的惩罚而带来生存危机时，自觉遵守习俗惯制，接受民俗的控制，优先选择安全第一的原则。

殊的规约。《思南县乡镇概况》① 对思南县 27 个民族乡镇的信奉禁忌做了较为概括性的介绍，从"信奉禁忌"条目所列举的内容看，不准身带血污进屋，以免引来"血光鬼"，影响产妇分娩，是普遍存在的一种禁忌。忌说带有病、死、杀、痛等不吉利的话等禁忌则是整个武陵山区普遍存在的一种禁忌。② 湘西部份地方甚至不让伤病患者进入灵堂，这种行为被视为对死者及其家人的不尊重，等等。显然，在乡村民众的认知心理上，伤病患者等特殊人群是一群不洁之人，他们的不洁会像传染病一样，因为他们走动而传播给其他人。同样的道理，由于民众禁忌病、痛等言语的表达，带着病、痛之人进入他者的家，显然是不合时宜的。事实上，类似的案例和研究，无论是民族学、人类学，还是社会学，都为学术做出了巨大贡献。现在回到我们提出的问题，对于民间医生提供上门服务和乡村民众那种家庭式就医选择就更加容易理解。既然患者担心因为自己的"位移"而把不幸带给他人，把医生请到家里治疗或医生主动到患者家里实施治疗就变得合情而又合理了。由此，我们不仅深深感受到了民俗文化对于俗民控制的强大功能，而且更加体会到了在民俗规约下乡村民众相互之间的理解与宽容。这种理解与宽容无论对社会和谐稳定，还是对患者病愈都大有裨益。

二、少数民族传统医药对人体副作用小

随着现代科技的进步，人类对抗疾病的能力越来越强。生化医学运用现代科技手段研制西药，使用机器设备治愈病人，使人类社会的整体平均寿命不断提高。但与此同时，生化医疗给病人带来的痛苦或副作用也引起人们越来越多的关注，尤其是进入大健康时代的今天。就药物治疗而言，俗话说"是药三分毒"，也就是说几乎所有药物都会对人体产生副作用，但这种副作

---

① 思南县人民政府办公室，思南县民族事务委员会编：《思南县乡镇概况》，黔内字（97）第 5 – 027 号，贵州省地勘局一 0 三队印刷厂 1997 年。

② 关于这一禁忌，彭英明主编《土家族文化通志新编》（民族出版社 2001 年版）"禁忌"条、向柏松著《土家族民间信仰与文化》（民族出版社 2001 年版）"土家禁忌"条都有记载。

用有高低程度之分。传统医药知识在蕴含东方哲理的防病治病机理作用下形成的不同于生化医学的治疗手段，对人体产生的副作用明显较低，这一点无论在学术界，还是在医疗界都已形成一种共识。我们主要以土家族传统医药知识为例加以解读。

（一）病因机理

病因是指打破人体相对平衡的状态、破坏人类身体健康致使疾病生成的各种因素。病因的解释与文化密切相关，不同的文化生境之下蕴含着千差万别的疾病解释系统。就土家族而言，存在明显的二元病因解释系统，即自然病因和超自然病因。"自然病因以朴素唯物主义哲学为指导，强调人体的平衡以及人与自然界的和谐。"① 基于此，土家族将疾病与人体自身的冷热、阴阳失调以及外界自然环境的变化相联系。土家医生在朴素自然哲学思想、《周易》的太极阴阳、河洛数理哲学思想和《内经》阴阳五行学说的基础之上形成了土家医学的"三元论"。"三元论"将人体分为上元、中元和下元，分别与天、地、水相对应，而人体"三元"要正常运行必须靠气、血、精这三种物质的正常循环。人体之所以生病，是由于气、血、精三种物质的非正常运行导致三元元气不足或受损，致使风、寒、湿、瘟、火（热）等各类毒气入侵的结果。

除自然病因外，土家族也运用超自然观念阐释疾病病因。超自然病因与土家族的多元崇拜密切相关，历史上土家族有自然崇拜、图腾崇拜、鬼神崇拜、祖先崇拜等原始宗教信仰形式，在与他民族交流融合互动过程中，不断吸收、融合巴楚文化、巫文化和道教思想，最终形成了多元崇拜的宗教信仰形式。这些多元崇拜的宗教信仰成了土家族超自然病因解释的理论来源，他们认为鬼魂、神灵、白虎等超自然力量能够对人类施加或好或坏的影响，从而控制人类的疾病和健康。当然，由于病因理论的文化建构特性，人们往往认为一种病因可导致多种疾病，而一种疾病亦可由多种病因引起。事实上，

---

① 梁正海. 土家族传统医药知识及其现代利用［J］. 湖北民族学院学报，2012（4）.

土家族的二元病因论往往也是相互渗透、相互交织，有时甚至是合二为一的。

（二）防病治病模式

上述病因解释同西方医学的病因解释截然不同。在自然、超自然病因机理的作用下，土家族传统医药知识形成了三种治疗模式：自然疾病的药物治疗、象征疾病的仪式治疗及神药两解。不仅土家族如此，我国许多少数民族的传统医药防病治病模式也不外乎这三类。无论是药物治疗、仪式治疗，还是神药两解，对人体的伤害都相对较小。

第一，药物疗法的低副作用。土家族在疾病防治过程中，所施行的主要方法为草药水煎服。相传太上老君为解决民间疾苦，派其弟子下到凡间为民治病。其弟子并非医生不懂治病，恐不能解除凡间疾苦。为此太上老君便赐予其弟子服用后浑身透明的仙丹三粒，并封赠其弟子扯到的草便为药。于是便有了土家人百草皆为药的理念。虽说这只是传说故事，但从侧面反映出土家人防病治病时对草本植物的依赖程度之深、使用范围之广。土家人利用随手采摘的纯天然草本植物为人防病治病极为平常，这些草药多为鲜药，现采现用，无须化学提炼，亦不添加其他化学成分。比如感冒咳嗽，常用橙子皮、叶，或者枇杷叶熬水洗澡治疗，尤其孕妇感冒咳嗽常用此法，以避免伤害胎儿等。土家人亦注意到"是药三分毒"，为了使某些草药毒性减弱，能够对人体的伤害降到最低而达到最好疗效，他们又采用了炮制法、煅法、烤制法、水飞法等各种药物炮制法。在用药方面有较为严格的药物反畏和禁忌特点，如生药十三反、草药三十六反、十四反等等，这些经验将毒副作用与反畏现象的药物进行归纳，使人们用药时更加安全。

第二，天然养生的食疗。运用食物调理身体，愈疾防病达到健康的食疗养生法是现代人所追求的天然养生法，也是大健康时代人们最为崇尚的绿色疗法，更是中国传统医学"治未病"的最高境界。我国很早便对食疗有一定认识，《黄帝内经素问·五常政大论》主张："大毒治病，十去其六；常毒治病，十去其七；小毒治病，十去其八；无毒治病，十去其九。谷肉果菜，食养尽之，无使过之，伤其正也。"可见，食疗方法对人体健康十分裨益，伤害甚微。我们在调查中发现，食疗已成为土家族人的一种习惯。我们曾请苏竹村的民间医生彭大尧列举过他们日常饮食中的药物名称，他一口气就列举了 36 种，如芫荽、拿白（土家语，俗名萝卜）、卡茄茄（土家语，俗名茄子）、丝瓜、冬瓜、石坨（土家语，俗名大蒜）、野芫、红苕叶、红苕根、金银花、爬古（土家语，俗名辣椒）、鲜豆渣、洋荷、半截烂等等。在儿童养育过程中，他们常用五谷杂粮熬制"糊米水"，或用糯米藤炒食或煮汤治疗小儿疳食；亦有炒食野茼蒿的饮食习惯，而野茼蒿对治疗妇女乳腺炎有益。夜来香是补药，他们常用结籽部位的大陀陀熬鸡肉或猪腿，吃鸡肉猪肉，滋补身体。从我们以上列举的食物来看，它们大多是村落民众菜园子里的作物，换句话说，食疗早已成为民众的一种习惯，无论是有意识的还是无意识的，它都已经成为一种事实。

第三、仪式的心理疗法。如果说药物治疗有低副作用，那么仪式治疗可谓"纯天然"疗法。土家族历来有巫医结合、神药两解的防病治病习俗。英国医学史学家罗伯特·玛格塔（Roberto Margotta）说："医学起源于巫术和宗教活动，原始社会的舞蹈形式通常是其复杂仪式的一部分，超自然力量就产生于其中。"[1] 防病治疾时掺杂巫术行为是少数民族医药知识应用的一大特点。伴随着仪式治疗进程的推进，我们发现最初用于治病的药物被道具化，药物被视为治病仪式的一种重要元素。从形式上看仪式治疗充满了神秘色彩，但是我们不能简单地视其为迷信，因为在这一神秘化的治疗情境中，巫术治病的作用机制无限彰显，现代医学所称的心理疗法正以一种倒置的方式发生作用，医生充当了一个中介，以一种特定方式代替病人宣泄，激发某种抗病的潜能。事实上，人类早期主要就是靠本能、靠自身的潜力来维持身体健康的。[2] 巫术仪式在医疗过程中的作用正在于它对人类本能和潜在能力

---

① ［英］罗伯特·玛格塔. 医学的历史［M］. 李诚，译. 希望出版社，2003：10.
② 程瑜. 乡土医学的人类学分析：以水族民族医学为例［J］. 广西民族学院学报（哲学社会科学版），2006（3）.

的激发。巫师模拟病人症状、表演绝技、同鬼神沟通交流等看似怪异的行为，不仅能够有效转移患者的注意力，减轻病人心理方面的痛苦，而且能够增强患者信心，激发病人对抗疾病和疼痛的自我潜能，从而达到抗病的目的。我们不妨列举土家族地区普遍存在的"焖蒸"疗法和"卡子水"疗法加以说明。

我们在武陵山区调研时，苏竹村彭继隆给我们这样述说了他的亲身经历：梯玛搞仪式的时候，要专门从山上采药，虽然我不知道药名。然后他在身上披一块红布，让病人坐在椅子上，把病人用铺盖蒙起来，再在旁边放药水，那药水烧开了，咕哝哝、咕哝哝，往被子里面灌，就是焖蒸。焖蒸有时候要弄两背笼草药，把药烧开了，蒸气咕哝咕哝往被子里灌，被子也放点点个出气孔，你病人就要发热嘛。一般稀稀弱弱、全身无力啊，就那么个搞法。病人有的还要过刀梯，刀子磨得疯快的，病人和梯玛都走过去，梯玛边念咒语边走。还有的抬红铧口，梯玛抬着铧口在病人旁边打转转。它真的能够治病？我估计是药的作用。只不过用药比较巧妙。显然，彭继龙所经历的这一治疗案例向我们传递了这样几个信息：其一，梯玛通常是通过仪式给病人治疗；其二，在仪式治疗过程中，梯玛会操演一些绝技进行辅助治疗；其三，在仪式治疗过程中，还有一个重要环节，就是把病人用棉被蒙起来后，在旁边熬药，并且让药水的蒸气往被子里面灌。这个情节生动地表明，药物在仪式治疗中的重要功能，这也是人们把这种治疗称为"焖蒸"的原因所在，只不过因为仪式而使这种药疗神秘化了。这种神秘化的过程也是药物道具化的过程，因为，在这一过程中，药物明显被视为能够治病的仪式的一个构成元素。很显然，药物道具化这一治疗实践反映了神灵信仰与疾病治疗的紧密关系。虽然，这种带有明显的宗教性质的用药和疗病仪式在现代生物医学看来也许离奇怪诞，但是，其对心理疗法的启示意义是不可忽视的。

"卡子水疗法"也是土家族、苗族等少数民族地区几乎家喻户晓的一种疾病治疗方法。当鱼刺或尖硬的物质卡在喉咙的患者救治时，巫医先打一碗清水，然后开始念口诀，并不时用手指在碗里沾一点水，向空中弹一下，表示敬天。接着在水碗上画一个字徽，① 不过他们到底是画一个什么字，外人不知道，也无从知道。然后砍九节竹筷到碗里，每节长约 3 厘米，然后，让患者端起水碗，连水带竹节，一口气吞进肚里。据说，除留下一点水敬地，碗里的水和竹筷必须吞完。毫无疑问，这个过程是惊心动魄的。有学者研究认为，卡子水本来是治疗鱼刺卡在喉中的一种巫术，现在已演化成一项带有一定表演色彩的巫术。② 这一方面反映了传统文化在文化产业化尤其是全域旅游背景下的变迁和主动适应，另一方面也表明了民间文化极强的生命力和创造力。文化的基本功能就是满足人们的需要。卡子水疗法之所以广为人知，因为它在解除患者疾苦方面的确发挥了积极功效。③ 我们在土家族地区从事田野调查期间，卡子水疗法常常是中老年人向我们津津乐道的主题，这种津津乐道本身即深切表明了他们对这种疗法及其功效的认同。文化是对"社会经济持续生产意义的过程，并且这些意义需要为涉及到的人创造一种社会认同"。④ 显然，卡子水疗法作为一种民间医药知识，作为一种传统文化，它不仅持续生产了意义，而且为其意义关涉的民众创造了一种社会认同，这种社会认同正是它持续生存的根基。

在此，我们有必要进一步探讨民间这种仪式疗法存在的合理性和必然性。关于其合理性的讨论，我们需要明确对三个概念即疾病、病患和病态的认知。对于这三个概念，我们不能简单从生物医学的角度进行界定和分析，因为人体的某种异常状态不仅与生物结构本身的常态有关，而且也与患者的

---

① 亦说是在画字讳，但无论字讳，还是字徽，都是巫医在治疗过程中的一种行为方式和创造行为意义的过程，书写的差异可能在于发音，但这种差异并不会影响我们对仪式的理解，也不会给仪式操演主体带来混乱或误解。

② 龙云清总纂. 铜仁百俗［M］. 贵阳：贵州人民出版社，2015：204.

③ 有学者认为，吞筷子本身实际上并不是治病，而是为了显示巫者的功力和本事，给患者增加信心。（见龙云清总纂. 铜仁百俗［M］. 贵阳：贵州人民出版社，2015：204.）这显然是以仪式操持者为中心的一种陈述，但是这种陈述本身却蕴含了一种极为巧妙而又高超的心理暗示。对于病人而言，相信医生，充满希望，也许是一种最好的疗法。

④ ［美］约翰·菲斯克. 解读大众文化［M］. 杨全强，译. 南京大学出版社，2006：1.

文化和信仰关系密切。对此，医学人类学对"疾病""病患"和"病态"三个概念做了区分。医学人类学认为，疾病是一种生物尺度，一个医学术语，是从生物学的角度做出的医学判断，并可以通过体检、化验或其他检查来确定；病患是从病人自身的角度而论的，它是一种主观状态，是指病人自己对自身健康状况的自我感觉和自我判断；而病态是从他人对病人疾病状况的承认而言，它是一种社会状态。在生活中，我们通常用"疾病"一词代替了上述三个词的含义，这说明我们对生活中的疾病的认知是一个复杂的过程，它是生态环境、社会文化、病人自身共同建构的结果。这种疾病认知的多元化建构无疑为仪式疗法提供了理论基础，这是仪式疗法存在的合理性，也是它存在的必然性。当然，仪式疗法的存在也涉及民众对医生医术认知的问题。我们在田野调查中发现，乡民对民间医生医术高低的认知度往往与医生掌握的法术相关，不懂法术的民间医生在民众的眼中甚至算不上一个真正的医生，当然更不是一个好医生。关于这一点，龙云清先生对腊尔山区的相关研究也提供了佐证。他在《山地的文明》一书中做了这样的表述：在腊尔山区苗区，光懂得医药不懂得巫术，在一些人看来不能算是有真本事。一个医生到某患者家看病，如果不先施一点法术，烧一点香纸，化一碗水，念一番咒语，患者及其家人心里往往不会很踏实。这说明，民间医生治疗行为中的仪式辅助疗法也是民众认知的需要。正如伏尔泰曾经所说，医生的艺术就是让病人高兴，然后身体自然康复。

三、少数民族传统医药的获取简便而价廉

少数民族传统医药的简便是有目共睹的，无论是利用天然药用植物防病治病，还是运用咒语、口诀等巫术仪式治疗，它们操作起来都十分简单易行。价廉是少数民族传统医药的另一个特征。与现代生化医学昂贵的医药费相比，其价廉的特征显而易见。简便与价廉密不可分，它们共同构成了少数民族传统医药的一大优势。

少数民族传统医药获取和治疗都十分简便，这主要决定于其治疗手段的

简单易行和生态药物资源的就近和免费利用。就治疗手段而言，我们已经知道土家族传统医药知识的治疗模式有三种，即天然药用植物治疗、巫术仪式治疗及神药两解。其中药物治疗大致为内服、外用或内外兼用；用药多为鲜药，常常现采现用。总的来看，无论是用水煎服、泡药酒服，还是与食物一道服用、捣碎外敷、浸泡擦拭等，这些用法都不复杂，普通人都能掌握。关于"用药时的现采现用"①，我回想起了在苏竹村采访时田德明老先生从路边临时采集青蒿疗伤止血的情景：田德明带我们去采集药物标本。回来的路上，他看到邻居一只母狗带着几只小狗，于是想抱一只回家。在征得主人同意后，又怕被母狗盯上，于是他很迅速地抓住了一只小狗的后腿，拎起来就走。不料左手无名指还是被挣扎的小狗咬了一口，顿时鲜血直流。然而，他并不慌张，只是顺手在路边掐了几棵青蒿，放到嘴里嚼烂后，直接敷在伤口上，一会儿血就止住了。毫无疑问，田德明这种民间治疗实践与现代生化医学对于狗咬伤的处置方式——注射狂犬育苗——是不同的，但目的却是一样的。相比之下，民间药物治疗的便捷廉价也是不言自明的，这种近乎纯天然的绿色治疗，更加体现了"万物之为我生，万物之为我用"的生态理念。对于经济收入十分微薄的广大乡村群众而言，民间治疗也许更为实用。后来，我们在铜仁市江口县云舍村采访时，陈志香用采集来的新鲜药物免费为80高龄的老婆婆治疗手腕骨折的案例，也再次说明了民间疗法对困难群众身心健康维护的重要性。

我们在调研过程中也发现，民间医生也会采摘一些药物放在家里晾干，除了以备不时之需，另一个目的是为了增加药物的神秘性。鄂西兴安村一位医生这样说：将采回来的草药晒干，是为了给病人心理安慰。因为有些治病药方颇有实效，但药物普通，将药物晒干后很难辨识，这样一来可以使自己的药方保密；另一方面，如果病人得知药物实在普通，未必相信药物的疗效。很显然，他们晾晒药物的一个重要目的就是打消患者心理上的顾虑，从

① 马娟，梁正海，杨宝珍. 武陵山区土家族地方性疾病治疗的用药特点［J］. 中国民族民间医药，2012（5）.

而提高治疗的效果。由此可见民间医生的一片良苦用心。

民间传统医药不仅方便，价格也便宜。苏竹村彭大尧用自己祖传的医药给村民治病，不仅给村民带来了方便，而且也给贫穷的村民减轻了负担。有一次我们在请他对民间用药与医院用药费用做一个比较时，他说："我这里花两三元可以买到的药，在龙山县城花十几元才能买到。我试过一次，就是有一次文文的婆婆胃痛，在龙山抓的药，花了十几元，在我这里只需要三四元。"彭大尧简简单单的一个案例比较，不能不令人深思。罗钰坊等在研究兴安村传统妇幼保健知识时也对民间医药的"简便价廉进行了肯定：众所周知，现代医疗机构看病常常手续繁多，费用也随其增长。山区大多数人并不富裕，加上远离县城，交通不便等其他因素——从兴安村到县城要花三个多小时，来去的路费、生活费等无形中加大了进城检查所需费用、药物费用，从而加重了民众的负担。相比之下，传统妇幼保健方法所用药物花钱小，但达到的效果却往往是一样的。"①

反思现代医疗体制下的"看病难、看病贵"问题已不仅仅是学者的视野，它已经引起社会各界的广泛关注。正因为如此，对于民间医生陈永常的深度访谈，笔者至今难忘。我们的采访发生在 2014 年 8 月 9 日，地点在思南县胡家湾苗族土家族乡一街长虹专卖店。之所以选择这里，因为专卖店店主是笔者的弟弟。难忘访谈，不是因为访谈情景有多么美好，而是因为陈永常医生对于患者的态度和对于治疗付出的回报。为了进一步阐述，我们不妨将访谈部分录音整理如下。

笔者：我听我弟讲，叔接骨头很厉害？

陈永常：这个是原来学到的嘛。

笔者：我是特地来向您请教的。

陈永常：我这个不是知识撒。

① 罗钰坊，梁正海. 土家族传统妇幼保健知识类型及其特征与价值［J］. 民间文化论坛，2013（2）.

笔者：您这是技术。听我弟讲，您给别人接骨头都是到别人家里去，为什么呢？

陈永常：这个原因是，骨折的人不能轻易挪动，家属也不愿意到别人家里去，在自己家里安全，没有什么顾虑，这个有利于病情治疗。骨折就是第一要归位，第二要预防破伤风。

笔者：据说有些人粉碎性骨折，要特别注意归位。

陈永常：有些骨头露出来，很残忍。

笔者：归位了有没有什么影响？

陈永常：没有什么影响。

笔者：叔行医多长时间了？

陈永常：我从76年一直干到现在。我是专门干这个，庄稼都没种，我今天还要去医冠心病、胃病，这些我都是特效，我行医比较宽，凤冈、德江、许家坝，昨天交通局就来两个。

笔者：是来接您去治病的？

陈永常：它送过来的，我负责包的。方式说给他听了，别人负责给他上药。我每天到处跑也跑不全撒，但药是在我这里拿。

笔者：像这种粉碎性骨折要治多长时间？

陈永常：要棒棒的话就要四十多天，不要棒棒可能要年多点。

笔者：您现在给接一个一般要多少钱？

陈永常：现在一般重点的伤要三四千块钱，但是去医院的话，钱花得更多又更复杂，虽然钱可以报销但是疗效没得我这个快。

笔者：一般重伤都来找你？

陈永常：一般轻伤不来找我，他自己搞点药就能解决事情。再说也轻易找不到我了嘛，我是这里跑那里跑的。

笔者：您都是到病人家里去？

陈永常：方便撒。

从前面的对话可以看出，我的采访开门见山，没有绕弯子，事实上，正如我前面提到的我和被采访人的关系，也没必要绕弯子。我的问题直截了当，被访者的回答也自然而真实。陈医生自 1976 年开始行医治病，至今 40 年过去了，从未放弃过。从某种意义上说，他已经是一个民间从事医疗的专职医生。如他所说："我是专门干这个，庄稼都没种。"但是，他却是一个没有从业资格证的民间医生。作为转业军人，把在部队所学的知识与民间医药有机结合起来，形成自己悬壶济世的秘笈，不能不令人称道。作为一个农民，放弃对庄稼的耕种，可以说是对庄稼汉生活的一种反叛，但是，他却因手中掌握的医药知识，四处游历，治病救人，获得了另一种意义上的新生活。我们从他质朴的话语中深切地感受到，即便自己医技高明，对粉碎性骨折、冠心病、胃病等疾病手到病除，但他总是把方便留给患者，自己上门施治，或把药物配好，治疗方式告诉患者亲人，既减轻患者痛苦，又减少对亲人的折腾，当然，这同时减轻了他来回跑动的劳累，可谓多方受益，其乐融融。如此建立起来的医患关系，完全可以想象那种和谐——充满感激的和谐。当然了，这种和谐不仅仅建立于上门服务或方便式服务，适度的医疗费用也是一个十分重要而关键的因素。之所以说它关键，在于这样一种事实：如果医疗费用太贵或贵得离谱，患者根本承担不起医疗费用而放弃治疗，或放弃这样的选择性治疗，医患之间无从建立治与被治的关系，自然无所谓和谐，但有一点可以肯定，患者对这样的医生一定充满了恨！"一般重点的伤要三四千块钱。"这是陈医生对收费的自我把握。这里我们需要明确这样一个概念，否则我们无从进一步讨论"方便价廉"这个话题，那就是"一般重点的伤"。如果我们离开特定人群特定习惯而按照通常意义的理解，那么这个"一般重点的伤"其实并不重，那么"三四千块钱"的收费就值得质疑。从我们之间的谈话可以看出，"一般重点的伤"概念的界定在陈医生的心中指的是"粉碎性骨折"之类的重伤。"一般重点的伤"的表述是民间日常的习惯性表达，这本身也表达了乡村农民对疾病的一种超然态度。事实上，大量事实表明，即使一个人行将就木，当有人问及其病情时，其亲朋大多会这样表达：有点重、可能不行了。在乡村民众心中似乎根本不存在"病危"

"重症疾病"等这样的概念。或许正是因为乡村民众保持着这样一种心态，他们很少无病呻吟，面对疑难重症，他们常常认命，相信命运，顺其自然，不会为了自己疾病的治疗而给儿女留下大笔债务。人财两空，通常不是他们的选择。回到"一般重点的伤"的话题，再对照民间医生这一概念的界定和对应收费，我们不能不为他们点赞。实事求是地讲，对于一个粉碎性骨折患者的医治费用，已经非常价廉了。

四、少数民族传统医药疗病有奇效

疾病的发生往往是多种复杂因素相互作用的结果，人类生存的自然环境、社会制度、宗教信仰等都是认知和治疗疾病的重要密码。少数民族传统医药知识体系形成于特定的环境和特定的人群，对某些特殊的疾病形成了独特的认知，并在此基础上形成了特殊的治疗方法，尤其在治疗地方性疑难杂症时效果十分明显，与外来医学相比具有更加突出的优势，甚至起着不可替代的作用。

土家族人主要聚居于武陵山一带，特殊的自然生态为各种毒蛇提供了良好的生活场域，生产劳动中人们常常受到毒蛇伤害的威胁。正是在这样的情景中，土家族人掌握了大量治疗毒蛇咬伤的秘方，疗效十分显著。我们在湘西调研时，报道人就特别向我们介绍了治疗毒蛇伤的专科医生和治愈毒蛇伤的案例。

叶金桂是苏竹村公认的治疗毒蛇伤的土专家之一，我们第二次到苏竹村调研时她给我们讲述了治愈海伦（彭大针的乳名）的过程。她是这样讲述的：那边有个被毒蛇咬了，两三天了，全身都长泡了，还开始吐血呢，牙齿缝里都是血。跟乡里县里医院联系，说至少准备五千块钱。他家医不起，开始也不晓得我会，别人给他说我晓得，他家里的人就来请我，给我说好话，他妈还跪着求我，我也很同情他们，就去给他治。他两只手都被咬了，全身都是泡，我说不敢打包票，给他弄点药试试；又给他包药，又用棉花坨坨沾药了竹棍夹起擦洗身上的泡，后来他就睡着了，喊都没反映，我还以为他死了，后来他醒了说："您的药好哦，敷上了就不痛了，我就睡着了，我两三个晚上没睡着了。"花了二十来天整好后，他给我一百五十块钱。

叶金桂的讲述引起我们的特别重视，不仅因为她治疗的效果，还因为其中几处特殊的表述，如"那边有个""他妈还跪着求我"等。为什么说"那边有个"而不直接说海伦？为什么说"他妈还跪着求我"？这样的表述究竟隐含了什么？我们相信不仅我们会在心里画上一个个问号，细心的读者也会如此。如果不加以解释，恐怕会引起诸多误解。为了揭开其中的奥秘，我们在村里采访了多个村民，村民的回答消解了我们心中的疑问。原来彭大针家与叶金桂家有矛盾，用村民的话说，"他们两家结得有仇。"好几年都没有往来了，见面形同陌路，谁都不理谁。但是，尽管如此，当面对人命关天的大事时，村民那份纯朴和善良又显得那样真实和直白。这不能不让我们对民间医生那份摈弃前嫌的洒脱平添几分敬意。细细品味叶金桂女士所说的话，我们又看到了民众善恶分明、毫不掩饰的个性和品格。

当然，土家族民间医生不仅对毒蛇伤治疗有独到的理解和治疗秘方，对妇科疾病也有自己独到的认知和治疗方法。我们在湖北恩施州来凤县兴安村田野调查时，当地土医生谢成翠老人向课题组成员罗钰坊硕士讲述了她为其女儿治愈月经痨的经历。老人家向对待自己的孩子一样带有几分劝告的口吻说："你们女娃一定要记到坐月的时候千万不能同房。我女儿不听我话，在坐月子的时候与女婿同房，得了月经痨。当时我并不知道，她生完孩子就去上海打工了。有一天她打电话说她小肚子经常痛，阴门不时流血出来，饭也不想吃，人越来越瘦，没得精神。我叫她去医院看，她说去看了吃了好几千块钱的药都没效果。我叫她赶快回家，看她的症状我推定是月经痨。于是我就挖了很多草药，吃了一个多月就好了。这不用花什么钱，又有效果，我们这里许多人生病都请我帮忙挖草药。"

粉碎性骨折对于患者而言，无疑是一个巨大的灾难。然而，在灾难面前民间医生并没有退缩。他们凭借着一腔热情和执着，在实践中积累了治疗粉碎性骨折的经验，形成了一种独到的治疗风格。对思南县胡家湾苗族土家族乡灯塔村陈永常医生的采访，使我深切地感受到他治疗粉碎性骨折的自信。治疗粉碎性骨折最为重要也是最为困难的就是把碎骨归位，归位的关键在于懂得筋脉。"筋脉很重要，要把它理顺。骨头外面有一层白色韧带包着，你可以拿手顺着摸过去，哪里有情况就清楚了，然后把突出的按平，手法很重要。"陈永常医生一边讲述，一边用手比画，也许是担心自己没有说清楚，怕我们听不懂吧？但是，陈医生是坦率的，他甚至可以把药方给我，也不担心药方被人拿走。"我不担心，因为他拿去不起作用。一是他不懂手法，骨头不能归位。二是他不懂经脉和穴位。""这个药的配制和配量也很重要，光告诉你药方是没得用的，我们也希望有个人来专门研究一下，把这个药方能够传给后人。乡村老百姓在医院消费不起的，这对于他们来说是个有意义的事情。"陈永常医生真就把药方告诉了我，还对配方做了一番说明。出于一种职业道德和对被访者的尊重，我们不便公开药方。但是陈永常医生的所作所为的确令人钦佩。陈永常医生还掰着指头列举了用这个药方治愈的好几个案例。这使我们进一步认识了陈永常医生治疗粉碎性骨折的特殊技法和用药的特殊功效。

粉碎性骨折对于病人而言，其痛苦是不言而喻的。对于这样的疾病治疗的功夫自然也是独到的——尤其是仅靠对经脉和穴位的理解而全凭手法实现归位。中国传统文化具有天人合一的哲学背景，传统医药既把人作为自然界中的一个元素，又把人体与大自然之四时相对应，很早就对于经脉有着独特的认知——通过脉象之阴阳，论证病情和判断预后。与四时相应，人有四经，与月份相应，人有十二从。即如《黄帝内经素问卷第二·阴阳别论篇第七》所言，"人有四经十二从"，"四经应四时，十二从应十二月，十二月应十二脉"。而"切"更是中医察病的四大要素之一。依据脉象察病疗病成为传统中医的重要生存和发展之道。陈永常作为一个具有"再生性"民间医药知识的传承人，不仅熟悉经脉特点，而且还能根据经脉的分布靠手法归位粉碎性骨折，其医技不可不谓之高明。或许正是因为他对经脉认知之深刻，使他对自己的医技充满了自信。因为自信，所以，他不怕把自己治疗粉碎性骨折的药方告诉别人；他相信就算别人知道了药方，不懂得经脉和穴位，依然等于零。

　　回想起与陈永常医生的交谈总有一种亲切感，也许正是这种亲切感拉近了我们之间的距离，准确来讲，他能把自己的两个疗病方子告诉我，表明我们之间几乎不存在距离感了。当然，我很清楚，这种亲切感来自于多方面的共同作用。一来陈医生和我逝去的父亲是好朋友；二来陈医生现在又与我弟的关系不错，算是忘年交了；三来陈医生尚存有农村人的纯朴；四来在熟人圈里向外人表现自己的"功力"是大多数民间艺人乐于做的事，谁都好面子，而谁又丢得起这个面子呢？我是一个长期在外的本地人，又是家乡绝少的博士，他不能让我失望，更不能因此留下一个虚名，影响了他以后的行医路，因为跟我们围坐在一个火炉旁的还有他低头不见抬头见的熟人。但是，无论出于什么样的考虑，或是出于什么样的情结，陈医生非常坦率地讲述他擅长的疾病治疗，并点名道姓提供了他所治疗的个案，这既为我们进一步的采访预设了足够的空间，也充分表达了陈医生对于自己掌控的医药知识和其医疗技术的足够自信。

　　以上数例只是我们收集采访案例中的代表。事实上，无论土家族还是苗族，亦或是侗族等其他少数民族对地方性疾病的认知与治疗都各有所长，为维护民众身心健康提供了方便。"藏医药治疗高原病、脑血管病、风湿病，蒙医药治疗骨伤、再生障碍性贫血、甲状腺病，傣医药治疗子宫肌瘤、乳腺增生，瑶医药治疗肿瘤、红斑狼疮，壮医药治疗跌打损伤、老年病和眼科疾病，苗医药治疗呼吸道感染和泌尿系感染，朝医药治疗前列腺病、糖尿病等，都有突出的疗效和专题报道。"①

---

　　① 诸国本. 发挥民族医药的专科优势［N］. 中国中医药报，2002－03－21.

第三节　少数民族传统医药知识的基本功能

少数民族传统医药知识是各族人民创造积累的有关人类疾病与健康的认知经验与技艺疗法，其最直接的目的在于维系人类健康、促进人类延续与发展。无论藏医、蒙医、回医，还是土家医、苗医、侗医皆以其自身特有的医学话语体系阐释着对生命健康的认知理念。我国传统医药知识的持有者包括民间大众与民间医生，民间大众持有社会普遍认知型的医药知识，而民间医生所掌握的医药知识往往更为稀有、更具隐秘性。于他们而言，传统医药知识既能为他们带来经济收益，又能通过控制稀缺医疗资源，治病救人赢得较高的威望与良好的声誉，从而塑造自己的民间医疗权威形象。稀缺医疗资源表现出一种"复合资本"的特征，由此带来的权力利益也是多元的。为了保证占有稀缺资源带来的优势的永久性，知识的延续必不可少，这也是医药知识自身生存发展的逻辑。在"肥水不流外人田"的传统观念左右下，家传往往成为首选的传承群体，首属群体①中的家庭成员尤其是男性成员自然成为首选传承人。当家传因为某些因素难以实现时，大多数人会采取妥协性策略，通过一定的考核方式以师传的形式延续医药知识。无论家传还是师传，只要这种"传"与"承"延续不断，医药知识必然会代代相传，为人类造福，发挥传统医药知识自身应有的功能。

一、健康保健功能

世界卫生组织（WHO）将传统医药界定为：基于不同文化背景的传统理论、信仰与经验形成的，不论是否能够解释清楚，旨在维系健康、并用于防治、诊断、改善或治疗机体与心理疾病的一整套知识、技能与做法。这一

---

① 乌丙安. 民俗学原理［M］. 辽宁教育出版社，2001：172.

界定本身表明：传统医药知识健康保健的功能是毋庸置疑的。少数民族传统医药知识是在各自的民族文化背景下形成的防病治病的知识、技能与做法，它的健康保健功能通常体现为两个层面，一是治，通过治疗疾病以达到人体身心健康；二是防，通过保持和遵循卫生保健习俗惯制防病御病。

少数民族传统医药治愈疾病的功效是显而易见的。在现代医疗未曾涉足的民族地区，传统医药知识主导着民众身心健康的维护，是民众治病就医的首要选择。各民族积累的成千上万副治病良方中既有针对常见病的单方、验方，也有针对特定地域所发生的疑难杂症的珍贵药方，也有以某类疾病为专长的技艺疗法。千百年来，这类医药知识为民众身心健康、去病除疾做出了不可磨灭的贡献。

土家族是武陵山区居住最为集中的少数民族之一。武陵山区群山起伏，山高谷深，可谓万山千壑。这种复杂的地理环境，一方面阻碍了交通的发展，致使交通相对闭塞，经济发展相对落后；另一方面，形成了显著的地形与自然带的垂直分布特征，是各种动植物生长的天然宝库，生态良好，生物多样性明显，闻名海内外的国家级自然保护区梵净山就是地球同纬度仅存的动植物基因库，1986 年入选国际生物圈保护区网成员，被赞誉为"地球和人类之宝"。① 基于这一特定场域，土家、苗、侗等各族民众发挥聪明才智，利用生物圈内生物资源抵抗疾病、维持健康，积累了丰富的实践经验，形成了独特的传统民族医药知识。在经历与疾病抗争的漫长历史进程中，区域内各民族传统医药知识已形成较为完整的医学理论体系。从相关研究来看，土家族传统医学理论体系包括基于人体结构的"三元论"、基于认识论的"二元"病因观、基于气血平衡的"二元"病理观以及相应"看、问、听、脉、摸"

---

① 孔令中. 序言 [M] //载宋德成. 梵净风情 [M]. 贵阳：贵州人民出版社，2015.

诊断方法;① 针对各类疾病还形成了颇具特点的"七十二症""七十二风"
"七十二痧""七十二痨""七十二流""七十二惊""七十二窍病""七十二
疱疮""七十二痒""三十六妇女病""二十四气病""二十四痢""二十四伤
疾""二十四霉""二十四疡""十二癫痫""十二走胎"及"一百零八杂
症"等临床征论治疗方法;呈现"具体科学"特征的药物认知,② 上千种常
用药和少用药的药物来源、植物形态、生境与分布、采收加工、药材鉴别、
民族用药经验等,以及各种单方、验方。医药学者根据口述资料、汉文历史
典籍编撰并出版了大量反映土家族医药理论体系及疾病治疗实践的相关书
籍,如田华咏编著《土家族医药学》《土家族医药研究新论》,朱国豪等主编
《土家族医药》,赵敬华主编《土家族医药学概论》,袁德培编著《实用土家
族医药》,卢发森编著《土家族民间医疗》,彭延辉、关祥祖主编《土家族医
药学》等等。这些医药学著作所记载的医药学成果经历了无数次临床实践的
检验,对于治愈病人,挽救患者生命具有不可替代的价值。

　　土家族积累了大量富有地域特色的医药知识,各种特色疗法对于疾病治
疗确有奇效,尽管现代科学尚不能"解释清楚"。比如治疗婴幼儿疾病常用
的滚蛋法,即用线缠在生鸡蛋上,然后放在婴幼儿前额来回滚动数次,婴幼
儿的高烧就会逐渐退袪。说实话,作为民族学者,对于这样的治疗方法,我
不怀疑,但是对于其治疗功能和治疗效果也心存疑虑,至少在被访者告诉我
数个有名有姓的治愈案例前存有这样的心态。我的采访对象梁亚原来是一位

---

①　赵敬华主编.土家族医药学概论［M］.北京:中国古籍出版社,2005:11 - 56;
　　梁正海.传统知识的传承与权力［M］.北京:中国书籍出版社,2013:55 - 130;
　　朱国毫,杜江,张景梅主编.土家族医药［M］.中医古籍出版社,2006:21 - 82.
　　值得一提的是,朱国毫等人对诊断方法的总结除以上五种外,还分列了指诊、掌
　　诊、卦诊三种,所谓指诊,是通过观察人体手指的指形、指甲、指纹的改变认识诊
　　断疾病的方法;掌诊主要是观察掌型、掌色和掌纹诊断疾病的方法;卦诊是根据卦
　　像对病人患病的史料环境、证候情况进行综合分析的方法。从对三种诊断方法的解
　　释来看,其核心的诊断方法还在于一个"看"字,所以本研究将之归纳为五种诊断
　　方法。

②　梁正海.传统知识的传承与权力［M］.北京:中国书籍出版社,2013:56.

中学教师，后来改行从事公务员工作，从一个偏远的民族乡乡长，一直干到县总工会主席。我的采访就是 2013 年暑假的一天在他的工会主席办公室进行的。与其说是采访，毋宁说是闲聊更为准确。这种闲聊的机会一方面得益于我与梁亚的熟人关系，另一方面也得益于我曾经的 10 年行政工作经历。因为是熟人，自然有机会便会坐下来喝杯茶，聊聊现在都干些什么事。他问我："正海，现在搞什么研究？""少数民族传统医药知识的传承与保护研究。"我回答说。我的研究激发了他的兴趣，于是他谈到了他用滚蛋法治疗婴幼儿发烧的经历。他说，他的秘方是家传。他在中学教书的时候，学校只要知道他的老师，孩子发烧了都来找他治疗，无论白天，还是深夜，他也有求必应，且治必愈。我问，究竟是鸡蛋起作用，还是缠在鸡蛋上的线起作用，亦或是两者都起作用？他说，"应该是鸡蛋起的作用。"我又问，"为什么要在鸡蛋上缠线呢？""可能是增加神秘性。"他如是问答。他的回答自然而又简洁，完全不假思索。然而，他的回答却表明了少数民族传统医药知识最大的特点，那就是"神秘性 + 有效性"。正因为神秘，所以让缺乏整体观的现代医学者难以看透；也正因为有效，所以让专注于细节的现代医学而责难传统医学者难以自圆其说。

武陵山区的山地地形与繁茂的植被覆盖为蛇虫鼠蚁等动物的生存繁殖提供了适合的生态环境。在这样的特殊环境中，土家族和兄弟民族一起积累了丰富而有效的治疗毒蛇咬伤的实践经验。有学者就恩施地区土家族苗族民众治疗蛇伤的药用资源、用药特色进行研究后，认为"恩施地区治疗蛇伤药具有民族医药特色，治疗方法简单，疗效确切。①"对湘西苏竹村的调查也显示了土家族人擅于治疗蛇伤的事实。尽管前文已经涉及这样的表述，但是，我们认为在此重提并非重复，因为我们相信，这种反复关照能够更为充分地呈现少数民族传统医药知识的健康保健功能，其健康保健功能呈现得越充分，其疗病奇效的特点也越有说服力。我们访谈的 9 位民间医生中多数会治

---

① 王爱华. 恩施地区民族医药治疗蛇伤特色探究［J］. 辽宁中医药大学学报，2010
（6）.

疗毒蛇咬伤。叶金桂是当地远近闻名的毒蛇治疗专科医生。采访时，她给我们讲述了自己的治疗经历。她说，"有一次，保靖县不足村有一个人，他被毒蛇咬了，手肿了，他就在我家对面那山上望到起，看我去了没，不去，他就打算到保靖去，见到我他就高兴啊。毒蛇咬了，那个毒顺着血液循环，满身传。我说你跑得啊，毒身上到处跑。我给他下了药，三天就好了。不足不好走，保靖地方，高山还有蛇。我一共整好（治好）了五个人。"俗话说：不孝有三，无后为大。传宗接代自然倍受地方民众的关注。湘西土家族医生莫淑珍是莫氏治疗不孕症的第四代传人，她在祖传秘方基础上，承故融新，利用土家草药打通了输卵管堵塞，成功治愈多例不孕不育症患者。莫淑珍这个名字也在患者的感激声中远播。

　　生活在同一生态环境中的苗族、侗族等其他少数积累的医药知识同样为治疗疾病、维系民众健康做出了应有的贡献，历史文献也多有记载。"如《湘西通志·苗俗》记载，清末凤凰两头羊地区，苗医吴老庚，不但创立'催生方'，还有产后保身药'棒棒药'、产后'中风药'等。又如民国《贵州通志》记载：'十九世纪末，松桃厅地甲司苗医吴老二，能为孕妇剖腹取胎，经治疗一月即告愈，曾轰动一时，传为奇闻。'云南《马关县志·风俗篇》记载：'苗人…有良药接骨生筋，其效如神。'尤其在治疗枪伤、毒箭伤、蛇虫伤等方面，苗医更是显示了其丰富的经验和卓越的疗效。"① 侗族运用天、地、气、水、人五位一体的医学理论，采用看、摸、算、划的疾病诊断方法，形成了治疗风、症、惊、痢等多类疾病的治疗实践和扯筋法、冷麻法、熨烫法等特色疗法，为维护区域内民众身心健康发挥了积极的作用。

　　预防保健知识是少数民族传统医药知识的重要组成部分，体现了少数民族民众"未病先防"的预防保健意识。各民族特有的预防保健知识蕴藏于日常饮食、生活行为、民俗节庆、宗教信仰之中。如壮族积累了饮食养生法、

---

① 石朝江. 苗学通论［M］. 贵阳：贵州民族出版社，2008：621.

民俗养生法、足部按摩养生法和经筋保健按摩法等养生保健方式。① 壮族人民有在端午节逛药市的习俗，即在端午节当日游药市，吸药气以预防疾病。而且在端午节这天家家户户都会将新鲜的艾叶、佩兰、青蒿、菖蒲等草药悬挂于门上或放置房中，并用这些鲜叶熬水沐浴，取菖蒲或艾草扎成束点燃熏住房，饮用雄黄酒和菖蒲酒；锁阳有补肾润肠之功效，裕固族有将药用植物锁阳添加到食物中，制作成锁阳馒头、锁阳炒面、锁阳烧饼等特色食品的传统；朝鲜族民众十分注重预防保健，经典著作《东医寿世保元》强调"救病千万，以两言决之，曰：莫如预防二字。"他们通过注重饮食调养、精神修养以达到预防疾病，保持身心康健的目的；"瑶族的药浴利用多种植物药配方经过烧煮成药水，将药水放入杉木桶，人坐桶内熏浴浸泡，让药液渗透五脏六腑，流通全身经络，以达到祛风除湿、活血化瘀、排汗排毒之功效。"②已被列入第二批国家级非物质文化遗产名录。

与兄弟民族一样，土家族传统医药也内蕴含了丰富的预防保健知识，它们的表现形式丰富多样，多寓于土家族日常生活、饮食起居及节庆风俗习惯之中。

药食同源是土家族饮食习俗的特点之一。食用具有药用价值的野菜、野果和昆虫是其日常饮食的一部分，这些纯天然植物果实对养生健体有益。从我们的调查和文献资料可以看出，侧耳根、地米菜、野茼蒿、蕨菜、椿芽、马齿苋、糯米藤、胡葱、刺儿菜、地枇杷、插田泡、刺梨子、三月泡、羊奶子、糖罐子等药用植物和果实都是土家族的常用食物，虽然他们并没有像我们研究人员这样专注于食物的药用功效，但是食用这些食物早已成为土家族人的一种生活习惯；吊脚楼是土家族等南方民族房屋建筑的代表，也是土家族文化特色的一种象征符号。因南方湿度大、雨水多，加上崇山峻岭多猛

---

① 邓家刚，蓝毓营.壮医养生的理论与实践初探［J］.辽宁中医药大学学报，2009（5）.

② 《从江农商行：为瑶族药浴"聚宝盆"注入发展动力》（作者不详），《人民网–贵州频道》2016年09月23日10：42。

兽，土家族人便采用"干栏式"建筑解决上述问题，吊脚楼是土家人应对自然、顺应自然以防身健体的智慧之果。二层楼房，下层较为潮湿对人身体不利，但便于饲养牲畜；上层宽敞明亮、通风好、冬暖夏凉，还可以防野兽侵害，适宜居住。人畜分离，能有效防止人畜混居造成疾病感染。土家族人也十分注重房屋卫生，平常勤于打扫。"一年四季，土家族人结合生物习性和农作物需要，进行环境生态处理，使之更适合人的生存和发展。如在农历二月惊蛰节，各种各样的有毒或无毒的蚊蝇、昆虫、禽兽纷纷出世之际，他们为了防止病毒侵入和蚊虫禽兽伤人，便将房前屋后、室内室外，甚至每一个角落都打扫干净，撒上石灰。'六月六晒龙袍'，家家户户'翻箱倒柜'，把一时不用的各种衣物拿出来，在烈日下翻晒一天，以驱除毒气、蛀虫以及各种毒物和细菌。十月小阳春，秋收完毕，五谷进仓，土家人在各种大型家什和农具上刷上桐油，理得整整齐齐的，把一些杂乱的稻草、谷壳、苞谷叶打扫成堆，晒干火化，这一方面可以烧死有害昆虫、毒菌，另一方面也积制了农家肥料。"① 土家族人还通过劳动、文艺体育项目来达到强身健体的功效。如平日闲暇时，土家族妇女喜爱三五成群，或在广场跳摆手舞、打莲箫、打金钱杆等以锻炼身体；男子竞技的项目则更多，或抵力、或掰手劲、或赛跑、或摔跤、或举重、或抵杠等。节庆风俗习惯也是土家族卫生保健知识的重要载体，如端午节采草药，煎"百草汤"洗浴，以健身除病的习俗。"这天，人们都喜欢到田野山间采集药物，如金银花、车前草、夏枯草、青蒿、艾叶、菖蒲、葛藤之类，除了在端午这天使用部分，如将艾叶、菖蒲、葛藤等悬挂于门庭并熬水沐浴、烧熏除虫辟疫外，还留于家中常年备用应急。"② 此外，土家妇女在月经期、孕育期、产褥期及绝经期也形成了一系列的卫生保健行为。比如经期避免过度劳累、不食生冷之物；孕育期不干过重的体力

① 刘超洋. 土家族卫生保健习俗的医学人类学探析 [J]. 黑龙江民族丛刊, 2009 (5).
② 梁正海. 土家族传统医药知识及其现代利用 [J]. 湖北民族学院学报（哲学社会科学版), 2012 (2).

活、注重安胎保胎；产褥期药食同源补充营养、忌夫妻同房、忌去阴冷潮湿的洞穴；绝经期注重心情调理、以歌舞怡情以减少更年期症状等。这些基于女性生理周期的卫生保健知识对维护女性群体身心健康具有重要作用。

二、权威塑造功能

知识与权力之间有着不可割裂的关系，知识可以转化为某种权力，追寻权力是知识传承的重要动机。正如米歇尔·福柯（Michel Foucault）所说："权力仅仅只是在建构知识的条件下才能运转，知识的建构对于它来说既是后果也是得以发挥作用的条件。"① 也就是说，知识的主体通过在特定场域中的知识实践才能获取权力。权威实质上含有两层含义，一是权力，二是威望。权威暗含了一种认同。少数民族传统医药知识的权威塑造功能，是指少数民族传统医药知识的主要持有者或传承主体在对医药知识实践过程中，获得的信任、威望、社会地位等无形利益。少数民族传统医药知识的权威塑造功能与少数民族的生存场域息息相关，离开少数民族特定的生活场域，少数民族医药知识的权威塑造功能难以实现。因此，分析传统社区的特点，对于我们研究民间医生的权威塑造是有益的。

就择医渠道而言，传统社区对医药知识的消费很大程度上具有单一性。在传统社区，传统医药是民众最主要的就医选择，由于缺少"竞争对手"，拥有医疗资源的民间医生为患者服务具有天然的优先权，再加上民间医生秉持"有求必应"的传统，为患者提供服务成了积善修德的善举，正是这种善举在带给患者希望的同时，也扩大了民间医生自身在传统社区的影响，使他们赢得了尊重。在田野调查过程中，无论是民间医生的表述，还是患者的陈述，我们都深切地感受到，当民间医生将那些生命垂危的病人从生死线拉回来，或治愈了那些被众人认为极难医治的疾病，尤其是治愈了被现代医疗机

---

① ［法］福柯.权力的眼睛——福柯访谈录［M］.严锋，译.上海：上海人民出版社，1997：166.另见李敬.传播学视域中的米歇尔·福柯.上学大学博士学位论文，2012.

构认定无药可救的病人时，患者及其家属给予医生的无限感激，这种感激发自内心，不存在一丝一毫的虚伪。

就文化知识而言，传统村落民众共享基本的价值理念，或者说基本价值观。讨论共享基本的价值观，我们不得不联系到法国社会学、人类学家埃米尔·涂尔干（émile Durkheim）的"集体意识"。他将集体意识定义为"社会成员平均具有的信仰和感情的总和"。① 共享的价值观和道德规范是集体意识的一种表现。涂尔干提出"集体意识"旨在为他的"社会整体论"服务，认为集体意识有利于增强社会群体凝聚力，促进社会团结。我们此处主要讨论的是少数民族传统社区，民众"集体意识"如何影响民众对待传统医药知识持有者的态度。传统社会是一个"熟人社会"，在这个封闭的社区里人与人之间的交往频繁，相互熟知，构成了一个又一个以我为中心的熟人圈子。人们十分看重人情、面子，注重情感，威望、名誉、名声更是人们的精神追求。即便是在相对开放的当下，虽然传统村落民众价值观发生了不小的变化，但是传统的名利观依然发挥着重要的作用。这种作用仍然在一定程度上规约着民众的社会关系，维系着传统村落的社会秩序。可以说，民众普遍存在的对精神层面的情感、威望的看重和追求为民间医生获得"无形的利益"——威望、权力提供了道德基础。他们救治病人所获得的显然不仅是钞票、公鸡、猪肉、火酒等物质的利益，还有诸如人格魅力、信任、威望等精神收益。这种精神收益所带来的附加值会渗透到社会生活的方方面面，使他们的影响力远远超出"医生—病人"的关系范畴。

就社会角色而言，村落医药知识精英身份通常具有多重性。乡村医药知识精英往往是兼具政治精英、文化精英等多重身份的乡村精英。从相关研究和现实生活来看，乡村精英通常能够成功利用社区优势资源做出突出贡献。因此，作为乡村权威，他们往往能够对社区成员乃至整个社区的结构产生明显的影响。乡村医药知识精英身份的多重性主要表现在，一方面乡村医药知

---

① ［法］米歇尔·涂尔干. 社会分工论［M］. 渠东，译. 三联书店出版社，2000.

识精英通晓本民族医药学知识，多数都会读书识字，是村寨的文化精英。在传统村落，能读书识字的人并不普遍，本土医生通晓文字，是村民眼中的"文化人"。直到现在，在乡村大多数老人眼中能识字仍然是一件十分不得了的事情。在村落采访时，我们时刻都能真切地感受到这些老人对他们眼中的知识分子津津乐道时的那种快乐感和幸福感；另一方面，乡村医药知识精英也往往成为村寨的政治精英、宗教首领。尤其是一些历史上实行"政教合一"组织形式的少数民族，他们的宗教首领往往拥有很大实权，受人敬仰。而作为宗教领袖，为族人祈福治病通常是他们必尽的职责。第三，我们同时也认识到乡村医药知识精英在村落仪式中的重要作用，他们通常是组织者，或是文书撰写者，或是大事小务的总管、礼簿先生，或是村落矛盾、民众纠纷的调解者。总之，乡村医药知识精英拥有比其他社区成员更丰富、更保密的医药资源。他们在其所处的特定场域内将知识运用于社会，满足大众的需求，医药知识持有者自身的权威形象自然在大众需求得到满足的过程中得以塑造。

那么，民间医生究竟如何在传统社区塑造权威形象的呢？

首先，少数民族传统医药知识精英通过控制和占有稀缺的医药知识治愈病人获得社会成员的认同与信任，是精英塑造和权威强化的重要途径。在传统医药是民众唯一就医选择的传统社会，医生更容易通过治愈病人而获得信任、感激、尊重，从而提高威望。当病人遭受疾病困扰痛苦不堪且没有其他就医渠道时，民间医生成为病人消除苦痛的唯一希望；当某位医生拯救了某位生命垂危的病人时，病人及其家属对医生的尊重与感激是不言而喻的，至少在大多数情况下是这样的。如我们上文提到的湘西土家医莫淑珍受到患者的敬仰和感激，不正是因为她在土家医药基础上进行创新，研制出治疗不孕不育的药方，为许多不孕不育患者带来了福音，延续了患者血脉吗？在湘西苏竹村，土家族医生彭大尧治愈了不少人的疾病，病人对他的感激让他感觉到一种幸福。当他接受我们的访谈时，他的言语间仍然带着这种幸福；从他的笑容里，我们也感受到他享受着的这份幸福。"还有那个彭大金也是患的黄疸肝炎，我给他治了一个星期治好了，他的母亲非常感谢。她是长辈我是晚辈，她对我讲，以后种田土，哪时候要帮忙你就打个招呼。只要打个招呼就可以了。你像今天做了，明天就再不要去喊了，她自己主动来……那我们寨上多得很。所以我以前种田的时候，苏竹、卡柯那里喊工我都喊得到。"彭大尧的话听起来是那样的自然，那样的纯朴，没有炫耀，但正是这些朴实的话语让你感受到民间医生受到患者尊重时的幸福，感受到患者的认同给予医生的一种自信和自豪。

虽然少数民族医生通过控制稀缺医药资源获得权力，"但权力主体出于习俗约制和社会舆论的压力以及延续知识的责任感，他们又必须传授医技，尽管将要付出权力缩水的代价。"① 少数民族传统医药知识的传承主要通过两种途径实现：家传和师传。家传是在家庭，有时是家族内部进行。大多数情况下，当家传难以实现时，师传才成为可能。这是因为，人们总认为子孙是自身生命的延续，将自己所掌控的稀缺医药资源传授给自己的后代，能够保证自身的血脉对知识的独享，从而延续对权力的掌控。师传相对家传要复杂得多，从候选人的选取、拜师仪式到逢年过节的"吃节"习俗都有一系列的讲究。在整个拜师学艺的程式中，师傅拥有绝对的权威和主动权。候选人的人品是师傅考察备选徒弟的首要因素，这要求候选人的绝对忠诚。拜师仪式中徒弟要向师傅敬茶，逢年过节徒弟要提着贵重礼物看望师傅，即便出师，徒弟也要时刻谨记师傅，否则药物就不灵验了；如果徒弟对师傅不忠，师傅通过一定方式收回传授的医技，使徒弟的药物失灵等等，这些规约一方面确保了师傅的主导地位和权威，另一方面使传统的忠、孝、礼、义等美德得以实践和延续。很显然，传统医药知识传承过程中的规约习俗的遵守，既是师傅获得权威这一社会资本的过程，也是通过规约约束，使人们遵循美德，从而促进社会的和谐的过程。

其次是行医过程中调解纠纷。医生在行医过程中通过对知识的控制与运

---

① 梁正海. 传统知识的传承与权力 [M]. 北京：中国书籍出版社，2013：197.

用来调解人与人之间的关系，从而得到村民的信任与尊重。行医过程中调解纠纷获得的威望是一个循环的过程。医生通过为村民治病积累起威望，基于这种威信和掌握的稀缺资源他可以在行医过程中调解人与人之间的关系、化解人与人之间的矛盾，而这种超越医生职责范围的友善行为又会加深村民对他们的信任、感激与尊敬。我们对湘西苏竹村的多次调查发现，该村的村支部书记、村委会主任、村委会秘书等要职的担任者都是传统医药知识的占有者和利用者。他们在为村民提供医疗服务的同时，使患者在情感上处于"负债"状态。在注重情感的传统社区，"人情债"的"债权人"有着诸多优越性。彭继龙书记便道出了利用"人情债"治理村庄的机理。"你给村民治病嘛，那肯定能给工作带来方便啰。""现在好了，过去更加不方便，老百姓有个三病两痛的，你给他弄点药，他就感谢你嘛。""关键的时候，你能够关心他的病痛，理解他、帮助他，他在某些方面就能够更加体会你，支持你嘛。用我们这里的话说，他就服你，更听你话嘛。""有时候嘛，你给他治病，跟他聊天，就能够了解老百姓的真实情况嘛。特别是现在，这个农活又忙，平时都没有时间坐下来聊嘛。所以嘛，你懂医，为村民治病，对工作很有帮助。"而广大民众对于兼具医生身份的政治精英的帮助，无疑是提高社会资本效用的重要体现。总的来看，村落传统医药知识精英这种权威塑造主要通过三种途径得以实现：利用"和气药方"与咒语化解夫妻矛盾；利用医患感情化解民众纠纷；利用良好医德化解医患矛盾。①

利用良好医德化解医患间的矛盾，也会使医生在民众心中树立良好形象，受到尊敬。我们在田野调查中，民间医生常常会对我们说："人家来求医，你不答应，不肯去，那就不好了。"联想到叶金桂医生治疗彭大针患者的事例，民间医生有求必应、治病救人的良好医德令人由衷敬佩。叶金桂和彭大针两家因为种种原因积怨很深。当彭大针被毒蛇咬伤病情十分严重时，身为婶娘而又擅长治疗毒蛇咬伤的叶金桂，面对彭大针母亲的登门求治时，

---

① 梁正海. 传统知识的传承与权力［M］. 北京：中国书籍出版社，2013：239－240.

她没有拒绝，尽管后来她对彭大针给予的微不足道的回报怀有怨言。当然，两家的矛盾也就此化解，彭大针对婶娘叶金桂更是充满感激。

社会学家布迪厄将资本划分为文化资本、经济资本、符号资本和社会资本，并认为各类资本能够相互转化。文化资本和社会资本是资本的两个重要概念。文化资本指任何与文化及文化活动有关的有形及无形资产，"社会资本指个人通过体制化的社会关系网络所能获得的实际或潜在资源的集合；个人社会资本的多寡取决于其网络规模的大小和网络成员靠自己权力所占有资源的多少，拥有较多社会资本的人能够更方便地获取各种利益。"① 基于这一概念之下的人情债、社会地位、信任、威望等自然都属于社会资本的范畴。少数民族传统医药知识作为一种文化资本，实践主体或者说少数民族医药知识的传承主体，正是通过控制这种稀缺的医药文化资本，获得了社会地位、民众的信任等，这种附加在文化资本上的地位与信任就是社会资本，而这种社会资本的恰当利用，对于改善人际关系，促进社会和谐起着十分重要的作用。

第三，"神药两解"治疗模式下知识持有者的神圣性地位有助于获得权威。"神药两解"，即仪式与药物一并使用以治疗疾病的方式，几乎是少数民族传统医药知识共享的一种疾病治疗模式。巫医、萨满、梯玛、毕摩等皆属于运用"神药两解"治疗疾病的医生范畴。通常而言，巫医、萨满、梯玛和毕摩既是民族的知识精英，又是沟通人神的媒介，通晓本民族历史与文化。土家族梯玛是主要以"神药两解"治疗疾病的医生，他们有一套完整的断病治病知识体系，以"一看、二问、三推断、四对照"的疾病诊断方法及画符、画水或更为复杂的仪式，经常也通过特定药物的同时使用来治疗病人。在传统社会，梯玛（或巫医）具有较高的威望，在许多重要仪式场合都有他们的身影。即便今天当村民遭遇"象征性疾病"时，仍会寻求梯玛（或巫医）来"解围"或"打整"。当然，随着现代科学解释模式的渗入，传统思

---

① 赵延东，洪岩璧. 社会资本与教育获得——网络资源与社会闭合的视角［J］. 社会学研究，2012（5）.

维逻辑受到挑战和质疑，"神药两解"治疗模式下知识持有者的神圣性地位不断弱化，但他们治愈病人而获得的威望并未因此而消解。

三、文化传承功能

少数民族传统医药知识是各族人民对抗疾病、维系健康、协调人与自然关系的智慧结晶。它集中体现了人类对人体自身、所处的世界，以及人与环境关系的认识。这种认识融合了宗教信仰、生态知识、生命观、哲学观。从这个意义上说，少数民族传统医药知识已经不仅仅是一种知识，它已经是一种内涵更为丰富的文化，这种文化作为传统文化的重要组成部分，通过民间医生代代传承，而这种传承文化的行为本身和实际取得的效果，延续了民族传统文化的文脉，民间医生也因此受到民众的尊重——如擅长"神药两解"的毕摩被彝族民众视为"智者"和"知识最丰富的人"，[1] 而擅长仪式治疗的土家族医生更是被民众尊称为梯玛，梯玛就是"了不得的人"。

梯玛是土家族从事驱鬼巫术的人，梯玛意即"了不得的人"。在传统社区，他们主导着一个村寨的祭祀、驱鬼、许愿、还愿、婚姻，求子嗣、求雨、解纠纷、治病、占卜、丧葬等等文化活动。"梯玛既从事巫教活动，又进行疾病医疗。"[2] 梯玛是梯玛文化的重要传承人，梯玛文化涵盖了土家族文化的方方面面，其中梯玛神歌是梯玛文化的重要表现形式。梯玛神歌的内容除了土家族的族源、迁徙、开荒、繁衍、生产生活等，还蕴含了土家族对人类自身的认知、对疾病的认知，以及生理保健知识等。土家族是有语言无文字的民族，梯玛传唱的梯玛神歌可以说是了解土家族文化的"百科全书"。梯玛运用"神药两解"的治病模式，在疾病治疗过程中以口传心授的方式将自身所持有的包罗万象的敬神之歌、仪礼程式与药物知识代代相传，这种传承不仅延续了土家族传统文化的文脉，而且对促进人类文化多样性作出了巨

---

① 杨兆云，单江秀．论彝族毕摩的角色［J］．云南民族大学学报（哲学社会科学版），2007（3）．

② 彭官章．土家族文化［M］．吉林教育出版社，1991：238－239．

大贡献。

如果说梯玛是对土家文化的整体性传承，那么土家族医生则是土家族医药文化不绝的使者。与梯玛的"神药两解"不同，土家族医生主要利用药物治疗疾病。土家族医生掌握着一套完整的土家医学理论体系，对土家族医学史、土家族疾病命名、致病原因、疾病诊断、治疗实践有着深入的了解。从田野调查和相关研究来看，家传和师传已经成为他们传承医药知识的重要途径。土家族民间还有一部分草医，他们熟悉药用植物的生长习性、熟知药性药理。他们通常擅长于某类疾病的治疗，治疗方法人人可知，可是疗病药方却不轻易外传。长期秘不外传，加上民间多神信仰的实践，使药罩上了一层神秘的色彩，也许正是这种神秘感促成了巫与医的结合，巫医应运而生。这种文化实践本身或许也进一步强化了人类学功能主义的主张——文化是一个复合的整体，其各个组成要素之间是相互联系、相互影响的。多元文化要素相互影响的结果，就使得少数民族传统医药知识已经不再是简单的医药文化的汇总，它往往是民族宗教、艺术、科技、神话传说、风俗习惯相互杂糅的产物。毫无疑问，医药知识传承人的贡献已经超越了单纯医药知识本身的传承，他们负载的乃是一个民族的历史、文化和信仰。

第四节　少数民族传统医药知识传承与保护的重要性

少数民族传统医药知识自身的属性和功能，以及其表现出的多种溢出效应或正效应，决定了其传承与保护的重要性。少数民族传统医药知识是多元文化元素的复合体，因而其传承与保护不仅是优秀传统文化保护的需要，而且也是非物质文化遗产传承和传播的需要。又因为少数民族传统医药知识自成体系，与生化医药知识共生互补，因而其传承与保护又是改善医疗结构的需要。同时，少数民族传统医药知识还是各民族人民长期生活经验和对人与自然认知的知识积累，它源于自然、源于生活，各种药物都是大自然对人类的馈赠，老少皆有所知，皆有所用，皆易获得，这一特点表明，其传承与保护又是缓解看病难、看病贵的需要。

一、是传承优秀传统文化，增强话语权的需要

优秀传统文化是一个国家的灵魂，是代表一个民族独特品格的精神标识。少数民族传统医药知识是我国优秀传统文化的重要组成部分，广大医药知识精英是这种优秀传统文化的重要承载者和传播者。他们的传承和传播实践不仅延续了少数民族传统医药知识的文脉，而且极大地维护了广大民众的身心健康，构建了传统医药知识在医药文化中的独特话语权。他们在传承和传播实践中秉持的尊师重道和博爱宽容更是充分体现了中国人民的传统美德。传承和保护少数民族传统医药知识这种优秀的传统文化，就是要使中华美德在全球化时代实现"创造性转化、创新性发展"，① 就是要传播中国优秀传统文化的价值观念，展示中华文化独特魅力，不断提高国家文化软实力，构建强大的话语体系，增强话语表达的权力。

我们在前文的研究表明，少数民族传统医药知识是一个复合体，它往往集合了一个民族的宗教信仰、生命观、哲学观、生态知识等多种文化形式。其传承主体不仅擅于行医治病，而且往往还是一个村落的政治精英、经济精英、文化精英，亦或是宗教领袖。无论他们属于哪一种精英类型，拥有德高望重的威望都成了他们共同的特征。彝族的毕摩、北方的萨满、土家族的梯玛等等，作为文化精英，他们都是本民族传统文化的重要承载者，他们或精通本民族的语言文字，或通晓本民族的族源历史，传唱着本民族的古老神话与传说。作为医生，他们或掌握着医学理论知识，或拥有丰富的药物学知识包括药物的生长习性、药方的配伍等，或具备娴熟的医疗技艺，或样样精通，在医疗实践中不断丰富和发展传统医药知识，使少数民族"最基本的文

---

① 习近平. 提高国家文化软实力［M］//习近平谈治国理政. 北京：外文出版社，2014：160.

化基因与当代文化相适应、与现代社会相协调",① 创新性丰富和创造性发展了优秀传统文化内涵，彰显了传统文化的无限魅力。

少数民族传统医药知识蕴含的医学思想体现了传统文化"天人合一"的哲学思想。我们不妨以土家族医药知识为例加以阐释。土家族医学理论基础源于朴素自然哲学思想、《周易》的太极阴阳、河洛数理哲学思想和《内经》阴阳五行学说，由此可见土家医学理论与我国传统文化的密切关系。土家族以"三元学说"作为医学理论的指导思想，它将人体分为上元、中元和下元，并分别对应自然界的天、地、水，人体"三元"要正常运行必须靠气、血、精这三种物质的正常循环。"土家医发现，居于人体上部的脑在人体生命活动中居于主宰地位，犹如天之主宰世界万物，而气的重要来源之一则是肺吸入的天气；居于人体中部的肚、肠、肝消化饮食并吸收谷精、水精，化生血液，为人体营养的来源，犹如地之长养万物；下部腰子为人体繁衍最重要的物质孕精生成之处，尿脬则为排出体内余水之地。土家医进一步发现，居于上的脏器与物质气与天相应，居于中的脏器与物质血可与地相应，居下的脏器和物质精则可与水相应。"② 土家医学理论浓郁的"天人合一"和谐思想可见一斑。而这种"天人合一"的和谐思想正是中华传统文化的哲学基础。

少数民族传统医药知识传承和传播实践中表现出的"尊师重道"深刻内涵了中华传统文化的优秀美德。我们在田野调查中发现，少数民族医生在选择传承人时十分看重对方的品德，"尊师重道"成为他们必须遵守的道德标准。从我们访谈对象的表述可以判断，他们在选拔传承人的时候会设立许多考察关卡，只有通过"关卡"的人才可能进入医药知识传承主体的圈子。如此一来，逢年过节礼物的孝敬是必须的，心怀恩师、在特殊场合为师傅代

① 习近平. 提高国家文化软实力 [M] // 习近平谈治国理政. 北京：外文出版社，2014：161.

② 曾楚华，袁德培，胡玉萍. 土家医"三元学说"探源 [J]. 河南中医，2014 (12).

劳、"吃师傅口水"——后来通常演变成了象征性的礼节，这些环节的考验，也是徒弟对师傅忠孝的表现。我们的访谈对象田德明老人对跟随师傅治疗疱疮吸脓经历的讲述至今难忘。"以前跟师傅学医，你就要吸脓嘛。用嘴巴一口一口地把疱疮里的脓呔出来。那你就是要帮师傅呔脓，要不怕脏，肿毒不会的嘛，你嘴里有药嘛，那药的毒比疱疮的毒狠。"

"有求必应""不嫌贫爱富""无微不至的人文关怀"等也是民间医生对中华传统美德的宣扬和实践。这样的事例实在太多，在此我们只需列举数个关键词句就足以说明这一切：人家来求医，你不答应，不肯去，那就不好了；行医之人应该一视同仁，不能嫌贫爱富；别人家吃的好也好，坏也好，你都不能说人家差，你都要尽心给人家治病；手艺人一般都是这样。这些关键词句看起来是那样的简单，听起来是那样的单纯，但能将之付诸实践，尤其在物欲横流的当下付诸实践，非秉承博爱之心之人不能为。

二、是非物质文化遗产保护的需要

少数民族传统医药知识的传承与保护与非物质文化遗产的传承与保护相互依存，彼此促进，所以，我们说少数民族传统医药知识的传承与保护是非物质文化遗产保护的需要。这种需要主要体现为下列几个方面，即非物质文化遗产目录中传统医药知识类非物质文化遗产数量少、比重低，大量丰富而有价值的少数民族传统医药仍处于无"名录"状态；传承人锐减，传统医药知识传承面临重重危机；传统医药知识涵盖多种类型的非物质文化遗产，对其有效保护即是对非物质文化遗产保护做出的积极贡献。

第一，非物质文化遗产目录中传统医药知识类非物质文化遗产数量少，比重低。少数民族传统医药知识是我国各民族人民基于特定场域创造并积累的有关疾病与健康的知识体系，"是各族人民世代相承、与群众生活密切相关的文化表现形式，既是历史发展的见证，又是珍贵的、具有重要科学价值的文化资源。"① 根据联合国教科文组织《保护非物质文化遗产公约》对非物质文化遗产的定义，少数民族传统医药知识属于非物质文化遗产"有关自然界和宇宙的知识和实践"的分类范畴。这种知识包括"对人体生命现象的观察和追踪、对人与自然关系的理解及趋利避害的调治，还有对自然药物的认识利用以及对各种疾病的诊断、处方用药及非药物治疗，诸多方面体现出中国少数民族医药独特的经验和方法，并具有明显的传统性（民族传统文化的背景和历史的延续性）、地域性（不同民族居住在不同的地域，由于居住区域的生态状况不同，表现出独特的行医用药方式）和口承性（一些至今还无本民族文字的民族医药，其传承方式主要靠口述和习得）三种特征，完全不同于西医药学及以汉文化为背景的中医药学，具有申报非物质文化遗产的充分和必要条件。"② 因此，对少数民族传统医药知识的挖掘、整理和积极申报非物质文化遗产，既是保护少数民族传统医药知识的有效途径，又是丰富非物质文化遗产内涵、维护文化多样性的积极实践。

少数民族传统医药知识的挖掘、整理与申报有利于丰富非物质文化遗产内涵。少数民族传统医药知识是有关人类疾病与健康认知的知识体系与实践。从其内涵看，民族传统医药知识由医学知识与药物知识两部分组成，包含了人类处理疾病过程中形成的与植物、动物、矿物质的认知关系，人类与宇宙的相互关系，人类身体结构与自然界的对应关系的认知体系，人类疾病病因认知与疾病诊治实践的基本经验。这一系列的认知与实践都基于其所处的特定场域，因此居于不同场域的民族创造出了各具特色的医药知识。各民族独具特色的传统医药知识是民族传统医药知识的外延，如藏医药、蒙医药、维吾尔医药、傣医药、壮医药、苗医药、瑶医药、彝医药、土家医药、畲医药、哈萨克医药、朝鲜医药、回医药、侗医药、羌医药、布依医药、仡

---

① 崔箭，杨玉．扶持传统民族医药 保护非物质文化遗产［J］．中央民族大学学报（自然科学版），2009（4）．
② 崔箭，杨玉．扶持传统民族医药 保护非物质文化遗产［J］．中央民族大学学报（自然科学版），2009（4）．

佬医药等，正是各少数民族的传统医药知识建构了民族传统医药知识体系，丰富了"有关自然界和宇宙的知识和实践"的内涵。瑶族的药浴，傣族的熏药、睡药、蒸药、研药、刺药，壮医的甲诊、目诊及蚯蚓、蚂蚁、蜈蚣等虫类加工的药膳，侗医退热法、除寒法、排水法、补法、刮法、摄七处、手术疗法等疗病方法，苗医的治癌理念，土家族治疗毒蛇咬伤的实践等更是特色鲜明。自 2006 年始，拉萨北派藏药水银洗炼法、藏药仁青常觉配伍技艺与甘孜南派藏医药等民族医药知识相继被列入国家级非物质文化遗产名录，这一申报实践不仅丰富了非物质文化遗产名录的内容，而且使少数民族传统医药知识的传承与保护又从另一个层面进入国家战略，少数民族传统医药知识的生存和发展获得又一个春天。然而，从我国已有的非物质文化遗产名录来看，传统医药知识名录数量屈指可数，所占比例太小。"在中国仅有的 29 项联合国教科文组织评定的'人类非物质文化遗产代表作名录'中，仅有传统医药类名录 1 项——'中医针灸'，只占目前中国世界级非物质文化遗产总数的 3.45%。在中国国家级第一批非物质文化遗产的 518 项名录中，传统医药共 9 项，仅占 1.74%；第二批国家级非物质文化遗产的 510 项名录中，传统医药共 8 项，仅占 1.57%；第一批扩展名录 147 项，传统医药共 5 项，仅占 3.40%；第三批国家级非物质文化遗产的 191 项名录中，传统医药共 4 项，仅占 2.1%；在第二批非物质文化遗产扩展名录的 164 项中，传统医药共 7 项，仅占 4.27%。三批国家级非物质文化遗产总计 1219 项，传统医药名录总计 21 项，占 1.72%。两批扩展名录共计 311 项，传统医药扩展名录共计 12 项，仅占 3.86%，距平均数 10% 有较大差距，成为中国国家级非物质文化遗产十大类中数量最少的一类。"① 加上第四批国家级非物质文化遗产名录，传统医药类非物质文化遗产名录也只有 23 项，仅占 1517 项非物质文化遗产名录的 1.52%。从名录涉及的民族来看，传统医药知识被列入国家级非物质文化遗产目录涉及的少数民族仅包括藏、蒙古、畲、瑶、苗、侗、

---

① 王伟杰. 中国传统医药类非物质文化遗产分类研究［J］. 江西社会科学，2013（11）.

回等族，绝大部分少数民族传统医药知识仍游离于"名录"之外。我国少数民族传统医药知识十分丰富，"至今发掘整理成文字资料的只有35个民族，其中近20个民族具有分量不等的医药专著、水平不一的临床医疗技术和方剂药物，以及较为丰富的民族药物资源。"① 如此丰富的传统医药资源与屈指可数的传统医药知识类非物质文化遗产名录形成鲜明反差，因此，挖掘、传承与保护少数民族传统医药知识，继续加大申报传统医药类非物质文化遗产名录力度，是我国非物质文化遗产保护的未来一段时期的重要任务。

少数民族传统医药知识的传承能够为非物质文化遗产传承积累经验。差异化的生境、各不相同的认知方式、不同的生活和实践经验，奠定了少数民族传统医药知识多样性的基础；同样的理由又形塑了少数民族传统医药知识千差万别的传承方式和不同的传承结果。有本民族文字的民族，文本传承发挥着重要作用，如藏、蒙古、维吾尔、傣、彝、哈萨克、朝鲜等民族形成的许多珍贵医学文献，如藏医的《四部医典》，蒙医的《西勒嘎日·莫隆》（汉译《识药晶鉴》），维吾尔医的《杂病医疗百方》等。有语言无文字的民族，口传身授成了传承医药知识与疗法的重要途径，如土家族、苗族、侗族、瑶族、壮族等。这种口传身授加上地方社会对于男女社会角色的不同认知，又形成了传男不传女、传内不传外的传统。全球化语境下，少数民族传统医药知识生存和传播的场景发生了巨大的变化，仅仅依靠口传身授的民族医药知识的传承和保护面临着严峻的挑战。我们在第二章对土家族传统医药知识传承危机的研究表明：少数民族传统医药知识的实践基础正在弱化，经济理性至上的观念在传承人尤其是年轻一代传承人中占据了越来越突出的地位，县乡村三级医疗体系的构建在改善民众医疗条件的同时也加速了村落传统医药知识的解构与重构。无论是经济理性至上观念还是知识解构与重构都加剧了传统医药知识实践基础的进一步弱化，而这种弱化又进一步加深了传

---

① 崔箭，唐丽．中国少数民族传统医学概论［M］．北京：中央民族大学出版社，2007；崔箭，杨玉．扶持传统民族医药 保护非物质文化遗产［J］．中央民族大学学报（自然科学版），2009（4）．

统医药知识传承的危机。① 因此，对遗留在"田野"的口述少数民族传统医药知识的挖掘、整理，研究其传承方式及解决传承危机的途径，不仅有利于民族医药类非物质文化遗产的保护，而且也有利于为非物质文化遗产保护积累成功的经验。

当然，少数民族传统医药知识保护结出的又一个好果子即是维护人类文化多样性。少数民族传统医药知识的保护对维护人类文化多样性主要体现在两方面：第一，我国民族众多，各民族都持有各具特色的民族传统医药知识，各民族传统医药知识本身即体现了文化多样性的特征；第二，各民族传统医药知识并非单纯的医药学知识，而是整合了各民族生命观、哲学观、生态观，与各民族的宗教信仰、风俗习惯、饮食保健习俗、动植物认知体系密切相关，反映了各族人民对人与动物、植物、天体星辰相互关系，以及人类身体结构与自然界的对应关系等认知的综合知识，是各民族多种文化事象的复合体。保护好了这种人类"复合体"，自然也为维护文化多样性做出了积极贡献。

第二，传承人锐减，传统医药面临传承危机。现代医疗的冲击、现存国家医学考试制度存在的缺陷、民族医师准入资格种类少、经济理性观念至上、年老资深的医药人员离世等因素导致民族医药人员数量锐减。一些传统医药知识"活态性"特征及"口传身授"的传承方式，进一步导致了许多珍稀医药知识面临濒危的境地。有学者对侗族、彝族、苗族医药传承研究表明："侗、苗、彝民族医药传承人老龄化、高龄化，是一个不争的事实。该民族医药传承人主要集中在50岁~79岁的年龄段，所占比例约为82%，而40岁以下年龄段的仅占约3%。""在未来20年内，侗医药、苗医药、彝医药退化和丧失的风险极高，是侗医药、苗医药、彝医药传承危机的最直接体

---

① 田永国，梁正海. 土家族传统医药知识的传承危机［J］. 贵州民族研究，2012（5）

现。"① 这只是众多少数民族传统医药知识面临濒危事例中的冰山一角，其他民族尤其是有语言而无文字的少数民族医药知识依靠"口传"传承，后继乏人的老年医生的离世必然导致医药知识的消亡，那些珍贵的传统医药类非物质文化遗产也会随之不复存在。在这些珍稀医药资源还未消亡前，对少数民族传统医药知识进行挖掘、整理、保护是非物质文化遗产保护工作者的责任与使命。

第三、少数民族传统医药知识涵盖多种非物质文化遗产类型。少数民族传统医药知识的表现形式的多样性决定了其非物质文化遗产类型的多样性。如壮、苗、瑶、土家、侗、布依、亿佬等无文字的医药知识中包含了许多神话传说等口头传统；西南各少数民族用香包、香囊，佩药辟瘟和馈赠的习俗等表现出的有关医药的民俗活动、礼仪、节庆；壮医、苗医、瑶医、土家医的草药熏洗、药线点灸、药筒拔罐、火针、烧灯火等传统技艺等。我国已列入国家级非物质文化遗产的安国药市、李时珍的传说、华佗五禽戏分别列入了民俗类、民间文学类和传统体育、游艺与杂技类。由此可见，民族传统医药知识的复合型文化形式，包括的内容十分丰富，不仅仅涉及医药类非物质文化遗产，还涉及民俗、民间文学、体育、游艺、杂技等其他种类的非物质文化遗产。正是在这个意义上，我们认为保护好少数民族传统医药知识就是为非物质文化遗产保护做出了积极贡献。

三、是改善医疗结构的需要

"让人人享有基本医疗卫生服务"是我国医疗卫生改革的目标和核心理念。目前，要实现这一目标还有不小差距。我国医疗卫生服务结构不合理问题仍较为明显，如城乡医疗卫生资源结构不合理、城市内部医疗卫生资源结构倒置、基层医疗卫生服务能力低等。我国少数民族主要居住于中西部欠发达地区，这些地区农村医疗卫生服务矛盾更加突出：县乡村三级医疗卫生服

---

① 赵富伟，薛达元. 中国民族医药传承危机研究［J］. 中央民族大学学报（自然科学版），2008.

务体系尚不完善、乡村医疗服务难以满足民众维持身心健康对医疗服务的需要、医疗卫生服务资源缺乏、医疗卫生服务人员结构不合理、新农合报销门槛高费用低等等。广大农村地区的医疗卫生服务长期处于发展滞后的状态，农村地区的医疗卫生服务现状令人担忧，解决农村医疗卫生问题仍然是我国医疗卫生改革未来一段时期的重点。

构建县乡村三级基层医疗卫生服务体系网络，是我国农村医改的重要举措。2015 年我国首个《全国医疗卫生服务体系规划纲要（2015—2020 年）》（简称《规划纲要》）发布，《人民日报》《健康报》《光明日报》《中国医药报》以及多个网络媒体都做了报道。"《规划纲要》首次明确各级各类公立医疗机构的建设数量和规模，即：每个行政村应当设置 1 个村卫生室；每个乡镇办好 1 所标准化建设的乡镇卫生院，在每个街道办事处范围或按每 3 万～10 万居民，规划设置 1 所社区卫生服务中心；县级原则上设 1 个县办综合性医院和 1 个中医类医院。"① 从相关研究来看，目前我国 1 个村 1 个村级卫生室的要求尚未达到，一些民族地区的行政村并未设立村卫生室，实现民众就近就医看病目标尚需努力。已设立的村卫生室医疗资源不足、服务人员素质不高、服务能力难以满足民众基本需求等问题依然突出。下表是我们于 2015 年对铜仁市印江土家族苗族自治县沙子坡镇卫生院与该镇两个行政村卫生室的调查和相关数据的整理。

表 1 - 4 - 1　印江土家族苗族自治县沙子坡镇卫生院与两个行政村卫生室调查表

镇村名　　类别	总人口（人）	医疗卫生机构	医疗设备	医务人员总数
沙子坡镇	28991	1 所卫生院，20 个村级卫生室	卫生院基本医疗设备齐全，床位 17 张，配有医务急救用车 1 辆；其他村卫生室配有简单陈旧的医疗设配，无病床。	28 名（8 名卫生院医务人员，20 名村卫生人员）

---

① 韩璐等. 国家首个医卫服务体系规划发布［N］. 健康报，2015 - 03 - 31.

续表

类别 镇村名	总人口 （人）	医疗卫生 机构	医疗设备	医务人员 总数
桂花村	1072	1 个村卫生室	简单陈旧的医疗设配	1 名
竹元村	1776	1 个村卫生室	简单陈旧的医疗设配	1 名

从上表可以看出，沙子坡镇总人口 28991 人，镇卫生院床位数 17 张，其他村卫生室尚无规范的床位，每千人拥有的床位数为 0.59 张，低于全国 0.74 张的床位数；每千人卫生人员约 0.97 人，明显低于全国每千人卫生人员 1.18 人。沙子坡镇辖区的 20 个行政村都设有卫生室，每个村卫生室仅配备了一名医务人员。从桂花村、竹元村的实地调查情况可以看出，两村医疗设备陈旧，仅有俗称的老三样——听诊器、血压计、体温表。① 这种医疗资源配置的严重失衡，显然难以满足人民群众就医的需要。另外，从天津医科大学孙倩硕士的相关研究结论来看，农村医疗卫生人力资源的配制尚不能满足民众日益增长的健康需求。"截至 2011 年底，执业（助理）医师的本科以上学历人员仅占 9.2%，卫生技术人员则只有 5.7%，且中高级职称人员少。这对专业技术水平有所制约，不能满足广大农村居民的日益增长的健康需求。"② 从我们的田野调查来看，村卫生室医务人员主要由过去的赤脚医生、私人诊所医生构成，文化程度普遍偏低。乡镇卫生院工作者中中专学业所占比例最重，医疗卫生人员的整体素质亟待提高。我国政府为缓解民众看病难、看病贵问题，无论是人力，还是财力上都做出了积极努力，相应的制度建设也正在不断完善。但从实际情况看，解决这一问题不仅需要时间，而且也需要各相关方面持续不断的共同努力。

大量研究成果和我们的田野调查资料都表明，传统医药知识在维系传统村落民众身心健康上扮演着极为重要的角色。然而，随着现代医疗的进入和

---

① 罗钰坊，车越川．传统医药知识利用与农村医疗卫生改革的互动研究——以土家族传统医药知识为例［J］．铜仁学院学报，2015（6）．

② 孙倩．中国农村医疗卫生主要问题分析［M］．天津医科大学硕士学位论文，2014.

不断普及推广，传统医药知识被逐渐边缘化已经成为不争的事实。自西医药于20世纪60年代逐渐普及至乡村民众的生活以来，加之其规模化生产、见效快、纯度高等优势，和各级政府的大力推动，经过半个多世纪的发展，西医药已经在三级医疗体系中占据了主导地位。我国民族传统医药尽管在基本药物目录中占有一席之地，但是其占有份额却与丰富的民族传统医药资源极不相称。这种医药结构的失衡，一方面导致了民族传统医药的结构性浪费，另一方面也导致了西医药的负担过重。更为重要的是这种结构性失衡很大程度上加剧了"看病难""看病贵"问题，怕生病、生不起病、看不起病的担忧，成为广大乡村民众的一块心病，也是各级政府努力化解的一道难题。近年来国家不断加大对中医药和民族医药的投入和扶持，发挥传统医药优势，目的就是要逐步完善医药体制，优化医药结构，为人类健康造福。

从相关研究成果和调查资料来看，我国少数民族和少数民族地区具有丰富的药用植物资源和药剂、药方以及医药品种。据相关资料统计，经考证的蒙药材有1340余种。其中，种子果实类203种，根及根茎类231种，全草类（主要是地上部分）256种，枝叶类54种，花类83种，皮类35种，藤木类36种，菌藻类14种，树脂类14种，其他类28种，昆虫类30种，动物类260种，矿物类98种。蒙药方剂更是有数千首，其中常用约有400余种。目前已有12个品种被国家药典收载，首版蒙药部颁标准收载145个品种。① 相关研究表明，维吾尔族医药对于防治心血管疾病、皮肤病、糖尿病和肿瘤有奇效，目前已经研制出治疗白癜风、糖尿病等13个剂型、147个民族医药品种；苗族医药产业化已初具规模，20世纪90年代初，贵州开发出了100多个苗药产品，包括了27种剂型，"以苗药为代表的贵州特色药业也成为贵州省工业的六大支柱行业之一。"② 聚居于青藏高原的藏族，因其独特的自然地理环境而拥有丰富的药物资源。"据统计，共有藏药植物191科682属2685种，常用的300余种；动物药57科111属159种，矿物药80余种。"其

---

① 那生桑. 蒙药学概况［J］. 中国民族医药杂志，2007（1）.
② 罗迎春，邓博文. 贵州省苗族医药现状分析研究［J］. 贵州民族研究，2014（4）.

中，"20 多种藏药已正式列入《中华人民共和国药典》2000 版，336 种药品已列入中华人民共和国藏药部颁标准。其中藏药材 136 种、成药 200 种，开发前景非常可观。"①

相对蒙、苗、藏等民族医药，土家族医药开发虽然相对缓慢，但是土家族凭借居处的武陵山区独特的自然地理环境同样拥有十分丰富的药物资源，药用植物超过了 2000 个品种。土家族民族特色药品开发已引起了地方政府和相关产业的重视，"湘西州民族医药研究所开发木瓜系列产品：'木瓜糖衣片'治疗菌痢，'木瓜舒肝冲剂'治疗肝炎（已批量生产），'水黄连糖衣片'治疗肝炎、细菌性痢疾，'水黄连软膏'治疗慢性子宫颈炎均取得良好临床疗效。80 年代初研制成功的'吉首蛇药'为纯民族药制剂，对各种蛇伤疗效满意。"②

总体来看，无论是蒙苗藏医药，还是土家族医药，都有一个共同的特点，即药物疗效显著，价格低廉，可及性极强。因此，最大限度开发利用少数民族传统医药，不仅有利于少数民族传统医药知识的传承与保护，而且对于改善医药结构，完善医药体制，推动医药知识多元化，维护人类文化多样性，造福人类健康亦有百益而无一害。为此，我们认为，一是要继续挖掘少数民族传统医药，抢救濒危失传的珍贵医药文献，深入挖掘潜藏在民间的口传民族医药，促进民族医药的传承和保护，维护医药知识多元性和人类文化多样性；二是要积极研发民族药品，完善民族医药标准体系，规范民族医药药材资源的种植，维护民族医药的生物多样性；三是要促进民族医药与中医药、西医的有机结合，使之共生互补，协同创新，推动医药事业的健康持续发展；四是要放宽民族医药服务准入，最大限度地将民族医药纳入医保范围，使少数民族医药知识与传统中医药和生化医药知识同台竞技，优化医药结构，通过政府调节和市场这个无形的杠杆，平衡和降低医疗成本，提高医

① 本刊编辑部. 民族医药介绍——藏族医药［J］. 亚太传统医药，2006（3）.
② 陈功锡，卢成瑛，张永康. 民族植物学与湘西药用植物资源开发［J］. 吉首大学学报》（自然科学版），2007（5）.

药知识服务大众的效率。我们相信，只要有效配置各种医药资源，充分发挥各种医药知识服务人类健康的效能，"看病难""看病贵"的世界性难题就有望逐步缓解。单纯依靠某一类医药解决人类健康问题，既不现实，也不科学；既缺乏基本经验总结，更缺乏必要的理性思维。

当下的广大乡村，一方面现代医疗体系正被强力构建，另一方面传统医药知识正快速被边缘化。这样的局面导致我国基层医疗卫生服务面临一个巨大的困难，其根本原因正在于生化医药知识的供不应求，大量传统医药知识被闲置。虽然我国已建立了一些民族医疗机构，但相比我国庞大的民族医药知识体系，现有的民族医疗机构在数量上明显偏少，加上政府部门对民族医药的宣传不力、重视不够，导致我国浩瀚的民族医药知识未能发挥其应有的价值。于是出现这样的尴尬局面自然在所难免：一方面现代医药体系构建不完善，另一方面可供利用的丰富而又富有实效的民族医药知识未能获得足够的重视和有效利用。毫无疑问，让各民族传统医药知识参与到现代医疗卫生服务体系中来，扮演其应有的社会服务角色，对于改善我国医药结构是有益的。鉴于这样的思考，我们认为，对于医术高明、实践经验丰富而文化水平又偏低的民间医生，应当采用特殊制度进行考核，为他们进入现代医疗体系提供机会，对于缓解民族地区医疗卫生人力资源不足的问题将大有裨益。目前，我们已经在藏医、蒙医、维医等考核制度方面做出了成功的尝试，这一过程虽十分复杂艰难，但无论做出任何努力都是值得的。评价一项制度的成功与否，关键看它是否有利于改善人民的生活水平，看它是否从广大人民群众的根本利益出发，其落脚点是否真的为了人民群众。

传统医药知识在传统社区为维系民众身心健康发挥着积极作用，现代医疗的渗入打破了传统医药知识主导地位的局面，多元化医疗体系就这样逐步形成。在县乡村三级基层医疗卫生服务体系重构过程中，正确认识传统医药知识的价值，重拾少数民族传统医药知识精华，让其参与现代医疗卫生服务体系构建，对于改善我国现存医疗结构，推动医药知识向多元化发展，形成多种医药知识共生互补的格局，其积极作用不容低估。

四、是缓解看病难看病贵问题的需要

看病难、看病贵一直是我国亟须解决的民生问题。虽然国家实行了新医改，实施"新合医疗"、构建省市县三级城市医疗卫生服务体系与县乡村三级基层农村医疗卫生服务体系、单病种最高治疗限价、28 次药品降价等作为应对之策，但看病难、看病贵问题并未得到根本解决。

看病难问题实质是一种供需矛盾的体现，即老百姓的医疗需求与医疗机构能够提供的医疗服务不对等。这主要表现为，一方面我国医疗卫生资源的总量不足，医疗卫生资源分配不均，医疗机构难以满足患者需求；另一方面，由于人口增加、居民健康保健意识增强、生活条件改善引起的饮食结构的改变等因素导致医疗服务需求激增。我国医疗卫生资源的投入值低于居民医疗需求的增加值，进一步增加了看病难度。看病贵是我国居民的普遍感受。医疗资源稀缺、医疗机构公益性向逐利化发展、药品和医疗器械市场秩序混乱等诸多因素都成了看病贵问题的诱因。

我国城乡二元结构体系决定了城镇居民与农村居民在"看病难、看病贵"问题的具体表现有所差异。孙群等学者对我国西部地区 2012 年城乡居民"看病难、看病贵"问题研究后，得出结论：城镇居民认为大医院（三级）看病、就诊等候时间和挂专家号是"看病难"排名前三的表现形式；农村居民认为大医院（三级）看病、就诊等候时间和需要时能够及时入院治疗是"看病难"的突出表现。"看病贵"方面，城乡居民认为住院手续费、住院药品费和住院检查/化验费是最高的。农村居民认为门诊药品费和普通挂号费用高的比例高于城镇居民，住院手术费费用高的比例低于城镇居民。① 以上结论表明，农村居民认为需要时能够及时入院治疗，也就是就医的"及时性"是就医过程中较难满足的一个需求。虽然上述研究源于对西部城乡居民的抽样调查，但我们不难推断主要聚居于中西部欠发达地区的少数民族农

---

① 孙群，刘超，李家伟等 . 2012 年西部地区城乡居民"看病难、看病贵"现状研究［J］. 中国初级卫生保健，2014（1）.

村居民同样面临着上述问题。

　　众所周知，我国少数民族聚居于中西部，从地理形势看，中西部主要以山地高原为主。山地高原的地势、山川河流相间的地形易阻隔群体间的相互交流，给人们的生活带来诸多不便。交通不便是这诸多不便中较为突出的一点，我们在许多边远山区都能看到"要想富先修路"这样的标语。交通问题似乎成了中西部少数民族地区看病难的诱因之一。一方面，山地地形修路成本高，过去几十年只有泥泞小路，乡村公路比较少见。现在虽然许多村寨修成乡村公路，但仍有许多乡村公路未硬化，晴天一身灰，雨天一身泥的面貌没有根本改变。对于居住于山岭的少数民族民众来说，这直接拉长了与村卫生室、乡镇卫生院的距离，而与县城、省城距离则更加遥远。比如，我们前面提到的土家族村落兴安村位于鄂湘渝三省交界处，离所在镇百福司近30千米，离来凤县城更远。这种距离再加上漫长的就诊等候时间等因素的综合作用，意味着就医者难以当天返回，为解决吃住等问题必然无形中增加就医成本。此外，大医院烦琐的就医程序也是文化程度不高的村民头疼的事情。

　　看病难、看病贵问题往往交织在一起，相互影响。除了距离问题导致民族地区民众获取质量相对较高的医疗卫生服务困难、就医及时性得不到保障外，看病贵也会导致看病难问题，看病难自然加剧了看病贵问题。由于乡村两级医疗机构卫生服务能力有限，难以满足农村居民的医疗需求；大医院的医疗费用高，相对较低的支付水平制约着民众对医疗水平相对较高的医院治疗疾病的选择；医疗资源分配不均，同样导致了民众的看病难。面对这样的事实，人们不禁要问，在没有现代医疗机构的传统社会，人们主要利用什么样的医药知识来对抗疾病、维持健康？费孝通先生曾说过："我们中国人在这地球上生活了几千年，那时候并没有现代概念中的医院，但是他们是怎么活下来的呢？这里面有很多的办法，有许多办法很经济、很实用，比如针灸、拔火罐、刮痧等等，有时并不需要药，就能解决问题，不但简单而且副作用很少。也就是说，在我们传统的文化中实际上是有很多好东西，值得我们去继承和挖掘的，所以这里就涉及了文化自觉的问题，我们对我们自己的传统文化究竟有多深的了解，在这方面我们要好好地去研究和认识。"① 费孝通先生的话深刻道出了少数民族传统医药知识的共性，那就是简便廉验，无论是土家族医药，还是苗族、瑶族等其他少数民族医药，无不如此。那么，在医疗资源供给不足的情形下，对于民间专科医生——专治蛇咬、骨折等等——在没有从业资格证书保障的情形下，地方政府及相关部门和工作人员对他们持一种什么样的态度？为此，我们对思南县杨家坳苗族土家族乡一位名叫杨松的年轻医生杨做了深入的访谈，因为这直接关系到老百姓的健康，关系到老百姓看病的处境。

笔者：民间专科医生，没有从业资格证，你们限不限制他们？

杨松：从目前来讲，主要是根据上面要求的限制了的，但还是限制不住。

笔者：上面是要求限制的？

杨松：上面有要求，我也跟他们去查过，但就是说还是限制不了。

笔者：我觉得查他们就是靠"堵"。你认为呢？

杨松：上面好像发了一个文件下来，要求民间这些特色的中医去学习，把这个乡村医师资格证拿到手。

笔者：就是你们单位专门下发过这方面的文件？

杨松：我也好像记不太清楚，反正是专门下发过这样的文件，要求他们去学习。

笔者：这个可能是个很好的办法。那么执行情况如何呢？

杨松：你不可能说把他们限制完，（这样）确实对老百姓也没得好处。比如说骨折了，到我们这里来石膏一打起，（然后就是）输液，但他们就是说搞些草草药来把它包起，又花不了什么钱就管好了。就相当于我们三道水那边中西医结合的骨科医院，它治疗效果就是很好的，就

---

① 费孝通. 全球一体化发展中所遭遇的文化困境［M］//方李莉. 费孝通晚年思想录. 北京：岳麓书社，2005.

是扯些草草药再加点色素添加剂把它做成一个药的。

笔者：三道水那个还在搞吗？

杨松：在搞，他在铜仁也开了一家了嘛。

笔者：哦，在川硐那上面，他等于这边也在搞？

杨松：这边也在搞，搞得大哦，我们思南的私立医院就算他搞得那样了。

笔者：他在川硐上面也在搞。搞得怎样？

杨松：是啊，收入不得了噢。你这个去限制就不行撒，人家老百姓又相信他，这种就是几十年已经形成了。

笔者：是，像民间这种应该规范下。

杨松：只能说让他们去学习下，规范下，其他的你要限制是不行的。

笔者：实事求是讲，你像现在西医的费用比中医高得多。

杨松：普通老百姓是负担不起的。这一层人，在农村来说也还是存在。

笔者：不少啊。

杨松：拿杨家坳来讲，这层人都比较偏多的。有一些到我们这里来，叫他拿两三百的住院费都是比较恼火的。

笔者：能够随时拿出个几百对于有些老百姓还是困难。

杨松：就像我们这里有些病人病情加重必须要转到县以上医院去，一说起这个，很多人就管心里凉了。所以说解决好老百姓这个看病难，还是存在一些问题。

笔者：所以要发挥民间医生的智慧。

杨松：打个比方比如说像现在的肾结石、尿结石，如果拿民间的这些草药把它打掉花不了多少钱，它就是几种草药吃了差不多就能解决问题。像西医的话，就要开刀，我们也是做得比较多，像肾结石开刀了一躺就是等十天，作为一个病人来讲躺这么久也恼火，还要插根管子在里面，个把两个月过后又要去取那根管子，始终比较麻烦，而且费用比较高。我2011年2012年在下面做过一些这样的手术，都差不多在五千左右，现在这两天差不多是七八千上万。（就算去）县医院做这个手术，现在县医院合医报销的门槛是三百，一万减去三百还有九千七，75%报销，自费费用也是大几千，老百姓怎么负担得起？

笔者：大部分家庭要负担个上千，还是有一定困难。只是说现在不存在哪个家庭差盐巴钱呐，这种少了嘛。

杨松：现在生活这一块还是能够容易解决，主要是看病难、看病贵这一块。大家都是农村人就说句实话，药贵就涉及一个中标价，虽然说我们是进着20卖20，就比如说阿莫西林胶囊，我们这卖10块，外面就卖8块，我们这虽然进了多少卖多少，但外面始终就要便宜点。所以就是说老百姓看病贵这一块还是没能完全解决。

笔者：你们长期在基层，和老百姓接触机会较多，你对看病难、看病贵有些什么看法？

杨松：作为我们来讲，合作医疗从两年前的50%提高到85%，我们很多医生还是有很大意见的。比如说现在一家人谁生病了，它不拿自己的可以拿其他人的报销，这一块还是比较不好。有些病人来不愿住院就是因为这85%的报销，我输液200块就差不多报完了。以前我记得我刚出来的时候50%报销，很多病人就不愿意输液，因为输一次液七八十块钱，他自己也要花三四十块钱。我觉得大的问题还是出在新农合这里面，它给我们规定了12月之前报完，但老百姓到时候来报，我们不可能不给人家报，该怎么开就给人家怎么开。我们现在也在限制这个问题，不是说你要三盒我就给你开三盒，但是对老医生来讲，他们不管这些。拿常规性的病来讲，开的药就是三天到五天，慢性病也只能开半个月的药。有一些老人家住得远，走三四个小时来开药，我们又不能不多开点。

笔者：情感上过不去？

　　杨松：是了嘛，作为这个规范操作来说，还是有一些冲突。上面来检查我们这些，他们也是比较能理解，确确实实六七十岁的老人家走几个小时路来，你这样开的话良心上又过不去。换作是自己的母亲，去医院医生态度不好，自己也会不舒服。所以我平常也在给这些医生讲，要端正我们的态度，因为我们本身就是作为一个服务行业，医患沟通这一块还是要好好做。我们去年来了个年轻医生，对这一块就不是很理解，我自认为我在社会上跑得多、在外面也打过工，处理事情来也要比他们成熟点，和老百姓的关系也要和谐点。像现在很多90后出来工作，他们是按照自己的看法来，根本不考虑别人的感受，这有点居多，我们这里就来了好几个。

　　笔者：这需要有个过程。

　　杨松：这需要有一定的社会经验啊。

　　笔者：时间长了就能慢慢地体验这个社会了，就会学会换位思考了。

　　我和杨松不仅仅讨论了政府主导下的话语叙事对处于弱势地位的民间专科医生的表述问题，而且也讨论了在新型农村合作医疗背景下民众仍然面临的看病难、看病贵的问题。从政府主导下的乡村医疗叙事来看，民间专科医生必须接受教育或者说参与学习以取得政府主导下的行医资质——从业资格证，尽管是一种特殊管理下的医师从业资格证。但是处于弱势地位的民间专科医生对这一制度的反应如何呢？从杨松的表述来看，民间医生的态度是冷漠的。为什么会出现这样一种尴尬状况呢？就我近十年的田野调查和对民间医生的了解来看，一个不可忽视的问题是民间医生尤其是老一辈的民间医生——事实上现在民间医生年轻人已经很难见到了，他们接受现代教育的机会很少，不少老人接受的也就是短暂的私塾教育，而有的根本就没有机会接受教育，我曾在我的研究中将他们称为"半文盲式的村庄传统知识分子"。①

---

① 梁正海. 传统知识的传承与权力［M］. 北京：中国书籍出版社，2013：77.

他们所掌握的医药知识完全依靠跟随师傅进山采药时师傅的示范性教育,这秉承了中医的传统。自神龙氏始尝百草以为药,药物的药性是尝出来的,而不是从书本上学来的。这一点我在湘西苏竹村调查时也深有体现,无论是田德明、彭大尧,还是叶金桂、彭顺学,他们在向我介绍药物时都少不了嚼这个动作,介绍药效时都会把酸甜苦麻联系在一起。他们的知识水平与认知方式以及村庄传统知识的传承规律形成了他们特定的认知图式,这种认知图式来自实践,也付诸实践。① 如果主导话语的一方能够充分认识村庄传统知识分子及其认知的特点,那么是否可以考虑从他者的角度出发或者说站在他者的角度来审视我们现有的制度性设置呢? 如此,是否可以化解对民间医生"堵"而未果的矛盾呢? 是否也在一定程度上缓解民众看病难、看病贵的问题呢? 作为民族学者,我们的观点是只要有利于民生问题的改善,就应该不遗余力去实践。或许,这也是我们缓解民众看病难、看病贵应当秉持的一种理念?

---

① 梁正海. 传统知识的传承与权力 [M]. 北京:中国书籍出版社,2013:78.

第二章

少数民族传统医药知识传承与保护危机

少数民族传统医药知识的传承与保护离不开政府政策的引导和支持、离不开社会大众的认同与接纳、离不开这类知识持有者的实践与创新。由于少数民族传统医药知识本身所具有的集体性特点，我们难以认定这种知识的最初发明者，但是作为一种代代相承的有利于人类健康的知识，对之加以方方面面的保护却是义不容辞的责任。然而，人们对任何一种事象的认知是不断发展变化的，由于不同时期人们所追求的目标不尽相同，所以对事物的看法也就自然有所不同，对这种事物给予的态度自然也不尽相同。认知决定行动。由于认知事物的态度不同，自然采取的行动也不一样，于是事物的发展变化也自然不一样。少数民族传统医药知识自然也不例外，它对于人类健康的作用是不可否认的，但其作用发挥的大小及其优劣往往又受制于外在的多种因素，如国家政策的调整与变化、西医药的发展、人们生活方式的变化以及生存空间的拓展、就医选择性的增加、教育带来的观念变化等，都能改变人们对传统医药知识的态度。从实际情况和我们的研究结果来看，国家政策的变迁对于民族传统医药知识的传承与保护影响更为突出。①

---

① 梁正海，马娟，刘剑. 论少数民族传统医药知识传承与保护政策的变迁 [J]. 贵州民族研究，2016（12）.

第一节 少数民族传统医药知识传承
与保护政策的变迁

分析少数民族传统医药知识传承与保护的基本状况，我们有必要对相关政策进行梳理，透过不同时期政策的导向来评估少数民族传统医药知识生存与发展的政策性空间。或者说，国家在场对于少数民族传统医药生存和发展带来了怎样的机遇与挑战？鉴于实际需要，我们将对新中国成立以来相关的主要政策法规进行梳理，并结合相关政策的地方实践进行分析。

一、少数民族传统医药知识传承与保护相关政策回顾

从相关研究来看，新中国成立以来，我国历届政府对民族传统医药知识的生存和发展是重视的。我国政府对于民族传统医药知识的这种积极态度直观地体现在相关政策法规之中。"从中华人民共和国成立以来历届政府颁布的有关民族医药法律、法规等规章制度来看，国家一直关注着民族医药的发展。"① 从相关政策表述可以看出，建国初期中央政府对民族民间医生高度重视，1951 年出台《全国少数民族卫生工作方案》旗帜鲜明地主张对于用草药土方治病之民族医生，应尽量团结与提高。"从传统医药知识传承的角度看，对于传承主体地位的承认和尊重，有利于最大限度地激发文化持有者的文化自觉，产生强烈的文化认同感，从而积极主动地付诸传承行动。"② 文化自觉是已故民族学家、社会学家费孝通先生提出的一个学术概念。这个概念的一个重要期待就是文化持有者取得文化转型的自主能力。费孝通说，文

① 谭厚锋编著. 病有所医的回望——贵州民族医药卫生事业发展历程 [M]. 电子科技大学出版社，2011：3.

② 谭厚锋编著. 病有所医的回望——贵州民族医药卫生事业发展历程 [M]. 电子科技大学出版社，2011：3.

化自觉只是指生活在一定文化中的人对其文化有"自知之明"。"自知之明是为了加强对文化转型的自主能力，取得决定适应新环境、新时代、新文化选择的自主地位。"① 民族传统医药知识形成于民间，其传承与创新、发展与利用的主体都离不开广大民众——尤其是民间医生。也就是说，民族传统医药知识的草根性决定了它的大众性，它的生存与发展必需依赖草根民众。"没有草根民众的文化自觉，就没有草根民众的文化自信；没有草根民众的文化自信，就难有草根民众的文化自为。"② 正是基于这样的认知，我们认为政府对于用草药土方治病之民族医生的团结与提高，真正把握了民族传统医药知识传承的本质。

从 20 世纪 80 年代开始之后的 20 年，政府对于民族传统医药的重视一如既往，但是关注的重点明显倾向于民族传统医药知识的挖掘、整理与提高以及民族医药学的发展。党的十一届三中全会以来，为了继承和发扬民族传统医药知识这类宝贵遗产，卫生部、国家民委两部门于 1982 年联合发布了《调查收集发掘民族医药的通知》。各省（市、自治区）相关部门在地方政府的统一领导下组建了民族传统医药调查研究领导小组，领导民族传统医药的调查收集发掘整理工作。比如贵州省，在省政府的领导下，省民委、省卫生厅、省科委、省科学院四部门就联合成立了贵州省民族传统医药调查研究领导小组，先后多次组织调查组深入全省民族地区，走访民族名医，收集病种验方，采集药物标本，做了大量的调查研究工作，并将 91 种药物，1144 个单验方整理编辑了《贵州少数民族药物集》第一册。③ 湖南、重庆、湖北各地、州、县都组织了规模庞大的医药专业技术人员对辖区内的中草药资源进行了全面普查，基本弄清了武陵山区土家族聚居地区的民族中草药资源的科属、种类及分布和功能主治、运用特点，取得了丰硕的成果，各地、州、县

---

① 费孝通. 论人类学与文化自觉［M］. 华夏出版社，2004：188.
② 梁正海，马娟，刘剑. 论少数民族传统医药知识传承与保护政策的变迁［J］. 贵州民族研究，2016（12）.
③ 谭厚锋编著. 病有所医的回望——贵州民族医药卫生事业发展历程［M］. 电子科技大学出版社，2011：6-7.

都按国家中药资源普查标准规定编写了《中草药资源药物名录》《中药资源谱技术报告》《中草药资源普查工作报告》《中草药资源普查民间单验方集》等。① 与此同时，民族传统医药研究机构纷纷成立，有如雨后春笋。不同层级的民族医药工作会、民族医药研讨会相继召开，民族医药的继承和发扬工作被纳入全国卫生事业的工作日程，前所未有地激发了民族传统医药研究者的工作热情。

不过，在民族传统医药知识资料越积越多，民族医药学获得长足发展，民族医药学者大展宏图的同时，我们也感觉到了这样一种潜藏的危机，村落民族传统医药知识传承人日益被边缘化，其掌控的知识权力因单方、验方、秘方的无偿贡献而遭到削弱。在民族传统医药学的建构过程中，他们做出了积极贡献，但他们在民族医药学领域却变成了仿佛无关的人。可以想象，在新中国成立初期对用草药土方的民族医生尽量团结的背景下，民间医生所享有的社会地位足以让他们感到自豪，这种自豪感足以让他们振奋精神，投身到维护广大人民群众的健康工作中去，为我国的医药卫生事业贡献力量。在新中国成立初期经济十分落后的情况下，我国用占 GDP3％ 左右的卫生投入，使不少国民综合健康指标达到了中等收入国家的水平，被一些国际机构评价为发展中国家医疗卫生工作的典范。② 这一成果的取得，显然与政府对民间医生的正确引导和给予应有的尊重分不开。可以说，广大民间医生秉承乡村社会的传统，积极参与医疗卫生建设，对于缓解国家投入的不足发挥了十分重要的作用。"对于民族传统医药知识的发掘无可厚非，问题在于如何看待这种医药知识持有者的位置和他们的权利。由于民族传统医药知识传承人因为知识的无偿贡献而被边缘化，其传承创新知识的积极性必然受到打击，从

---

① 朱国豪，杜江，张景梅主编. 土家族医药 [M]. 中医古籍出版社，2006：17.

② 柏晶伟. 中国医疗改革违背了卫生事业发展基本规律——访国务院发展研究中心社会发展研究部副部长葛延风 [J]. 医院领导决策参考，2005 - 06 - 20；葛延风，贡森等. 中国医改：问题·根源·出路 [M]. 北京：中国发展出版社，2007：2.

而使民族传统医药知识的生存和发展陷入危机。"① 值得肯定的是，2007 年国家出台的《关于切实加强民族医药事业发展的指导意见》指出必须"遵循民族医药自身发展规律和特点""鼓励社会参与，多渠道发展民族医药。"这无疑是民族医药发展领域政策的一大进步。我们有理由相信，只要遵循民族医药自身发展的规律和特点，因地制宜，发挥社会参与的积极性，对于探索并建立符合我国国情的基本医疗卫生制度将大有裨益。

特别值得一提的是，《国家级非物质文化遗产代表作申报评定暂行办法》第 7 条第（五）款对国家级非物质文化遗产传承人的权利作了明确规定，要采取切实可行措施，保护其世代相传的文化表现形式和文化空间所享有的权益。2008 年 5 月 14 日文化部部务会议又审议通过了《国家级非物质文化遗产项目代表性传承人认定与管理暂行办法》，并以中华人民共和国文化部令第 45 号予以发布，自 2008 年 6 月 14 日起施行。这表明，民族传统医药知识作为传统文化的一种表现形式，这种文化持有者从另一个角度受到了国家层面的关注和重视。这种政策层面的关照，将极大改变民间医生在医药卫生事业建设中充当的配角。紧随着民族医生逐步纳入国家医师资格考试，② 民族医生尤其是民间专科医生必将与现代医学体制下培养出来的一代医生同台唱戏，共同撑起人民大众身心健康的这片蓝天，构建起具有中国特色的医疗体系。我们也有理由相信，国家中医药管理局 2010 年批准的研究项目"制定民族医纳入国家医师资格考试开考标准"，是对"不断研究制定新的有利于中医药发展的政策"③ 的积极实践和意义深远的积极作为。

二、少数民族传统医药知识传承与保护政策变迁的结果

从我们对于新中国成立以来民族医药发展相关政策的梳理和分析来看，

---

① 梁正海，马娟，刘剑. 论少数民族传统医药知识传承与保护政策的变迁 [J]. 贵州民族研究，2016（12）.
② 6 种民族医纳入医师资格考试 [J]. 中国社区医师，2008（18）.
③ 吴仪. 努力促进中医药事业的发展 [N]. 中国中医药报，2004 – 05 – 14.

政策性变迁是明显的，这种变迁表现为初期既重视对民族民间医药的挖掘，又团结用草药土方治病的民族医师，并对他们加以提高；20 世纪 80 年代以后到 21 世纪初偏向于对民族医药知识发掘整理的高度重视和对民族医药学的积极培育；坚持"遵循民族医药自身发展规律和特点"这一主张的提出，可以视为又一个变迁的转折点，这种变迁本身体现了我国政府从全能政府向有限政府转变的一种反映在民族医药传承发展领域的态度，在一定程度上改变了过去 20 多年民族医药知识与民族医生尤其是民间医生被人为割裂的局面。

政策变迁对于民族传统医药知识的传承、保护与创新性利用意义十分重大。"从某种意义而言，制度是民族传统医药知识传承保护创新利用的一个有力的支撑点。离开这个支撑点，民族传统医药知识的传承保护创新性利用将会十分艰难；如果这个支撑点发生变化，也会极大地影响到民族传统医药知识的健康发展。"① 新中国成立初期，毛泽东同志十分重视民族医药和民族民间医生，他说，"中国医药学是一个伟大的宝库，应当努力发掘加以提高"，同时指示，要 "团结新老中西各部分医药卫生工作人员组成巩固的统一战线，为开展伟大的人民卫生工作而奋斗。"② 20 世纪 50 年代后期到 70 年代初期，全国开展两次民族医药专题调查，对"一根针、一把草"给予足够的重视，民族传统医药获得了大发展。这一时期，民间医生也十分活跃，在人民卫生事业建设中发挥了积极的作用，为我国在极端贫困的条件下卫生事业取得举世瞩目的成就做出了应有的贡献。20 世纪 80 年代，据不完全统计，贵州全省约有民族医生 16000 人，每千人口中平均有 2 个民族医生。③这表明，大量民间专科医生活跃在广大乡村，为维护乡村民众身心健康默默无闻地工作。这种现象显然得益于建国初期民间医生被视为与国家医务人员

① 梁正海，马娟，刘剑 . 论少数民族传统医药知识传承与保护政策的变迁 [J] . 贵州民族研究，2016（12）.

② 李经伟 . 毛泽东为中医题词的诞生 [J] . 中医药文化，2015（3）.

③ 于俊生 . 黔湘鄂民族医药研究片区协作会在筑召开 [J] . 贵州民族研究，1986（6）.

并肩作战的战友的国家政策，同时也得益于地方政府在医疗培训中对民间专科医生与国家医务人员同等对待的实践。比如，20 世纪 70 年代湘西龙山县洗车河区政府将辖区内的民间医生与区乡中心医院的医生组织起来，展开大比拼式的毒蛇伤治疗专题培训，用毒蛇咬狗，谁治好了，狗就归谁所有，民间专科医生利用祖传秘方出尽了风头。2008 年 7－8 月份我们第二次到苏竹村开展田野调查时，受访人彭大尧说起他父亲当时的表现，仍然掩饰不住内心的自豪。民族民间医生土生土长，他们非常熟悉当地药用动植物的生长特点，了解当地民众的生活习惯和健康需求，善于按照熟人社会的规则，坚守医生治病救人的本分，用自己掌握的医技，不分穷富，不分昼夜，默默无闻为乡亲疗病治疾。可以说，他们真正是活跃在民间的"天使"。

20 世纪 80 年代以后，政府对民族民间医药挖掘整理和民族医药学发展更加重视，调查收集出版了大量民间医药单方验方集子，培养了大批学者，推动了民族医药学的发展，民间医生的角色地位虽不能说一落千丈，但他们成了调查研究者的配角却是不争的事实。1982～1983 年，国家经贸委、国家卫生部等七部委联合下发了《关于开展全国中草药资源普查的通知》，经过国家层面的政策动员，地方政府积极行动，组织规模庞大的医药专业技术人员对辖区内的中草药资源进行全面普查。从相关研究来看，土家族聚居的武陵山地区经过 3 年的努力，基本弄清了这一区域民族中草药资源的科属、种类及分布和功能主治、运用特点，普查成果陆续出版。如李光华编写了《梵净山中草药资源调查研究分析》，朱国豪编写了《乌江流域中下游中草药资源调查研究分析》和《沿河土家民族医药调查研究综述》，总结土家医常用药 147 种。① 彭延辉、王万贤主编了《湘西土家族医药调查与研究》，收载湘西州中草药资源 1834 种，其中药用植物 1666 种，药用动物 140 种，药用矿物 28 种。该书还总结了土家族药 200 余种，土家医单验方 1082 个，获张家界市科技成果一等奖。恩施土家族苗族自治州也相继形成了系列成果，如

---

① 朱国豪，杜江，张景梅主编．土家族医药［M］．中医古籍出版社，2006：18.

《湖北省民族药及名录》(万定荣)、《鄂西民族药志》(方志先等)、《土家族医药学概述》(田华咏,潘永华)、《论土家药七十二风症》(瞿绍双)、《从"医学精萃"看我州民族医药》(严其云,夏洁鹏)、《土家族医药源远流长》(谭明杰)等陆续出炉,其中方志先等编写的《鄂西民族药志》收载民族药2000多种。土家族地区药物资源普查取得的丰硕成果不仅丰富了民族医药学研究的资源,而且推动了民族医药研究机构和学术组织的快速发展,地域性医药研究和跨区域的学术交流推动着土家族等民族医药研究和开发走向新阶段。一批土家族民族医药学术著作相继出版,土家族药保健饮料、医药验方开始走向市场。尤其值得一提的是,近10年来土家族医药研究还引起了部分高校的关注,部分硕士、博士选择土家族医药专题,从民族学、人类学、医药学等视角切入,撰写了一批高质量的硕士博士学位论文。从"中国知网""主题""土家医药"搜索获取的数据来看(检索时间2016年4月18日6:09),中南民族大学张彦硕士2009年5月20日发表的硕士学位论文《土家族药用植物民间利用研究——以苏竹村为个案》开创了以"土家族医药"为研究对象的硕博士学位论文的先河。2012年5月又先后有两篇硕士学位论文发表,一篇题为《清肝利胆排石丸治疗慢性结石性胆囊炎的临床研究》,作者欧少福系湖南中医药大学硕士研究生;另一篇题为《26-失碳-8-氧化-α-芒柄花萜醇对体外培养成骨细胞活性的影响》,作者宋超为中南民族大学硕士研究生。2013年5月,中南民族大学罗钰坊硕士发表了硕士学位论文《土家族传统妇幼医药知识及其现代价值研究——对兴安村的人类学考察》,2014年6月,湖北民族学院叶丰宁硕士发表了硕士学位论文《土家医赶油火疗法治疗类风湿性关节的疗效及理论探讨》。2015年可以视为以土家族医药为研究对象发表的学术论文层次上的提升年,这年的5月1日湖南中医药大学肖文明博士发表了他的博士学位论文《土家医药民间诊疗特色研究》。作者在摘要中明确表达了研究的初衷:通过查阅文献,实地走访,召开各层面座谈会,重点访谈及借助国家中药资源普查技术平台,收集、挖掘、整理土家医药的起源、理论基础、病因病机、常用特色诊疗方法。并与中医及其他民族医药对比，其目的是希望找寻民族医药之间的异同，最终为土家医药的传承与创新，为土家医药早日纳入国家规范化考试尽一份力。①在土家族医药研究过程中，《中国民族民间医药杂志》《中国民族医药杂志》《湖北民族学院学报》《中医药导报》《亚太传统医药》等期刊为土家族医药研究的学术成果的发表也做出了重要贡献。虽然年度发表的学术成果在20篇左右，数量不大，但是相对稳定，表明了学者在这一领域的持续关注，对于土家族医药研究的发展来说，是一个积极的信号。相较于大起大落的研究，我们更倾向于看到这种润物细无声的持续关照。对土家族传统医药知识的研究如此，对其他民族传统医药知识研究亦是如此。

总体而言，20世纪五六十年代以来，民族传统医药知识的研究及其开发利用都取得了积极进展，参与研究的学科领域不再局限于医药学，民族学、人类学、文化学等也开始将他们的注意力投向了民族民间医药，这种青睐显然与人文社会科学对于地方性知识的重视密切相关。阐释人类学兴起以来，民族学、人类学等人文社会科学给予了地方性知识更多的关注，在集中精力阐释知识文本的同时，知识持有者获得应有关注，这得益于阐释人类学者秉持"文化持有者的内部眼界"（the native's point of view—Malinowski）解读文本的立场和角度。地方性知识的寻求是和后现代意识共生的。后现代的特征之一就是追寻"地方性"（localize），也就是求异，"不管它的结果是异中趋同，还是异中见异、异中求异。"② 文化研究从现代性迈向后现代性已经是不可回避的事实，只要对文化研究的反思思想不会熄灭，文化研究的范式就会不断向前发展。"对于中国少数民族传统医药知识的研究来说，研究者秉持着'文化观察者的外部眼界'的立场和角度对民间医药知识解读已经产生了深刻而持久的影响，一方面产生了系列学术成果，培育了大批学者和研究

---

① 肖文明. 土家医药民间诊疗特色研究［D］. 湖南中医药大学博士学位论文，2015.
② 王海龙. 导读一：对阐释人类学的阐释［M］//［美］克利福德·吉尔兹. 地方性知识（Local Knowledge）：阐释人类学论文集. 王海龙，张家瑄，译. 北京：中央编译出版社，2004.

机构；另一方面民间医药知识持有者被制度性排挤出医药卫生统一战线，成了无证行医的非法行医人员，一代一代传承下来的医药秘笈面临着灾难性的传承危机。"①

近 10 年来，少数民族传统医药知识作为一种地方性知识受到了多学科的关注，少数民族传统医药知识传承人也获得了应有的重视。一方面，有识之士正在"为土家医药早日纳入国家规范化考试尽一份力"，尽管路途依然艰辛，但是毕竟已经有成功的范例，比如藏医药、维吾尔医药、朝医药、傣医药等6种民族医药都已经成功纳入国家规范化考试范畴。从肖文明博士《土家医药民间诊疗特色研究》来看，被列入比较研究的 7 种民族医药，其中被纳入规范化考试的 4 种民族医药——藏医药、维吾尔医药、朝医药、傣医药——传承普遍向好。② 从中可以看出这样一个信息，已经纳入国家规范化考试范畴的 4 种民族医药都有一个共同的特点，那就是有本民族文字；没有纳入国家规范化考试范畴的土家医药、苗医药、侗医药三种民族医药有独立语言，没有本民族文字，属于口承医学。虽然文字并不一定必然成为决定民族医药纳入国家规范化考试范畴的关键因素，但是这或许也是未纳入国家规范化考试范畴的民族医药的一个短板。这进一步表明，有语言没有文字仅靠口头传承的民族医药纳入国家规范化考试范畴的困难将会更大，实现这一目标的时间也可能更为长远。当然，这需要更多人士做出更大的努力；另一方面非物质文化遗产项目代表性传承人认定和暂行管理办法为传统医药知识传承人打开了另一扇话语表达的窗口，为他们传承本民族的传统医药知识开启了一扇门。我们完全有理由相信，随着非物质文化遗产和非物质文化遗产传承人保护体系的金字塔式的构建，少数民族传统医药知识传承人将会更加受人尊重，土家族地区民间医生以另一种身份回归"医药卫生统一战线"行列的战士的希望之路充满阳光。我们之所以如此充满信心，还在于 2009 年中

---

① 梁正海，马娟，刘剑. 论少数民族传统医药知识传承与保护政策的变迁［J］. 贵州民族研究，2016（12）.

② 肖文明. 土家医药民间诊疗特色研究［D］. 湖南中医药大学博士学位论文，2015.

共中央、国务院出台的《关于深化医药卫生体制改革的意见》实现的关键思想和关键理念的转变。以前提及中医药的时候，都写"中医药"，这一次新医改方案中在"中医药"后面加了一个"民族医药"，在所有的"中医院"后面添加了一个"民族中医院"，这意味着传统宝库都要挖掘，不仅是中医药，很多民族医药都要保护，这是一个很好的改动。对于民族民间医生而言，更为重要的机遇在于新医改原则里面专门加了几个关键词，"动员社会力量参与"被列其中。过去的医改政策只是强调了政府主导和政府作用，现在明确提倡"动员社会力量参与"，这说明我们认识到医改这个事情很大，是一个宏大的系统工程，仅仅靠政府还不够，还要让社会各方面的力量都参与进来。① 民间医生作为社会力量的重要组成部分，理应成为医疗卫生事业的建设者。人人享有医改服务，一方面意味着人人都是医改的受益者，是服务对象，这是每位中华人民共和国公民的权利；另一方面也意味着所有掌握了医药知识的人们都应该成为医改工作的服务者，这也是每个公民的义务。② 民族民间医生尤其是专科医生不仅都有一技之长，而且队伍庞大，他们生于乡村，长于乡村，生活于乡村，学习于乡村，利用本地中草药和祖传秘方、验方服务于乡村，世代维系着乡村民众健康。如何利用和用好这一资源问题已经摆在我们面前，不能回避，也无法回避。医疗卫生事业的发展是全社会的事情，发展医疗卫生事业应该考虑最大限度地整合社会资源。只要充分利用好民间医生和村医务室医务人员两支队伍，发挥二者 $1+1>2$ 的功能，必定能够在更大程度上缓解医疗资源配置不均衡的压力，缓解民众"人人负担过重"的问题，看病难的问题也将在更多角色参与中进一步得到缓解。

---

① 王虎峰. 中国新医改理念和政策 [M]. 北京：中国财政经济出版社，2009：5－6.
② 梁正海，马娟，刘剑. 论少数民族传统医药知识传承与保护政策的变迁 [J]. 贵州民族研究，2016（12）.

第二节　土家族传统医药知识的保护与现代利用

少数民族传统医药知识与人类最初的生产生活紧密相连。他们在长期的社会生活实践中，在与大自然的抗争中，在与疾病的斗争中，逐步积累了防病治病经验，创造了本民族的医药。少数民族对传统医药的保护与利用过程，是在其先民长期的生产生活实践基础上，在逐步累积起来的防病治病经验的条件下，即在认识的基础上更好地再实践的过程。随着再实践和社会的发展，及生产力水平的提高，人类思维的不断发展以及生产经验和生活经验的进一步丰富，对医药的认知也随之加深，进而形成再认识。总之，实践与认知之间相互依存，相互促进。通过考察现实社会生活中土家族大众和民间草药医师对药用植物的利用，我们即可透过土家族传统医药知识的保护与利用现状，窥见少数民族传统医药知识传承与保护现状之一斑。

大众即普通的土家族民众。他们在与自然的长期斗争中，为了生存，逐步掌握了一些简单常用、行之有效的药物及其使用方法。这些药物和使用方法在土家族村落家喻户晓、人人皆知，而且几乎人人会用。对"草医师"的界定，学术界众说纷纭，各执其端，形成共识尚待时日。我们认为，草医师当属这样一类特殊群体，他们掌握特殊技能和知识，懂医识药，不仅为自己及家人亲友治病，而且还应人之请为亲属之外的患者治疗疾病。不过，他们所从事的治疗活动完全是业余的，并未职业化。也就是说，草医师是一个业余群体而不是一个专业群体。因此，从非职业化的角度看，民间"草医师"也可视为"大众"群体，尽管二者在内涵上存在着差异。总之，两者作为土家族整体中一对相互依存的范畴，并不存在泾渭分明的界线，更多的时候是合二为一的。

一、土家族民众对传统医药知识的保护与利用

土家族民众对药物的利用既受经济的制约，又受政治制度的推动。对于

大多数民族来说，家庭是第一个寻求医治救伤的地方，也是第一个估计病情、并对治疗方案做出初步取舍的场所。土家族也不例外，一个人得了病或受了伤，如果不是很严重，首先是通过自我救助来治疗，即在家庭内部或邻里的帮助下利用草药和秘方解决病痛。当然，这种取舍一方面出于习惯，另一方面也得益于民间草药取之便利，不花成本。此外，经济制约也是一个不可忽视的因素。在旧社会，土家族民众受尽地主、官僚的盘剥，食不果腹，衣不蔽体，温饱难得。那时，不仅村寨里少药缺医，就是县城，也往往缺医少药。县城里只有有钱有势的人生了病，才请医生或上卫生院去治病。广大的城镇平民则既没钱看病，更没钱买药。广大农村的土家族人有了病，就只好采草药熬煎或敷涂，全靠土方土法治病。①

"改土归流"对土家族医药的发展起了推波助澜的作用。"改土归流前，土家族地区巫风很盛，人们'信巫鬼，重人祠。''信巫不信医'。改土归流后，此种浓郁的巫风已日渐淡薄。"②《龙山县志》的记载尽管自相矛盾，但是也在一定程度上表明了国家政治对于土家族医药保护与利用的推动作用。其载文曰：龙山在土司统治时期，医疗卫生事业极为落后。人们受伤或生病，多数求助巫婆，敬奉鬼神，少数用草药和一些乡土疗法作简单处理，生命安全极无保障。'改土归流'以后，中医中药（民间称官医官药）开始在龙山传播使用。清乾隆年间，私人开设的中药店在县城和里耶等集镇出现，已有少数读书人专门从事中医活动。至清末，全县有中药店六家，中医数十人。刘之余、刘世杰祖孙及夏子鹤、向德清、黄绍清、晏雨林等均为地方名医。但是由于草药和乡土疗法流传已久，较中药得来易，花钱少，且治多奇效，民间用其治病伤者比官药多。③ 改土归流后，人们不再像过去土司统治时期那样，受伤或生病时，倾向于求助巫婆，敬奉鬼神，采用当地草药和一

---

① 刘孝瑜. 土家族［M］. 北京：民族出版社，1989：88.

② 段超. 改土归流后汉文化在土家族地区的传播及其影响［J］. 中南民族大学学报》（人文社会科学版），2004（6）.

③ 龙山县修志办公室编. 龙山县志（内资），1985：538.

些乡土疗法处理已成为一种大趋势。这说明，改土归流对土家族医疗保健的改善和提高的确起了积极作用。

新中国成立后特别是 20 世纪 80 年代中后期以来，随着民族地区扶贫工作的大力开展，群众生活的日益改善，土家族传统医药的保护与利用状况又是怎样的呢？实事求是地说，民间草药在土家族民众日常防病治病的过程中仍然占有相当大的比重。从我们在武陵地区部分土家族村落的调查来看，土家族民众家里大多存有自己采集的常用草药。他们依据草药的习性，或把它晒干放好，或把它泡在酒里以备不时之需。有些村民还在自家房子的周边或菜园里专门种植一些附近没有但又经常用到的草药。从访谈来看，大凡村里的人们似乎都懂得一点草药知识。因此，当八、九岁小孩告诉你苦蒿子可以止痛，白蒿子能够止血，钓鱼钩也能够止血，并能随时从路边帮你采来这些药物样本时，自然不必吃惊，由此亦可见土家族对传统医药保护与利用的热情。

土家族民众对传统医药知识的利用方式具有多元化的特点。针对不同的疾病，利用药用植物的方式也会有所不同。土家族民众除了精通最为常用的煎服和外敷法外，还熟悉外洗法、泡酒服用及药物佩挂等方法。煎服，是将药物煎水内服，用于治疗多种疾病；外敷，是将鲜药捣烂直接外用，多用于跌打损伤、痈肿等，常用的药大多生长在房屋近旁，如夏枯草、无名草、四块瓦等。外洗法，是将药物煎水外洗患处，多用于皮肤病、冻疮、毒蛇及蜈蚣咬伤等。如用金银花、九灵罐和四棱草三种草药熬水外洗，可以治疗皮肤过敏；叶金桂为彭大针治疗毒蛇伤时，用草药熬水、用棉花坨坨蘸着擦，也是这种外洗疗法的民间表达。此外，土家族民众也喜欢将白三七、四两麻、雄黄连、杜仲等泡在黄酒或白酒里服用，以预防和治疗风湿痹痛、手足麻木以及劳伤等疾病。土家族还常将某些芳香药物缝包在一个三角形的布囊里，一般佩戴在小孩子的脖子上，用以"避邪驱瘟"。比如将白虎草缝包在三角形布囊里治疗白虎病等。总之，吃五谷，生百病，利用草药治病，疗法简便，易懂易学，且疗效快，适应性强。

　　土家族民众对传统医药知识的利用还体现在疾病预防上。土家族是一个智慧、文明、理性、健美的民族，非常注重强身健体，药物保健，以预防疾病。这一点在土家族的节日习俗上有深刻的体现。在土家族民间至今流行着端午节采草药，煎"百草汤"洗澡浴身，以健身除病的习俗。农历五月前后，是疾病多发季节，因此，端午节是民间医药卫生活动最多的一个传统节日。湘湖民谚说："端午节前都是草，到了端午都是药。""百草都是药，只要凡人认得着。"这天，人们都喜欢到田野山间采集药物，如金银花、车前草、夏枯草、青蒿、艾叶、菖蒲、葛藤之类，除了在端午这天使用部分，如将艾叶、菖蒲、葛藤等悬挂于门庭并熬水沐浴、烧熏除虫辟疫外，还留于家中常年备用应急。

　　土家族利用药物预防疾病，不仅仅局限在外用上，民间素有食疗习惯，对此，我们在论述土家族传统医药的毒副作用一节已有所涉及，只需稍加提及即可，以免赘言。根据不同时令，选用具有营养价值，又具有医疗作用的食物进行防病，起到食物防治疾病的作用。平时又经常配服一些确有防病作用的药物，起到有病早治，无病早防的目的。侧儿根，即鱼腥草，也是民间常食的一种野菜，可炒或凉拌，是肺及肺结核患者常食药膳；对身体浮肿者，食之则有利尿消肿之功。土家族人把野菜也融入了民俗，如三月三，吃了地米菜煮鸡蛋，一年都不生疮，而地米菜的确具有清热解毒之功效。

　　总之，土家族民众一直都保留着利用草药的传统。但是他们对草药的界定仅仅局限于"能治病的草就是药"，至于这些植物为什么能够治病，他们不知其所以然，也就是说这些知识大多是家人一代一代传下来的，生病的时候需要这些植物时，他们会用，但不懂治病原理。正因为如此，土家族民众认为草药之所以被人相信，一是因为疗效，二是因为神秘。因为疗效所以被人感到神秘，因为神秘所以相信其有疗效。

二、民间草医师对传统医药的保护与利用

　　土家族传统医药仍然有着广泛的群众基础。土家族民众在遇到自己解决不了的问题时，便会求助于具有专门知识和技能的人。民间草医师即是能够为民众医疗提供专门知识和技能的主要群体。同时，他们还是土家族传统医药的主要承继者和保护者。也可以说，正是这个群体的存在大大促进了土家族传统医药知识的保护、利用与持续发展。土家族民间草医师大多怀有一技之长，一般不以技艺为主业，仍从事农耕，或半农半医，也收取微薄的酬劳。

生存环境和生态结构决定了土家族草医师常用药用植物的主要生境类型。土家族传统医药中所使用的草药都采自野生状态，且用途主要集中在跌打损伤、毒蛇咬伤和由细菌感染造成的皮肤疾病等方面。就目前土家族民间草医师所使用的药用植物而言，在空间分布上表现出一定程度的复杂性。概括而言，土家族草医师常用药物生境类型主要有下列几种："近边""沙地""荒草坡""深山老林""沟渠边上""崖上"。其中"近边"主要指田间地头及村寨周围。从张彦硕士对湘西苏竹村多位草医师的研究来看，土家族草医师在年龄、文化程度和生活经历等方面都存在比较大的差异，对不同生境中药用植物的利用程度也存在比较大的差异，在采集药用植物的过程中，对生境的选择也是非常明显的。年长者更喜欢在原生森林植被即深山老林中采集他们使用的药物，而年轻一代草医师，对一些次生森林植被或村寨周围的药用植物的利用和采集强度远远超过了年长的草医师。这种对药物生境的不同选择，一方面与人类活动对不同生境类型的依赖强度有关。人类活动在生境中的强度依次为"近边、村寨四周" > "沙地、荒草坡" > "深山老林" > "沟渠边上"。① 另一方面与草医生对不同生境中药物的疗效认知有关。老龄草医师通常相信深山老林中的药效更好。当然，生态结构的变化也是不可忽视的重要因素。在定居之前，土家族以游猎采集的生产生活方式为主，原生森林植被是土家族的主要生存环境，土家族草医师也主要从原生森林植被中采集他们通常所使用的药用植物。然而，随着定居定耕生活的开始和许多原生植被被破坏，伴随而来的是许多次生植被的出现。在这种情况下，土家族

---

① 张彦. 土家族药用植物民间利用研究［D］. 中南民族大学，2009.

草医师采集药用植物的场所也就不仅仅限于原生森林植被之中了。

　　疾病的发生往往与当地环境、气候和民族生产活动、生活方式密切相关。① 正是这种疾病与生境的密切关系决定了土家族草医师对于疾病种类的认知和不同疾病认知的深度。从我们在武陵地区部分村落的调查来看，土家族草医师虽然在使用药用植物时并不限于某些植物类群，但他们治疗的疾病类型相对集中，尤以跌打损伤、毒蛇咬伤、风湿类疾病及皮肤病为主，这些也都是当地发病率较高的疾病，同时对其他类型的疾病也有一定的治疗经验和实践。这些常见疾病显然与当地亚热带气候、潮湿森林环境和山地农耕狩猎生活等有关。

　　土家山寨，空气潮湿，特别是梅雨季节，阴雨绵绵，患风湿、风湿性关节炎、腰腿疼痛的人很多，所以人们熟悉治疗这类疾病的药用植物很多，且效果显著。湘西地区多山多林多虫蛇，勤劳的土家人经常进山，经常有被虫蛇咬伤的危险。所以，他们一般都懂一些较简单易行的治虫蛇咬伤的急救方法，例如，把伤口尽快洗净或吸出毒血，再采摘一些治虫蛇咬伤的草药（如瓜子药、掌裂叶秋海棠等），然后再找草医师治病，一般不用去医院也能很快治好伤，效果往往也好。土家族治疗黄疸肝炎、急性肝炎等肝炎的方法很多，所用的药用植物也很多，这些治疗肝炎的药物通常要多种搭配，用量适当，常可起到比西药更显著的效果。这些方子多为祖传秘方，较少在民间流传。土家族人多喜欢喝山泉，饮生水，因此易患尿路结石或泌尿系统疾病，故对治疗这方面疾病的药材的认知也相对更多，且疗效显著。

　　土家族草医师在治疗一些常见病、易发病时，常常会出现"一病多药"的现象。"一病多药"不仅反映了这些疾病在当地的发病率比较高，同时在客观上也使土家族草医师在行医过程中，选择药物的余地增大，从而使医疗实践更为有效，而且也不会造成某些植物类群的资源因过度采摘而耗竭。从他们所利用的药用植物种类及其这些药用植物所治疗的疾病来看，土家族的

---

① 淮虎银. 者米拉祜族药用民族植物学研究［M］. 北京：中国医药科技出版社，2005：130.

药用植物利用实际上是一种对植物资源的可持续利用实践，而这种持续利用实践又实现了传统医药的有效保护与持续发展。

第三节　土家族传统医药知识保护与利用危机

对于少数民族传统医药知识而言，利用是最好的保护，也是最有效的传承。为了进一步厘清土家族传统医药知识保护与利用面临的困难，我们从定量和定性两种研究途径对土家族传统医药知识的保护与利用进行了分析。研究结果表明，土家族传统医药知识的保护与利用面临重重危机。正确认识这种危机，对于理性推动土家族传统医药知识的保护与利用，弘扬土家族等少数民族医药知识精髓，推动医药卫生事业发展具有十分重要的意义。

一、土家族传统医药保护与利用困境的定量研究——云舍个案

我们通过文献资料和田野调查资料的研究，初步分析了土家族传统医药的保护与利用状况，无论是民众层面的保护与利用，还是民间草医师层面的保护与利用，都表明了土家族传统医药持续发展的这样一个事实，其发展有着广泛的群众基础。随着社会的发展，经济的极大改善，民众生活水平的不断提高，三级现代医疗体系的构建和不断完善，土家族传统医药在民众生产生活中到底扮演了一个什么样的角色？换句话说，土家族传统医药在城乡一体化、乡村医疗卫生保险化的进程中究竟处于怎样一种状况？为此，我们先后对湘西龙山县苏竹村、鄂西五峰土家族自治县红烈村、黔东北江口县云舍村民众的就医倾向进行了问卷调查，旨在从民众就医倾向的视角回答我们前面提出的问题。我们进行问卷调查的三个村都是以土家族为主体的传统村落，土家族人口所占全村总人口比例都在 2/3 以上。三个土家族村落我们共随机发放调查问卷 130 份，其中苏竹村、红烈村各 40 份，云舍村 50 份；收回问卷 130 份，其中有效问卷 116 份，其分布是苏竹村 37 份、红烈村 38 份、

云舍村41份，三个村落的有效问卷数都大于30，这种大样本调查能够反映调查村落民众就医的基本倾向。需要进一步说明的是，三个村落调查时间先后不一，苏竹村调查时间是在2008年7－9月，通过实地调查后，我们对调查问卷作了修正完善，2009年8月用修正完善后的调查问卷对红烈村进行了调查，2012年8月我们又对云舍村进行了问卷调查，调查过程中部分老人和不识字的农民问卷由我们询问后代为填写。从我们对三个村落的调查问卷的统计来看，相关指标十分接近。通过对一个村的分析基本可以反映三个村落的情况，故我们将选取云舍村作为个案，对调查问卷的相关事项做交互分类统计分析。以此透视土家族传统医药保护与利用的趋势。从问卷调查的结果来看，村落民众就医倾向与年龄、文化程度关系密切，因此，我们将根据需要分别利用年龄、文化程度与民众就医倾向对就医的第一选择进行交互分类统计研究。

（一）就医第一选择

一个人或其家人在需要就医时的第一选择最能反映就医的基本倾向，这种倾向与选择者的年龄和文化程度关系都很密切。我们根据调查问卷首先对年龄与就医第一选择进行交互分类统计分析，如表附2－3－1。

表附2－3－1 年龄与就医第一选择的交互分类统计（％）

	25岁以下	25－35岁	36－45岁	46－55岁	56岁以上
西医	90.0	71.4	100.0	100.0	66.7
中医	10.0	14.3	0	0	0
土方子	0	14.3	0	0	33.3
无所谓	0	0	0	0	0
(n)	10	7	4	8	12

表附2－3－1的结果表明，无论哪一个年龄段，民众需要就医时的第一选择都倾向于西医，其比例都超过了66％。这说明，西医在中国乡村通过近半个世纪的发展和影响，已为传统村落土家族民众普遍接受，成为他们在就医时的第一选择。然而，当我们对表附2－3－1的结果进一步分析时发现，

五个年龄段就医时第一选择西医的比重却不完全相同，表现出一定的变化。25 岁以下年龄段就医第一选择西医比重为 90%，25～35 岁年龄段就医第一选择西医比重为 71.4%，36～45 岁和 46～55 岁两个年龄段就医第一选择西医比重都为 100%，56 岁以上年龄段就医第一选择西医的比重为 66.7%。这种变化出现在 36～55 岁年龄段两端，就医第一选择与年龄变化的强弱关系是：56 岁以上 > 25～35 岁 > 25 岁以下 > 36～55 岁。而把中医作为就医第一选择的集中在 35 岁以下年龄段，其中 25 岁以下的比重为 10%，25～35 岁的比重为 14.3%，36 岁以上年龄段的民众都没有把中医作为就医的第一选择；然而把土方子作为就医第一选择的集中在 25～35 岁和 56 岁以上两个年龄，其中 25～35 岁年龄段的比重 14.3%，56 岁以上年龄段的比重达到了 33.3%。就医第一选择"无所谓"的为 0，这充分说明，村落民众就医已经变成了一种自觉选择，健康已经不再是"无所谓"的事，这意味着民众的健康意识已大大增强。四种选择比重在不同年龄段的变化情况，在图附 2－3－1 中可以看得更加清楚。

图附 2－3－1 中的五条曲线表明，五个年龄段在西医与中医、土方子、无所谓之间的选择性幅度都很大，25 岁以下年龄段仅在西医和中医二者之中做选择；25～35 岁年龄段对西医、中医、土方子三种就医方式都有所选择，尽管西医作为第一选择的比重十分突出；36～55 岁年龄段只对西医进行了选择，56 岁以上年龄段则在西医和土方子之中进行了选择。这种选择表明，西医在民众健康维护过程中扮演着重要的角色，而中医和土方子都处于明显的弱势，这种选择性布局的因素显然也是多方面的，诸如民众的文化程度，对不同种类医药的态度，以及不同种类医药在社会中的强弱地位等等，都可能影响民众对就医的第一选择。

从年龄与就医第一选择的交互分类统计分析的结果来看，二者之间的关系呈现出较大的不规律性。那么，就医第一选择与受教育程度之间的关系又怎样呢？表附 2－3－2 是我们对受教育程度与就医第一选择的交互分类统计。

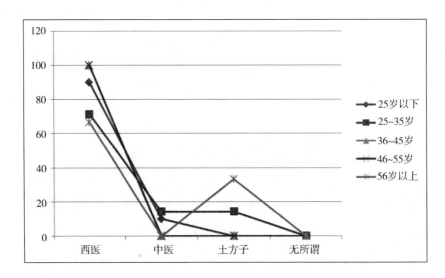

图附 2 - 3 - 1

表附 2 - 3 - 2　受教育程度与就医第一选择交互分类统计（%）

	小学以下	初中	高中/中专以上
西医	84.2	81.2	100
中医	0	12.5	0
土方子	15.8	6.3	0
无所谓	0	0	0
（n）	19	16	6

表附 2 - 3 - 2 的结果表明，接受各种教育的民众就医第一选择都显著倾向于西医，其比重都在81%以上，这一倾向与各年龄段就医第一选择的倾向相同，只是比重更高。但是，我们对表附 2 - 3 - 2 进行细致分析时，仍然能够发现不同文化程度的民众在具体选择时，其倾向表现出一定的变化。小学以下文化程度的民众就医选择集中体现在西医（比重为84.2%）和土方子（比重为15.8%），初中文化程度的民众就医选择在西医、中医、土方子三个方面都有所体现，比重分别为81.2%、12.5%、6.3%，高中、中专以上文化程度的民众就医选择则单一性地体现于西医。在不同文化程度的民众之间

中医的选择难以发现其变化，但是对于土方子的选择却呈现出了一种明显的倾向，随着文化程度的提高，选择土方子的比重则越小，这说明，受教育程度与第一选择土方子就医的关系成反比例关系。

（二）选择民间医药

我们在研究民众就医第一选择时的结果已经表明了西医的获得性优先地位。尽管如此，民间医药并没有被完全拒绝，而且从年龄与就医选择的交互分类统计结果来看，56 岁以上人群择医时民间土方子所占比重呈现明显的上升趋势。那么，村落民众究竟在什么情况下会选择民间医药呢？这种选择与文化程度之间是一种什么关系呢？我们根据文化程度与选择民间医药的交互分类统计进行分析，如表附 2 - 3 - 3。

表附 2 - 3 - 3　文化程度与选择民间医药交互分类统计（％）

	小学以下	初中	中/中专以上
相信土方子	10.5	0	0
经济拮据	42.1	37.5	16.7
正规医院医治无效	26.3	50	66.6
不予考虑	21.1	12.5	16.7
（n）	19	16	6

表附 2 - 3 - 3 的结果表明，传统村落民众的文化程度以小学以下为主体，这一结果与传统村落民众文化程度的实际情况保持一致。通过对表附 2 - 3 - 3 结果的细致分析，我们可以发现，不同文化程度的民众选择民间医药的理由呈现出一定的变化。因为相信土方子而选择民间医药的总体比重最低，仅占小学文化程度民众的 10.5％，初中以上文化程度的民众都不相信民间医药。因为经济拮据而选择民间医药的比重分别是小学以下 42.1％、初中 37.5％、高中或中专以上 16.7％，经济拮据与民间医药选择的比重随着文化程度的提高而呈现递减趋势，这同时也说明，随着文化程度的提高，民众在就医时遭遇的经济拮据问题的概率变小。从我们对近年来不同文化程度民众

外出务工时所从事工种和收入的调查了解来看，文化程度高的从事的工种往往相对更为轻松且收入更高。换句话说，农民的工资收入与受教育程度呈现出一种正比例关系。这类主题的研究已经不少。比如，张淑英等对农民工资收入与受教育程度关系进行实证分析的结果表明，农民受教育程度与工资收入之间有显著的正相关关系，即农民受教育年限越长，其所得的工资收入就越高。① 魏婧华等利用对广东、福建、上海等 9 省（市）的新生代农民工的调研数据，对新生代农民工文化程度与农民工收入的关系进行分析。其研究结果表明："新生代农民工的文化教育、培训与其就业收入影响都是成正比的，文化教育程度越高则相应的收入水平就越高，参加了培训则相应的收入水平就越高。"② 这些研究和我们的调查发现相互佐证，表明了这样一种现实：民众文化程度越高，就医遭遇经济拮据问题的概率越小。也就是说，民众受教育程度与其就医遭遇经济拮据的概率成反比例关系。民众因为正规医院医治无效而选择民间医药的比重分别为小学以下 26.3%、初中 50%、高中或中专以上 66.6%。这说明随着文化程度的提高，民众对于健康的重视程度越高。我们设定的另一项指标即在任何情况下对民间医药都不予考虑的结果也从另一个侧面说明了这一结论。表附 2 - 3 - 3 的结果在图附 2 - 3 - 2 中呈现得更为直观。

　　图附 2 - 3 - 2 的结果直观地表明，除了小学以下部分民众相信土方子外，初中以上文化程度的民众都不相信，但尽管如此，当遭遇经济拮据的困境时初中、高中或中专以上文化程度的民众都会转而求助于民间医药，而当正规医院医治无效时，大部分民众都会抱着试一试的态度选择民间医药，而在任何情况下都不选择民间医药的小学文化程度民众的比例达到峰值，其比重为21.1%，这说明绝大部分民众给予了健康足够的重视。

---

① 张淑英，刘朝臣. 农民工资收入与受教育程度关系研究［J］. 科技与经济，2009（5）.

② 魏婧华，罗湛，翁贞林. 人力资本因素对新生代农民工就业及收入水平的影响——基于 9 省市的调查数据［J］. 经济研究导刊，2013（9）.

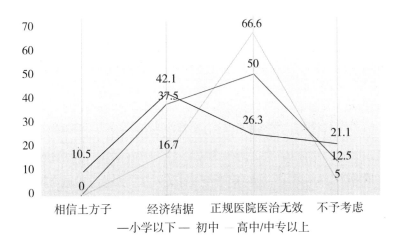

图附 2 - 3 - 2

（三）民间医药的认知

我们通过受教育程度与选择民间医药的交互分类统计，分析讨论了土家族传统村落民众选择民间医药的可能性，同时也通过图表形式呈现了选择民间医药与文化程度的关系。既然民众会因为经济拮据、正规医院医治无效等因素而选择民间医药进行治疗，那么，他们对于民间医药的认知究竟怎样呢？这种认知与受教育程度呈现出一种什么样的关系呢？我们通过表附 2 - 3 - 4 "受教育程度与民间医药认知交互分类统计"进行分析。

表附 2 - 3 - 4 的结果表明，受教育程度不同的村落民众对民间医药的态度表现出差异。具体而言，认为民间医药"既经济又实惠"的民众的比重分别是：小学以下 42.1%、初中 12.5%、高中或中专以上 50%；认为民间医药"不太科学，带有一定的迷信色彩"的民众所占比重分别为：小学以下 26.3%、初中 25%、高中或中专以上 40%；认为民间医药是"江湖郎中骗人的行径"的民众所占比重很小，仅初中文化程度 6.2% 的民众持这样一种看法；对民间医药持模糊认知的民众集中体现在小学以下和初中文化程度的民众，尽管这里出现了一种反常现象，即初中文化程度的民众持模糊认知的比重比小学以下文化程度民众所占比重高出了近 15 个百分点，但是总体认知情况与遭遇经济拮据或正规医院医治无效而选择民间医药治疗的情况基本一致。同时，我们也可以看出，随着文化程度的提高，民众对民间医药的认知也越理性，高中以上文化程度的民众虽然认为民间医药不太科学，但是，并没有完全否定其科学性。

表附2-3-4　受教育程度与民间医药认知交互分类统计（%）

	小学以下	初中	高中/中专以上
既经济，又实惠	42.1	12.5	50
不太科学，带有一定的迷信色彩	26.3	25	50
江湖郎中骗人的行径	0	6.2	0
不清楚	31.6	56.3	0
（n）	19	16	6

（四）对民间医药面临失传的态度

从民众就医时的第一选择和民众对于民间医药的认知我们可以看出，民间医药的保护与利用面临着严重危机。对于这种危机，村落民众究竟持一种什么样的态度呢？我们通过表附2-3-5"受教育程度与民间医药失传态度交互分类统计"进行分析。

表附2-3-5　受教育程度与民间医药失传的态度交互分类统计（%）

	小学以下	初中	高中/中专以上
药效不太明显的结果	15.8	31.3	16.7
社会发展的必然结果	15.8	18.8	33.3
政府应加大力度加以保护	10.5	6.2	0
应与现代医学相互补充，共同发展	15.8	37.5	50
从自我做起，更加关注民间医药的正规化	10.5	6.2	0
无所谓	31.6	0	0
（n）	19	16	6

表附2-3-5的结果表明，受教育程度不同的村落民众对民间医药面临

失传危机的认知态度是不一样的。具体而言，对于民间医药面临失传危机这一事实，认为是其"药效不太明显的结果"，集中体现于初中文化程度的民众，其比例达到 31.3%；认为是"社会发展的必然结果"，集中体现在高中/中专以上文化程度的民众，其比例为 33.3%；认为"政府应加大力度加以保护"的集中体现于初中以下文化程度的民众。这与村落民众主体构成和对传统医药的主体需求相关；认为"应与现代医学相互补充，共同发展"的集中体现于初中、高中/中专以上民众，尤其以高中/中专以上文化程度民众最为突出，其比例达到了 50%；认为应"从自我做起，更加关注民间医药的正规化"的集中体现于初中以下文化程度的民众；对此持"无所谓"态度的民众集中体现于小学以下文化程度，人数比例达 31.6%。这一结果让我们看到，文化程度越低，对于民间医药的态度就越复杂，盲从的可能性越大，这或许就是小学以下文化程度不少民众面对民间医药失传而态度冷漠的原因所在。

（五）小结与讨论

以上四个方面的结果之间表现出较高的一致性，它们较为充分地表现了传统土家族村落民众对于传统医药的态度和传统医药传承面临严重危机的事实。这些事实归结起来就是传统土家族村落民众需要就医时的第一选择是西医；虽然不少民众认为传统医药既经济又实惠，但大多数只是在遭遇经济拮据、正规医院医治无效的困境时才会求助于传统医药；认为民间医药不太科学，带有一定迷信色彩的民众为 25%—50% 之间，而对传统医药持模糊认知态度的也不在少数；对传统医药面临失传危机而希望政府加大保护力度，并持"应与现代医学互补，共同发展"观点的民众也仅略高于 1/3，持"无所谓"态度民众虽然集中体现于小学以下文化程度，但是，只要了解传统村落民众以小学以下文化程度为绝对主体的事实，就会理解这种态度的民众超过1/3 对于传统医药的保护与利用意味着多大的危机。

二、土家族传统医药保护与利用危机的定性分析

前面我们通过交互分类统计分析，研究了土家族传统医药知识保护与利用面临的困境，接下来，我们将通过定性方法进一步研究土家族传统医药的保护与利用在当下面临的重重危机。随着外部文化的不断冲击和村落民众传统观念的转变，土家族传统医药知识的传承越来越艰难，其传承危机受到学界广泛关注。从我们在武陵山区数个土家族村落民众的深度访谈来看，土家族传统医药知识的实践基础正在弱化，经济理性至上的观念在传承人尤其是年轻一代传承人中占据了越来越突出的地位，县乡村三级医疗体系的构建在改善民众医疗条件的同时也促进了村落传统医药知识的解构与重构。无论是经济理性至上观念还是知识解构与重构，都加剧了传统医药知识实践基础的进一步弱化，而这种弱化又进一步加深了传统医药知识传承的危机。

（一）民间医生权威受到挑战，实践基础不断弱化

知识实践的基础一方面来自知识主体和知识消费者，另一方面则源自政治的许可。正是因为有了这样一些实践基础，传统医药才得以代代相传，尽管这一过程中不乏知识元素的丧失。但现在一个不可回避的问题是：受多重因素的影响，传统知识实践基础正在弱化，而且这种弱化已经使传统医药知识的传承潜藏着巨大危机。从医药知识实践主体来看，行医治病原本是民间医生行善积德树立声望并使话语权得以表达的过程，也是患者获得身心健康的过程，也就是说，这一过程是医生和患者双向互动双向受益的过程。但是，由于这一过程中隐藏着利益需求矛盾，医生希望得到的尊重被少数患者冷漠地抛弃了，这就使得医生的内心失去了应有的平衡，进而对行医的信念开始动摇。在我们深度访谈的民间医生中不少人都有过类似的遭遇，因而也都存在相似的心态，这不能不说是传统医药传承存在的隐忧。田野调查期间，我们的报道人之一湘西龙山县苏竹村田德明老人对自己遭遇的感受的叙述具有代表性。他是这样给我们讲述的：

> 这个草药医师难搞。你像有的人吧，你把他的脓疱疮包好了，也没有收他一分钱，可他跟别人说是等好的。这种人我给他治一次，第二次我就不理他了。你们前几天进山去了的，知道那路不好走吧？你辛辛苦苦采药给他治病，要是碰上了，就打杯酒喝；碰不到酒都喝不上，他还

不承认是你给他治好的，这种人不行，让人丧失信心。

与田德明同村的彭大尧也不止一次提到他曾经遭遇的尴尬。向 XL① 曾经是彭大尧的病人，可是当彭大尧把他的腿疾治愈后，向 XL 却全然否认了这一事实。对此彭大尧十分失望，提起这事时甚至有些愤恨。彭大尧如是说：

> 向 XL 在脚的左边生了个疱疮，换了九个医生都没搞好，在炕上一直躺着，疼到要三儿子拿菜刀来自杀的地步。因为他大儿子曾经是我的学生，平时对我也很尊重，我听说了就凭这个感情去看了看。我说，"我不能打包票，给你敷点药试一试。"那天晚上我给他上药，一上药他就有点感觉了，后来接着用药，专门找草药敷都花了一个多月。开初他说，谁要能治好他的病，五六百都无所谓，治了一个多月，治好以后，什么都没有送，就送了一只公鸡。他的侄儿也是医生嘛，叫作向兴平，是医院退休的嘛，都没办法。我没亲耳听见，听别人讲，他说是什么人治好的还讲不清呢。

为了证实彭大尧的说法，我们专程采访了向 XL。向 XL 在抗美援朝战争中被炮弹震聋了耳朵，但他的屋里人（丈夫对妻子的称谓）张氏可以大声跟他进行交流。在采访中，向 XL 对自己抗美援朝的经历津津乐道，绘声绘色，滔滔不绝，但当我们提及治疗疱疮一事时，他的屋里人一口否认，他自己也表态说：没有长过疱疮，腿痛过，那是在抗美援朝蹲坑道时落下的风湿病。后来我们又向其他村民进一步了解事情的真相，被访的村民都说：向 XL 十几年前的确长过疱疮，而且比较厉害，但是请谁治好的不太清楚。那么向 XL 和他的屋里人为什么要否认生疱疮这个事实呢？村民彭大平是这样说的：他的屋里人很好面子。

民间医生治病多半是为了行善积德，这既是他们秉承的师训，也是他们

---

① 用首字母表示被访者名，是为了不对被访者造成不必要的影响，也可算是对被访者声誉的一种保护。

所理解的医德。这种行善积德的实践原本是改善村落民众之间的关系，促进社会和谐的一大源泉，但是，现实生活中出现的患者对医生的"背叛"，无情地抛弃了医患之间原本应有的忠诚，医患之间彼此积怨，既损伤了感情，又挫伤了民间医生对于传统医药的实践信心，因为忠诚是地方性医药知识传承的一块重要基石，它不是一种孤立的口号，它需要师徒、医患之间的共同实践。正如彭大尧所言："我给你做了好事你还不感激，让人丧失信心。"这不能不说是一大遗憾。因此，如何改善医患关系，协调医患之间的利益，使二者相互尊重，将是改善传统医药传承环境的一个亟待关注和急需解决的重要问题。

从传统医药消费者的层面来看，青年一代似乎对于过去老一辈倍加珍视的医药知识的认同度明显下降，对其可靠性心存疑虑，至少就其安全性而言已大打折扣。这种观念的产生和形成，不仅与一些对传统医药过于偏激的批判有关，而且与大批青年外出打工面对新思潮接受新思想关系密切，当然也是其自身观念更新的结果。据苏竹村民龚道花讲：

> 村里的妇女现在有病去医院拿药。以前，村里的妇女怀孕后不去医院检查，总觉得害羞，也不懂什么预产期，老人都讲9个多月嘛。原来去医院生孩子的也少，很多都是在家由婆婆或请邻居帮忙来生。我们那个时候要生的那天还在山上干活。村里也有一个接生婆，现在60多岁了，以前很多人由她接生，现在年轻人怀孕了还是隔段时间就去医院检查一下，生孩子也是去医院，觉得这样安全些。就像我家的小孙女，她妈妈怀孕的时候隔差不多半个月就去医院做个检查。她妈妈要生她的时候是凌晨三点多感到肚子痛，我和她爸爸就陪她妈妈去坡脚乡医院，走了一个小时才到，做过检查就住下了，第二天生下了她。

湘西苏竹村消费者对于传统医药安全性的担忧，我们在黔东北思南县杨家坳苗族土家族乡调查时也感受到了同样的问题。而且，我感觉到这种担忧已经超越了传统医药消费者而深深地影响到了医生对药方的信心。杨松是一名中西结合专业毕业的专科生，现在服务于杨家坳苗族土家族乡卫生院。我们在跟他谈到民间中草药方子的推广与利用时，他的话里话外都充满了担忧，对于推广始终抱着一种消极的态度，因为可能存在的风险太大了。下面这段话是我们对杨松采访录音的整理。

> 就像我手头有一个方子，我也不敢随便拿出去用，这个方子只有在思南城南大药房才配得全，它是专门治风湿麻木。这个方子里面的药就是些蛇虫，我就是在一个老医生那里得的。这个老中医是大河坝的，姓张，传到他手里已经是第三代了。（我是）通过一个朋友在电话里写出来的，有些药名都是错的。我只准我老人吃这个，兑酒吃，每天只吃一两不能吃多，而且高血压、糖尿病、冠心病这些病人绝对不能喝。它对于风湿麻木、腰椎间盘突出（治疗）效果还是可以的。他吃了差不多两年，效果已经出来了。以前他骑摩托车从塘头到思南去，双手都是麻木的，他现在吃了骑个两三个小时都没得问题，而且腰椎也不怎么痛了。我觉得像这些还是不敢去大胆地推广，还是怕。农村有一点像我父亲那样，来吃点吧吃点，所以不敢推广。你比如说没给病人交代清楚他吃了，出了事情谁来负这个责任啊？所以不敢推广。有些东西（药方）我就觉得应该拿出来推广，但是也怕现在这个医疗事故，这个医疗事故太多了，所以医生很多时候还是有点保守，这也是个局限性因素。

杨松家里老人五十多岁了，由于有杨松这个儿子手中的药方，尽管还不十分了解这个药方，更不敢随便把这个药方推介给其他需要的人，但是出于儿子对于照顾老人的那份责任，更是出于儿子能够承担老人用药可能带来的风险，他对老人风湿麻木疾病的治疗已经明显见效。我们完全可以想象，当老人连续骑两三个小时摩托车而手脚不再麻木的时候是一个什么样的心情，面对熟人的夸赞又是一种什么样的心情，甚至我们可以肯定地说，老人会因为有杨松这样的儿子而无比自豪。

事实上，这样的尴尬笔者也有着同样的遭遇。我的父亲传下一个药方，专治乳腺炎，不花钱，有奇效，能治本。我记得有个姑婆得了这个病，很痛苦，但我父亲又过世了，按照农村人的观点，只要想起师傅就可以拿药来用，那个时候完全是建立在感情上。我就去给她弄那个药来，用了之后一点事也没有了。我们寨上有几个，去动了手术，而且还是第二次，第三次就不太敢再动了，那个时候我父亲都还在，就去找我父亲，我父亲弄药给他吃了，一直都没复发，现在二十多年了。这个乳腺炎，直白点说就是乳房长疮，但是农村管你是不是乳腺炎，只要乳房生疮、疼痛，就去拿那个药来吃，治的人全都是治好了的，而且都能治断根，实现标本兼治。我的同事之中有几个女老师也是这个疾病，但你说你去拿药给她吃，她说你拿给她试哈，你就不敢拿给她试了，试出问题了怎么办？由于这样那样的担忧，我只能眼睁睁地看着她们痛苦，看着他们一次又一次去医院寻求治标性的治疗。

这里所举的例子虽然只是从一个侧面表明了消费者对传统医疗安全性的担忧而做出的一种对医药知识消费的一种选择，但是它也从一定程度上表明消费者的需要是知识生存和实践的根基，也是知识的价值之所在。既然他们对于就医方式和医药知识的取舍已经或正在发生改变，既然现代医药知识和医疗方式越来越为他们青睐，那么，传统医药知识势必逐渐失去其实践的根基，至少那些带有明显的巫术和宗教性质的疗病防病仪式的演绎机会与过去相比，已经变得十分有限。

然而，在此我们必须思考的另一个问题是：传统医药能否被现代生化医药替代呢？为了回答这个不可规避而又必须回答的问题，我们不妨事先对两种知识结构进行一番分析。从我们的田野调查来看，传统医药知识不仅关注知识本身，而且以治疗对象为本（比如在接骨疗伤时会辅以仪式，通过精神疗法转移患者注意力，减轻患者痛苦等），还同时关注自然，关注人与环境的依存关系，由此我们可以看出，传统医药知识是一种以人为本的复合知识结构，具体来说，是一种"以治疗对象为本（人）＋知识本身＋自然环境＋人文环境"的多元有机结构。现代生化医疗更加关注知识本身的效用，治疗时往往以增加患者痛苦为代价（比如接骨疗伤往往就在患者伤处加上钢板，以固定断裂骨头的适当位置），当然也几乎不去关注人与自然环境、人文环境的适应关系。我们将两种医药知识进行比较不是为了说明哪一种医药知识更好更优越，而是为了说明两种知识各有其特性和优越性，我们在判断和评价一种知识的作用和价值时，应该客观公正。只有这样，我们才可能正确认识传统医药知识在现代社会所具有的应有价值，才可能正确认识传统医药知识在现代社会维护民众健康的重要性，才能够正确认识传统医药知识在现代社会传承的重要性和必要性，引导民众理性选择和消费疗病知识，促进传统医药知识健康有序持续地传承和发展。

（二）经济理性至上，传承主体锐减与断层

改革开放的深入和打工经济的兴起，就像吹过"玉门关"的春风，给偏僻穷苦的山区民众带来了致富希望，于是，继孔雀东南飞之后，山区村民也向东南飞了。生活水平长期处于温饱线之下的武陵山区土家族民众和其他兄弟民族一起大量外出务工，生活发生了巨大的变化，绝大多数村民实现了温饱，小部分村民正逐渐步入小康。他们正通过走出武陵，走向山西、河北、山东、江苏、浙江、广东、珠海等外部世界，用自己的汗水改写着穷困的生活史。面对打工经济的诱惑，绝大多数年轻人已对收入低微的民间医药知识失去了兴趣，也就是说，以做好事行善积德为宗旨的民间医药知识对年轻人失去了吸引力，这不能不说是 70 多岁的田德明如今只剩下一个徒弟秉承师业，而没有新徒弟入门的一个重要原因。湖北省五峰县红烈村的草药医生张恩明也遭遇了同样的尴尬。在调查中，张恩明多次提起现在没人想学草医，因为学草医"没意思，搞不到钱"。他目前也仅剩一个徒弟，原来学的几个徒弟觉得没有什么前途纷纷弃医外出打工，没人乐意跟他从事草医的行当了。在贵州省思南县青杠坡镇采访张志泽（不久老人便去世了）时，他也为子孙不愿继承医技而苦恼，他说："他们不学也没办法，等到我不行的那一天，我就把技艺还给师傅的后人。"这说明，年轻的民间医生弃医务工已经成为一种趋势或普遍现象。三位老医生的感叹，使我深切地感受到老一代民间医生面对传统医药知识的失传而表达出的担忧和无奈。透过这种担忧与无奈，我们似乎看到了年轻一代传承人对于回报的更高追求。从我们后来对思南县胡家湾苗族土家族乡灯塔村民间医生陈永常的访谈也可以看出，收入微薄的确是年轻一代对民间医药知识传承失去兴趣的重要原因，虽然绝不是唯一原因。

眼下的景况的确跟前些年已大不一样。村民有了比过去多出几倍甚至十几倍、几十倍的经济收入，生活水平也相应地得到了极大的改善，连盐巴钱都掏不出的日子已远去了，成了部分老年人的记忆。但是随之而来的人情变冷的事实又使不少的村民陷入了另一种尴尬的境地：没钱难治病了，除非亲戚，你病得再重也不关别人的事。叶金桂开诚布公地说：

> 说句不好听的，你给我弄两个钱，我还去，多少要搞点。现在我们这里一个工50块，还要一包烟，还包吃。像我们这老巴式（对老人的称谓），你就不说50块工钱，每天20块也可以嘛。进山采药冷清清的，碰到正直的人，药还容易采到，也容易避开毒蛇，要是碰到搞鬼的人就可能药都采不到。虽说"蛇咬一口，五百年有仇"。但你总是防不胜防嘛。

彭大针是叶金桂的侄儿，他被毒蛇咬伤后，家里人请人到家里的火塘边跳神，眼看着带毒的水疱挂满了全身，人也昏迷不醒，于是赶紧打120向县医院求救，可是时间太长，错过了最佳治疗时间，医院表示无能为力，无奈之下只好请叶金桂医治，并许诺治好后给500块钱。然而，治好之后，彭大针仅仅给了100多块钱，另外还回报了一只公鸡、一两斤肉、香和纸给叶金桂谢师。当我们提及这事时，叶金桂虽然没做过多的言说，但明显表达出了一种不满。显然，这种不满一方面来自患者对回报的说话不算数，另一方面则来自医生自尊心遭到的伤害，权威遭受嘲弄。

张彦硕士在研究土家族药物民间利用时亦看到了类似的问题。她认为："民间医生青黄不济的原因在于民间医生在过去救死扶伤，妙手回春赢得了很大的声誉，在当地享有一定的社会地位，老百姓对他们格外尊重。而如今，随着现代医疗的发展，人们选择就医的渠道有所拓宽，间接造成民间医生不再像过去那样倍受尊重了，这促使民间医生在心理上产生了落差。"①
显然，经济理性至上而引起的知识权威地位的下降已经成为传统医药知识传
承的显在危机。然而，在市场经济主导的社会，我们除了对传统医药知识的
文化理性实践缺乏必要的动力而遗憾，没有任何理由去责备那些弃医务工的
传承人，因为向往和追求美好生活是每一个人合法的权利，我们不能让他们
食不果腹来秉承传统医药知识，更何况经济的极大改善还有可能改变他们的
社会地位呢？当然，我们也无权评论民间医生对"工钱"的追求，更没有理
由去怀疑因未获得理性计算的报酬而充满失望和不满的医生的医德，因为那
是他们应该得到的回报，更何况互惠原本就是生活中的一条恒定不变的法则
呢？然而，值得我们深入思考的问题是：如何才能使民间医生全身心参与到
维护民众身心健康的事业中去呢？地方政府在这一过程中是否应该为民间医
生做些什么？从我们的调查情况来看，现在民间医生面临着尴尬，究竟是继
续秉持行善积德式行医，还是追求对等的报酬式行医？如果选择前者，他们
生活的改善由谁来负责？因为他们行医的收入的确十分有限。谈到行医的报
酬，彭大尧说出了下面这番话：

> 对于草药医生来说，草药一般找不了几个钱，虽然花了时间又花了
> 精力，但是得不到多少实惠。过去，一斤大米只能换一角多钱。村民很
> 穷，得一分钱都很艰难。他请你吃一顿饭都不容易。特别是治疤疮，他
> 给你送一只公鸡就是最好的，那就是谢药王。要是你遇到了好一点的，
> 碰上了大户人家，他给你买油，还拿瓶酒。拿瓶散酒就了不起了，散
> 酒就是自己烤的苞谷酒、高粱酒。那时候什么也没有，像瓶装酒，在我们
> 小时候根本就没有看到过。散酒几毛钱一斤就算最好。我们行医治病不
> 图别的，就图别人说声好，修阴功，积阴德，可以多活几年。受到别人
> 尊重，找人帮忙容易些。像我早些年边当民办教师边行医，找几个工很

---

① 张彦. 土家族药物民间利用研究——以苏竹村为个案［J］. 中南民族大学, 2009:
31-32.

方便，而且都不要工钱。现在我退休了，为了进山采点稀有的草药，我专门去龙山买了背包，因为有时候要爬悬崖，要带点干粮什么的，背篓不方便。采药不能怕辛苦，怕辛苦就采不到药。

彭大尧的这番话令人深思。行医积德，治病救人，当然是一个医生的本分。但是，如果积德式的行医不能保障民间医生最基本的生活，不能使现有的生活得到相应的改善，那么，民间医生行医的内在动力能否持续下去，能否在市场经济的大潮中依然保持那样一份积德的冲动，不免让人担忧。事实上，这种善意的期待已经受到挑战，无论是传统医药知识传承人内部，还是传统医药知识传承人的外部。因此，如何维持民间医生原有的良好愿望，让他们继续行医积德，改善民众的医疗环境，维护民众的身心健康，应当引起更多人的思考和极大的关注。

（三）医疗资源多元化，传统村落知识解构与重构

西药是 20 世纪 60 年代开始进入相对封闭的土家族传统村落的，这种知识的进入很大程度上得益于国家政策的关注。县乡村三级医疗体制的自上而下的构建，使得化学药品和西医疗法很快进入武陵山区民众的生活，尽管这种医疗卫生事业的民间化存在诸多障碍，也未必达到了国家层面政策设计的初衷。不过，我们在此着重关注的是这种由政府强力推行的生化医药知识的民间化对于村落传统知识结构所带来的影响。现代生化医药知识即西药的入村自然是村落民众健康的一大福音，因为，"从更为宏观的历史视角审视，它却又是现代政府为改变中国农村缺医少药状况，使农民享受基本的公共医疗卫生保健服务，将村庄纳入现代国家的公共福利职能网络的一次重要尝试。"① 或许正因为如此，西药的进入并没有遭遇村民的强烈抵制，尽管他们也感觉到选择西药治病将会承担更大的费用，最起码村民对于感冒打针或买吃西药已经是一件十分平常的事情。从这个意义上说，西药的入村一定程度上改变了村落民众过去相对单一———只能依靠民间医生利用草药治病———

① 吴毅. 村治变迁中的权威与秩序［M］. 北京：中国社会科学出版社，2002：306.

的就医取向。这对于医药知识的更新与发展无疑是有益的。从调查来看，传统医药知识已不再是村落民众治疗疾病的唯一选择，甚至已经不是第一选择，以西医药为主的乡卫生院和中西药兼备的村卫生室在他们的生活中已经或开始占有愈来愈重要的地位。从我们前文的交互分类统计结果的分析来看，民众以西医作为就医时的第一选择的比重，无论以年龄为参照还是以文化程度为参照，都超过了60%。根据张彦硕士的研究，湘西苏竹村民目前选择就医的方式就有三类：一是看民间医生，二是看西医，三是二者都看。她在硕士学位论文中根据苏竹村民目前选择就医渠道的偏好，通过就医情况统计图分析了他们对于传统医药的依赖程度。她得出的结论是："草医＋卫生院＞卫生院＞草医，因此从就医趋势来看，传统医药知识已经受到外来医药文化的冲击。"①

　　毫无疑问，这种就医的价值取向与西医普及有关。西医的普及尤其是三级卫生医疗体系自上而下的建立改变了传统村落医药知识的结构，知识结构的变化势必导致传统医药和西药对于消费者的竞争。从调查的情况来看，在国家主导下的村卫生室医生明显比传统的民间医生具有更大的竞争优势。思南县杨家坳民族乡帅家沟村梁文勇、湘西苏竹村彭大尧是村卫生室唯一合法的医生，又是民间医药知识的传人，换句话说，他们本身是两种医药知识的占有者和实践者，因此，他们自然就更有机会成为村民择医的对象。尽管与中草药相比，西药副作用更为明显，但是西药方便已是人所共知的事实。尽管彭大尧对传统中草药十分看重，但是，由于上山采药费时费力而且又找不到几个钱，所以他在疗病治疾的过程中更多的还是倾向了西药。虽然我们与梁文勇访谈时，他告诉我们说，他在实践中将民间中草药和西药交替着利用，还将中草药和西药形象比喻为"双枪"，并为自己双枪并用而充满自豪，但是，交谈中我们也感觉到他对于中草药的诟病似乎也更多。这种趋势长期发展的结果必然会加深对传统医药知识的误解，最终导致其加速流失。

---

① 张彦．土家族药物民间利用研究——以苏竹村为个案［D］．中南民族大学，2009：33.

"'旧'知识的淘汰和'新'知识的产生对一个民族的传统医药的发展来说，固然是一种很正常的过程，而且也利于传统医药知识的更新和发展。然而，对一些即使是'旧'知识，但却是非常有用的知识来讲，这些知识的流失不能不说是这个民族传统医药的一大损失。"① 者米拉祜族传统医药知识流失的现象是否会是或者已经是武陵山区土家族传统医药知识正在面对的现实呢？至少有一点是可以肯定的事实：传统村落知识的解构与重构已经使土家族传统医药知识的传承面临着严峻的挑战。

面对这种知识的解构与重构，传统医药知识应该在这一过程中扮演一个什么样的角色呢？这是我们以及土家族民间医生都必须思考的一个问题，因为它事关传统医药知识的传承与发展。知识解构与重构是一个历史的必然过程，也是时刻都在发生和进行着的事实。即便没有三级医疗体系的建构，村落传统医药知识依然存在着解构与重构，只不过三级医疗体系自上而下的重构加速加深了村落传统医药知识的解构与重构的过程。在这一过程中，传统医药知识必须以积极主动的方式迎接现代生化医药知识的挑战，充分发挥自身的优势，不失时机地实现地方性知识对外来知识的吸收和涵化，或者在某种程度上说，也是小传统对大传统的吸收和涵化。要实现这个目标，民间医生起着至关重要的作用。在田野调查过程中，我们发现民间医生多半已经或正在接受现代生化医疗，这一方面来自民众的需要，另一方面也来自方便的需要，因为大多数民间医生都已年老，跑不动了。同时，我们还高兴地看到有的民间医生已经在某些药方上实现了对现代生化医药知识的吸收和涵化，实现了传统医疗经验与现代医药知识的重组。彭大尧就向我们讲述了他以2：1比例将痢特灵和果桃配伍后治疗便秘的成功尝试。尽管这只是一个个案，但是它却使我们从一个侧面看到了民间医生在现代医疗中的积极作用，也看到了民间医生对现代医药的吸收和转化。他凭借自己在民间多年从事医疗的实践经验实现了对现代医药的重构，从而使这种现代医药知识充满了民间医

---

① 淮虎银. 者米拉祜族药用民族植物学研究 [M]. 中国医药科技出版社，2005：196.

生的智慧，由此，是否可以认为他还向我们提供了一个传统医药知识与现代医药知识和谐共处、互利互惠、共生互补的鲜活例子呢？

对民间医生陈永常的深度访谈进一步强化了我们的认知。陈永常医生从事民间中草药医疗事业前是一名军医，"我是当兵多年，当年在唐山抢救伤员，经过外国专家培训了的。"他如是说。正如我们前面所描述和分析的一样，现在他已经成为当地治疗粉碎性骨折、冠心病、胃病颇有声望的民间医生，常常奔波于路途，为患者治病疗疾。"我每年都要医好几十个骨伤、错位的，我几乎天天都在车上。"他接着说，"我昨天才到印江去（治病）。"就陈永常的身份而言，他除了是一个农民，还是一个地道的民间医生。从他的从医经历而言，他与传统乡村的祖传又不完全相同，他最初接触医药知识和从事医疗活动时还是一个军人，就当时的身份而言，他是一个军医。转业后，他把在部队学习的中西医药知识和实践经验与乡土生活实践有机结合起来，形成了独具特色而又功效显著的民间医药，不仅丰富了地方性医药知识和实践，而且使中西药知识以另一种方式得以更好传承和弘扬，更为重要的是为中西医药和民间医药的共生互融提供了又一个很好的案例，与彭大尧的实践提供的案例交相辉映，折射出了中西药知识共生互补的灵光。

对于乡土知识，柏贵喜教授提出了"原生性乡土知识和次生性乡知识"① 的两分法理解范式，这对传统知识的认知无疑是一个巨大的贡献。原生性乡土知识源于乡土社区成员实践本身，这种知识与他们自身的生产与生活实践密切相关；次生性乡土知识是乡土社区的"他者"对原生性乡土知识的再次加工和总结，知识总结者和"持有者"并不必然仰赖乡土知识为其生存资源。两种知识的实质内容似乎没有区别，只是呈现的形态不同。柏贵喜教授显然清楚地看到了这一点，所以他进一步指出：正因为"原生性乡土知识"与"次生性乡土知识"是知识产生和发展的一个过程的两个方面，因而从知识内涵上看，两者不能截然分开，更多的时候是合二而一的。传统医药

---

① 柏贵喜. 乡土知识及其利用与保护 [J]. 中南民族大学学报（人文社会科学版），2006（1）.

知识作为乡土知识的一部分，显然具有原生性和次生性两种形态，但同时又存在两种形态无法完全表述的另一种形态，也就是说乡土知识似乎还存在第三种形态，我们姑且谓之曰"再生性乡土知识"，这种知识的特点是其原初形态并非源于乡土生活与实践，而是乡土社区成员从外地学成归来或凭借接受的现代教育对现代医药知识的理解和实践，立足当地草药资源，发展出的独特的医药知识，实现了域外知识的本土化。当然，无论是原生性医药知识，还是次生性医药知识，亦或是再生性医药知识，正是多种形态的乡土医药知识，呈现了乡土生活的自在逻辑。

"要理解其医药民俗文化，就需对其医药生活的整体性予以足够的重视。""中、草医药和西医药间虽在哲学背景和文化传统上有很大不同，却也逐步形成彼此共存互补的具有多重性的医疗卫生的制度体系。从民众对医疗资源的选择、利用和态度来看，目前的格局大体上是城镇民众较多倾向于西医药，农村较多倾向于中医药和草医药；西医药的官方地位较高，中草医药在民间根深蒂固有深刻基础；中老年人倾向于向中草医药寻求帮助，年轻人则倾向于向西医药寻求帮助；一般的急性病、大病、罕见病倾向于向西医药求助，而慢性病、常见病和日常生活里的小病则倾向于求助中医药或以草药及民间土方自助。一种比较普遍的说法是西医药能控制病情，但治标不治本，要挖病根还需中医药。包括中医药从业者在内，人们对具有异文化属性的西医药也并无多大抵触，可内心深处总觉得中草医药更易亲近一些。"① 这是现任日本爱知大学国际交流学部教授、国际中国学研究中心（ICCS）博士课程指导教授周星博士对"丽江纳西族的医药生活与文化"进行专题实地调查后得出的结论。我们之所以在这里长篇引述，正是因为周星博士的调查结论与我们对武陵山区土家族传统医药知识的调查的总体印象基本一致。我们需要进一步讨论的是，既然中草医药或民间医药与西医药彼此共存互补，共同维护着广大民众的身心健康，那么地方管理者有没有必要冷漠民间医药

---

① 周星. 乡土生活的逻辑：人类学视野中的民俗研究［M］. 北京：北京大学出版社，2011：33.

和民间医生呢？尤其在乡土知识解构与重构的当下。从我国医疗卫生体制改革的出发点和落脚点——人人享有医疗卫生保障——来看，民间医药和民间医生参与乡村医疗卫生事业建设显然更加有利于实现人人享有医疗卫生保障的目标，共享医疗体制改革带来的成果。人人享有医疗卫生保障问题，实质是一个健康问题，"健康问题是经济问题，也是社会问题，更是一个公共政策选择问题"。① 西部地区由于地理分布、历史文化、发展基础等方面的制约，经济相对落后，仰赖于政府投入大笔大笔的资金解决广大民众的健康问题显然不太可能，也不现实，毕竟巧妇难为无米之炊，事实上，让有限的米满足几乎无限饥饿者的需要，巧妇也难为。因此，解决最广大人民群众的健康问题最有效的途径还是最广大人民群众主动参与——民间医生主动创新医药知识，并用自己掌握的医药知识参与卫生事业建设，提供有差异的服务；民众根据需要适度选择不同医药知识，为自己接受的服务适度埋单。管理者应该对地方性医药文化的整体背景进行把握，引导民间力量进入医疗体系的构建，这本身也是对于乡土知识重构的一种积极引导和积极作为。"在农村，通过'收编'人员和签订协议的方式，使乡村医生成为服务网络的一员。"② 如果能够科学有效地"收编"广大民间医生，充分发挥民间医生"行医"的优势，改变呆板的坐堂服务，不仅有利于充分发挥传统乡村医生重义轻利的美德——凡有求者，无论贫富随时前往，而且将给传统医药知识提供无限发展的空间。

（四）讨论

三级医疗体系的构建，从理论上讲具有这样两方面的作用：一是实现传统医药知识与现代医药知识的互补、共融，产生新的医药知识，更好地维护民众的健康；二是可以改善民众的就医条件，拓宽就医渠道，实现医药知识消费的多元化。然而，由于注入村庄的政策性资源的分配不均衡，民间医生

① 王虎峰.中国新医改理念和政策［M］.北京：中国财政经济出版社，2009：77.
② 王虎峰.中国新医改理念和政策［M］.北京：中国财政经济出版社，2009：133.

逐渐被边缘化，传统医药知识日渐式微，因而，难以发挥其在维护民众身心健康中的应有价值。正如前述所析，传统医药知识是一个以人为本的多元有机复合知识体系，有着与现代医药知识不同的结构模式，二者各有优势，不可替代。因此，平衡政策性资源在传统医药知识与现代医药知识之间的分配，充分发挥两种医药体系的作用和价值，为民众的健康服务，既是事关传统医药知识传承发展的问题，更是值得深入思考并认真对待的一个民生问题。

　　传统医药知识具有明显的地域性，传统医药知识与现代医药知识并行不悖，两种知识平等分享社会资源有利于知识传承，有利于保护文化多样性。前述彭大尧凭借丰富经验对于两种生化医药的"整合"式利用，陈永常对西医药的本土化实践，表明两套知识体系不但并行不悖，而且如果有效对接和互补，还可以产生新的知识，促进两种知识的创新，而这种新的创新性知识即是"传统—现代知识"或"现代—传统知识"，就是我们命名的"再生性乡土知识"。一种"合理的知识模式"应该在现代社会中被倡导和建立，而这种"合理的知识模式"就是"传统"与"现代"两种知识以"二元互补"或"二元互融"的状态所表现出来的，即"传统—现代知识"或"现代—传统知识"这种独特的"知识结构模式"。这种独特的知识模式即是再生性知识。它能够使人们在运用和倡导"传统"与"现代"知识的时候，关注知识两极的"关联性"，找准二者之间的"互补点"和"契合点"，将两种知识进行很好的"对接"与"互补"、整合与创新。这种有机的"对接"与"互补"、整合与创新能够最大限度地促进传统医药知识的传承与发展，使两套知识体系长期共存，互惠互利，共同为维护民众身心健康发挥其应有的作用。而最终实现这一良好愿望的制度性保障就是保证传统医药知识与现代医药知识在分享政策性资源时享有同等权利，让民间医生和现有制度内的医生在现代公共卫生服务体系内履行同等义务。

三、认同偏差——个案民族志深描传统医药知识传承与保护危机

　　从我们的研究来看，对少数民族传统医药知识的认同偏差主要表现在两

个方面，一方面是对传统医药知识的片面认知，另一方面是传统医药知识传人对于传统医药知识的自我否定。就两种认同偏差而言，传统医药知识传人对于传统医药知识的自我否定对少数民族传统医药知识的传承与保护更加危险，更加致命。接下来，我们将利用个案民族志深描的方法对两种认同偏差做进一步的透视和分析。

2014 年 8 月 6 日，我们来到杨家坳苗族土家族乡卫生院调研。院长进城去了，接待我们的是一个小伙子，名叫杨松，是从遵义医药高等专科学校毕业的学生，所学专业是中西医结合。他告诉我们说，他刚开始并没准备到这里来工作，因为之前他的三舅已经告诉了他杨家坳苗族土家族乡的实际情况，这里很偏僻，近些年也没有什么发展。我们的访谈就这样开始了。从我们后来的谈话可以看出，杨松之所以在私营医院干了两年后最终选择了杨家坳苗族土家族乡卫生院，可能就是因为一个相对稳定的工作，一个在大多数人看来是"吃公家饭"的事业编制。

杨松是学习中西医结合专业的，我们很想知道他对西医和中医的看法以及他掌握西医和中医的程度，因为这关系到中医与西医的结合问题，也关系中西医结合专业未来的发展问题，更关系中西医结合专业学生在实践过程中对中医和西医的运用问题，而这种运用又进一步关系到中医和西医的互补、互动乃至互融问题。如果把这个问题弄清楚了，将直接促进我们对少数民族传统医药知识的互动式保护与利用问题的研究。这是我们第四章专题讨论的主题，这里点到为止，算是留下的一线悬念吧。于是，我问："你自己感觉对西医掌握的更充分一些，还是中医呢？"杨松回答说：

> 我觉得从我个人而言，临床经验丰富一点是在西医上，中医是针对针灸推拿、理疗这一块，中医处方这一块有点恼火（困难）。我们在大学学的这个（专业）涉及到中医知识的比例，中医可能要占百分之六七十。但是我实习的时候，我直接选择的就是贵州航天医院那个医院，中医这一块只在开展针灸推拿，中医处方这一块没搞了，所以实习的时候就没接触中医。毕业过后，在遵义上了几个月的班，也管的是针灸推

拿。在搞这个（针灸推拿）班，后头回思南了嘛。（我）有一个公（爷爷）是遵义市医院的一个院长，退休了带我们，搞了一两个月，在思南的协和医院。

实事求是地讲，杨松这样的回答多少有些令人失望。一个中西医结合专业的专科生，中医学习比例达到百分之六七十，但是他对中医知识的掌握却仅仅局限于针灸、推拿、理疗，对于中医处方却"有点恼火"，说得直白一点，就是开不了中医处方。我们没有理由把责任完全强加到杨松身上，导致这样的结果原因必定是多方面的，如学生学习不努力、教师滥竽充数、实习医院中医业务局限等等。那么，杨松对于中医西医的态度又是怎样的呢？杨松是这样表述的：

> 其实吧，这个我觉得，就像我在给这些村医培训的时候也经常给他们讲，（中医西医）各有各的好。西医吧，就是说来得快，有些疾病还是西医拿手。但是，就说特别像农村这一块，针对农村老百姓的风湿麻木、腰椎痛，中医这一块效果要好点。所以我给他们讲，有些东西有必要去搞，特别像中医理疗这一块，是非常应该搞起来的。这个中医，我们也下去搞了几次培训，省中医院的也搞了几次。大家都是一致的看法，就是说中医主要是针对老年人理疗这一块，效果比较可以，但是中医处方这一块，可能要搞起来还是有点恼火。

杨松认为，对于理疗这一块，老百姓容易接受一点。他说："就像现在街上摆（摊）的那些土医师，拔罐啊针灸啊，老百姓它就比较接受。"但是对于中医处方，杨松认为"搞起来还是有点恼火"的理由是"很多老百姓认为中医必须要老，老中医他才相信。像这些年轻人——说实话大部分都是年轻人，不容易被老百姓信任。"因此，在乡村中草医要想发展到一个高度实在太难。这种困难不在中医知识的价值或功能本身，真正的原因在于乡村真正懂中草医实践经验又十分丰富的医生太少，服务能力十分有限。杨松的回答证明了我们的判断。"难度大一些，中医这方面太欠缺了。我们一回去考试，我们中医这一块能考过的太少了。（中西医结合）它就是搞的这两方面，就是说搞中医也不是搞西医也不是。再加上现在在思南，中医师比较偏少，让我们无法去接触中医处方这一块，而且学习的机会也比较少，所以就比较有点欠缺。"中医师资格考试合格的人少，也就是说只有极少数医师能够拿到中医师资格证，这使我们想到了一个相关的问题，没有中医师资格证，那不就意味着不能开中药处方吗？面对这个困境，乡村医师又是如何应对的呢？杨松这样告诉我们：

> 据我了解哈，在思南，我们不谈县里面的医院，就说在乡镇医院有资质的医生都比较偏少，包括西医在内，真正拿证的就只有十多号人，就是学我们临床专业的，差不多有十一二个。有资质的，我们副院长是一个副高——副主任医师，还有就是有一个职业助理医师，差不多就这样。还有就是检验啊、护士啊，这些资格证相对要好考点，好多都有这个证，就是临床医师资格证少。直接处方就需要这个（医师资格证）。但是话说回来，有些能够处方，但对疾病的治疗这一块始终就是说你不光要会处方，还有其他方面，要把它全部做下来，还是有点恼火。

我们能感觉到杨松回答这个问题时的困难，无论是肯定回答还是否定回答，但我们能理解，这或许也是现代背景下中医师的一大尴尬，有经验的中医师能够处方也善于根据不同的个体进行处方，但却缺少一个官方认可的证书；年轻中医师有幸通过考试获得一个医师资格证，但由于知识主要源于书本缺乏实践经验难于处方，更难以根据个体差异进行有效处方。这也许也是老百姓相信"老中医"而不相信"少中医"的根本原因所在。关于处方，杨松跟我们谈到了卫生院里的一位老医师。他用这个案例告诉我们，老医师和年轻医师用药存在区别，前者用药量大而后者用药量少。

> 他是老中医，差不多就是杨家坳的第一任院长嘛，他是以前重庆那边分过来的，退休以后返聘过来的。他们就是说——不光是他这里，文家店啊，瓮溪啊，平时我们也经常到思南去考察交流，很多人都反映，

他们老的这一块的用药和县里面的用药还是有区别的。他们用药量大，就是说一个病人来了凡是该用的药、涉及到的就把它都用了。这个东西已经纠正不过来了，形成一种风气了，不像我们，因为我们现在大部分学的都是现代医学，和他们这个用药区别太大了。

那么两种用药方式哪种效果更好一点呢？杨松如是说：

这个从长期上来讲，还是要用我们的方式，它涉及这个药物的耐药性、耐受性。比如说同一个病人，举个简单的上呼吸道感染病例，这个是非常常见的，我们用药就比较单一，我们用药就只给他该用的用了，但他们用药就是这样开一点、那样开一点，就相当于输液哈，他们喜欢用丹参，青开宁也好，都差不多，这几种我们最多用一种，因为药吃多了对身体也会造成副作用。他们就全都用。

这个问题比较大，不光是我们这里，就包括我们附近，平时我们这些年轻人也爱在一起讨论嘛，普遍存在这个问题。他们就当这个丹参是万能药，哪种病都要用一下。像我们老师教给我们的就是一些药是一样的药效，用一种就行，他们就是全都用。他们用药的思维还是老式的，我们就是说根据需要用。

杨松的回答一再强调了这样一个观点，那就是年轻人的用药更科学，但是究竟哪一种用药效果更好，他始终没有回答。那么，杨松作为一个乡卫生院的医生，到村落从事中医培训时都给乡村医生讲些什么呢？村卫生室又是如何动作的呢？我们之所以继续问下去，主要希望通过与杨松的访谈，进一步了解他们对于传统医药知识的认知与态度，因为我们深知这种认知与态度对于少数民族传统医药知识的传承与保护意味着什么。

问：你每次给他们做培训的时候，关于中医方面主要是给他们讲些什么？

答：中医培训主要就是扎针和把脉，还有这些常用的药和常见的病啊，比如扭伤，腰椎间盘突出啊，就用旁边这个灯。但是中医处方我也不太会，我肯定不敢（处方）。我这里也有一些土方子，我就是说，你们要可以来我这里抄去用一下，但是我也不是很清楚这个情况怎么样，我只是在人家那里借用的。

问：群众对中医和西医的满意度怎么样？有些什么看法？

答：单从业务上来讲的话，有些做得好，有些做得不好，像我们有时候经过哪里就顺便问一下老百姓啊，有些觉得可以，有些就觉得不可以，这个不是绝对的。

问：村卫生室如何运转呢？

答：业务这一块，每个月报一次账，因为合医要到我们这里来报。从这方面来看，有些村还是开展得比较好的，有些村也比较恼火。

问：像合医开展得比较好的这些村一个月能报销多少？

答：像这些我们都是控制了的，报销得最高的一个村是4390元，这是允许他报的。但是据他跟我讲，如果不控制的话，收入应该是在六七千左右。

问：你们每个村都有一个最高额度。

答：都是给他们限制的，不限制不行，因为上面合医也给我们限制了，比如说划到我们杨家坳的门诊费每年只能报85万，卫生院分30万或35万，乡村就只能报40万（也许应该是50万或45万）。这些钱不能报超，报完就不能报了，所以必须限制。人口量多一点的就多分一点，人口量少一点的就少分一点，根据往年这个收入报销的。

问：按照你们限制的这个额度，最高的是4390元，那最低的是多少？

答：最少的千把元，一个月就只能千多元的量。

问：是属于开展得少还是其他原因？

答：第一是村的人数少，最少的一个村800人都不到；第二是隔卫生院近了；第三，有些村医不像我们随时在上班，病人去找他呢有时候也找不着。

问：那么像这种村的话，村医一个月的收入怕只有两三千块钱？

答：可能都没有。

问：两千出头？

答：像国家的公共卫生收入外，他还有一些额外收入。

问：额外收入怎样？

答：四百的五百，一个月差不多千元，一年可能一万块钱左右。还有就是管理，像65岁这些老年人的糖尿病啊，或者打这些预防针啊，这些应该有一定的补助。

问：这个公共卫生补助是多少？

答：公共卫生就是415元，基本医疗是500元左右。其他的，我也搞不清楚他们是怎么算的。

从我们与杨松的访谈来看，村医师的收入是不平衡的，收入的多少取决于多种因素，一是村总人口数量的大小，二是地理上与乡卫生院的距离的远近。这是从客观因素进行的归纳和总结，但是这其中是否也存在着人情、人际关系等等方面的主观因素呢？我们不敢轻易断言。但是，就我们的对话而言，我们不能忽视这样一种现象，用杨松的话说就是"有些村医不像我们随时在上班，病人去找他呢有时候也找不着"。这是一种现象，但是这种现象本身却反映出一个问题，我将用"怠医"这个词来表述。村医师怠医毫无疑问会影响患者就医，这也将直接影响政府为这一工程而预设的目标，进而导致村民对村医师的积怨。那么，村医师为什么怠医呢？是否因为收入上的不平衡？或者是因为收入没有达到理想的目标？不管是什么原因，我们仍然感觉到了村医师待遇制度设计上的缺陷，而这种制度缺陷显然源于对乡村卫生室及其资源配置与人口的死板挂钩的定式思维，这种思维又从更深层次反映出相关管理人员对于乡村疾病缺乏一种科学的认知。以村民人数作为村医师收入的一个标准本身并不科学。从制度设计方而言，村民人数越多，村医师工作量越大；村民人数越少，村医师工作越小。但是，现实生活中，工作量大小与人数多少是否一定成正比例关系呢？这不能不令人深思。但是可以肯定的是，无论村民人数多少，一个称职的村医师每时每刻都准备着出诊、接诊。如此一来，村医师的工作时间并没有什么不同，坐在卫生室准备出诊和接诊与出诊和接诊本身并没有区别，二者都在工作，换句话说，村医师工作时间并不因为村民人数少而减少，也不会因为村民人数多而增多。概而言之，村医师的工作时间与村民人数并不一定成正比例关系。如果我们深入思考了这样一个事实，那么，我们是否还应该将人口总量作为村卫生室资源配置和村医师待遇的衡量标准呢？

我们与杨松的谈话是轻松愉快的，但是当我们离开采访现场，坐下静静地整理访谈资料，并对这些资料做进一步分析时，我们的心情真的变得十分沉重。杨松话里话外的表述让我们实实在在感受到这样一种事实：医生对于传统中医药的认识存在着明显的偏差。传统中医药知识是一种在中国传统农耕社会形成的知识体系，不仅有着丰富的生成背景，而且有着深厚的哲学基础；不仅有着丰富的实践经验，而且有着系统的理论总结。然而，杨松仅仅看到了传统中医药的理疗知识，对其哲学基础、实践经验、理论体系却知之甚少，对中药处方更是不知所措。作为一个中西结合专业的年轻的医生，只要努力学习，便能补齐认知和实践上的短板。当然，这需要时间。问题在于，杨松不仅仅是一个单一的医生这样的身份，他还兼具了培训教师这样一个角色，这个角色本身的重要性和特殊性，不能不令我们沉思。杨松对于传统中医药知识认知上的偏差是否会影响他培训的对象呢？答案是肯定的。正是这种影响使我们认识到对于传统中医药知识正确认知的重要性和必要性，也正是这种可能造成或者正在造成的影响使我们从另一角度感受到了传统医药知识传承与保护面临的重重危机。事实上，更加令我们不安的是，对于传统医药知识的认同偏差不仅仅存在于现代医学体系下培育出来的一代年轻医生，这种认同偏差同样存在于传统医药知识传承人自身。从传统医药知识的传承与保护的角度看，传统医药知识传承人自身存在的认同偏差更加危险，其影响更大，更何况这种认同偏差体现为对传统医药知识价值的否定呢？还是先来看看我们对彭昌松老人的录音整理吧。

我太公彭正和，行医拿脉最很了。我小的时候，我们家里请木匠打的衣柜（里面）都是好大的鱼壳壳，我问母亲，"孃孃，这个是么子？"

"这个是鱼壳壳"，大人就说。

"这是拿来搞么子用的哦。"

她说，"那都是病人拿来谢太公的。"

那时候天天有病人挑着鱼呀、猪脚呀来我们家，吃不完的都放在那里面，烂完了。我父亲呢，只晓得点把点（很少），他写得书呢，么子个符都写着，解放后还有一本，给老鼠咬完的，都是些符。

我家屋里人（妻子）学了一点点嘛，也没有好多，像你不想吃饭呀、走不起路呀，啷么个搞呢？给你背上画个符就好了。有些年轻人的小孩子像这样，都来我们家里看。这几天来的多嘛。下面有个小孩子不吃饭，老是哭，去医院治不好，就是我屋里人给治好的。那病名叫么子呢？我们这里叫（ren pa si）"人粑势"（音译）。治的时候，就是给你画个符，念几句咒语啊就好了。那是么子道理我也搞不清楚。我问医生，"这是不是迷信啊？"他说，"那也不能说是迷信，他能把你病治好，那就是科学。"我去坡脚读书，我跟我父亲说，"我跟你学哈（医）哦，"他说，"学个么哦，以后医学发达得很。要你那个来搞么子哦。"

彭昌松的谈话让我们感受到他的太公彭正和在疾病治疗方面的深刻认知与成功实践，这同时也表明了民间医药的特殊贡献。显然，彭昌松记忆中的"鱼壳壳"既是民间医药特殊贡献的佐证，又是传统村落良好医患关系的一种象征。然而，这种民间医药在彭昌松父亲的心目中却变成了可有可无的东西。作为这种知识的传人和实践者，从理论上讲，他应该比自己的儿子彭昌松更能体会这种知识的重要性，体会到传承这种知识的重要性。然而，面对未来医学的发展，他却无情地抛弃了自己传承和实践的医药知识，不经意地把自己的儿子——一个主动要求传承这种知识的人——拒之门外，的确令人难以理解。然而，正是这样一句不经意的对话，也许就会导致一种民间医药知识传承人的缺失。当然，从对彭昌松的访谈场景我们无从感受到他被父亲拒绝时的心态，因为他一直面带笑容。但是，我们从他的访谈中确确实实感受到了传统医药知识传承人对传统医药知识所持的态度，对于传统医药知识的传承与保护有着多么重要的意义。

第三章

少数民族传统医药知识传承与
保护基本模式

少数民族传统医药知识传承与保护是一个问题的两个方面,二者相互联系,因此对二者的探讨不能截然分离,必须把二者有机结合起来。针对少数民族传统医药知识的传承危机,近年来各界对少数民族传统医药知识的传承与保护进行了深入的思考,从已有研究来看,传承性保护、法律性保护、生产性保护等已经成为学界关注的焦点,并且取得了丰硕成果。本章将集中回顾和总结法律性保护和生产性保护模式及其研究已取得的成就,并在此基础上进行反思,提出一种新的保护模式,即互动式保护模式。鉴于篇幅和结构的需要,我们将在第四章对互动式保护作专题研究。还需要进一步说明的是,传承性保护笔者已经在《传统知识的传承与权力》一书做了深入研究,对传统医药知识的传承模式、传承动机、传承机制、传承本质进行了探索性思考,本研究形成的成果可视为《传统知识的传承与权力》一书的姊妹篇。事实上,本课题申报国家社科课题时的研究框架就是《传统知识的传承与权力》一书的研究架构,只是2012年该书入选"高校人文学术成果文库"全额资助出版书目(2015年12月获贵州省第十一届社科成果著作类三等奖),所以对研究内容做了重要调整,并获得贵州省社科规划办和全国社科规划办的同意,深表谢意!为了避免重复,本章不再对传承性保护模式着墨。

第一节　少数民族传统医药知识法律保护模式

　　少数民族传统医药知识作为非物质文化遗产，具有非常明显的民族性和地域特色，它在广大群众尤其是少数民族地区民众的生产生活中发挥着重要的作用。随着社会各界对少数民族传统医药知识的持续关注，近年来，借助法律对少数民族医药知识加以保护的探讨正逐步深入。

　　早在古代社会，统治者就已经意识到对医药知识保护的重要性，只不过医药知识保护的相关律法分散地存在于各朝代律法之中，尚缺乏一定的系统性。总体上看，近代以前，习惯法对少数民族传统医药知识的传承与保护起着关键性作用。近代以来，中国传统医学受到西方生化医学的冲击，法律性保护逐渐侧重于西医西药使用的相关规定和标准，习惯法的作用逐渐隐退于传统村落社会。新中国成立后，政府逐渐完善行业立法，医药行业先后出台了系列法律法规，逐步成为"对少数民族传统医药知识保护的主要形式。可以说，这是我国少数民族传统医药知识乃至中国传统医学保护的重大变革。不过，从知识储量层面来看，我国是传统医药知识富集的国家。从传统医药知识保护的层面来看，保护制度与我国丰富的传统医药知识极不协调。为此，人类学、法学、医学等相关领域的学者针对我国传统医药知识保护现状及现有法律的缺陷进行了广泛而富有成效的研究。"① 毫无疑问，这些研究对于推动少数民族传统医药知识保护法的健全和完善，具有十分重要的理论意义和现实意义。

　　然而，我们也必须看到，少数民族传统医药知识传承的主体与客体主要分布在少数民族聚居地区，在少数民族聚居地区，习惯法对少数民族传统医药知识的保护自始至终扮演着重要的角色，虽然不同时期略有变化。过去是

---

① 梁正海．近十年来我国传统医药知识保护研究述评［J］．贵州师范大学学报（社会科学版），2012（6）．

这样，现在是这样，将来可能还是这样。这种实际，既可能使少数民族传统医药知识的传承与保护变得更为有效，也可能使少数民族传统医药知识的传承与保护变得更加复杂。也许，这也是少数民族传统医药知识法律性保护存在重大缺陷的主要原因所在。此外，民间医师治疗患者获取一定的食物或金钱作为酬劳，从而享受到人们对民族传统医药知识传承人朴素的尊重；民间医生作为传承主体将所学知识传授给徒弟，遵循千百年来流传下来的规定与遗训；对山中草药及野生动植物的采摘与捕猎，同样要遵守当地约定俗成的习惯。如何正确认知和有效利用这些约定俗成的规定，是我们在健全和完善少数民族传统医药知识法律性保护过程中必须面对而又不可回避的命题。

一、少数民族传统医药知识法律性保护实践

法律对于少数民族传统医药知识保护的重要性不言而喻。正是基于这种重要性的认知，国家在立法层面做了大量工作，做了积极努力，当然，学术界的积极探索，也为国家立法保护少数民族传统医药知识提供了大量理论依据。少数民族传统医药知识重要性的认知也正是在这种双重实践过程中进一步得到了强化。

从相关资料来看，《二年律令》《唐律疏议》等律令已经有医药知识保护相关的明确记载，到了明清时期，《大明律集解附例》等法典对医师行医及药材保护等方面有了较为系统、全面的规定。新中国成立以来，我国政府把少数民族传统医药的发展作为重要工作来抓，并为此出台了系列法律法规。《中华人民共和国宪法》第二十一条规定："国家发展医疗卫生事业，发展现代医药和我国传统医药。"《中华人民共和国民族区域自治法》第四十条规定："民族自治地方的自治机关，自主地决定本地方的医疗卫生事业的发展规划，发展现代医药和民族传统医药。民族自治地方的自治机关加强对传染病、地方病的预防控制工作和妇幼保健，改善医疗卫生条件。"2005年《实施〈中华人民共和国民族区域自治法〉若干规定》第二十六条规定："各级人民政府加大对民族医药事业的投入，保护、扶持和发展民族医学，提高各

民族的健康水平。"《中华人民共和国宪法》明确提出发展我国传统医药，意义重大而深远；它是对少数民族传统医药知识科学价值、历史贡献、应用效能的充分肯定，是对少数民族传统医药知识传承与保护最有力的支持，因为发展是最好的传承和保护。

同时，医药行业法规也陆续出台，《药品管理法》《药品管理法实施条例》《中医药条例》《中药品种保护条例》《野生药材资源保护管理条例》等行业性法规，从药品生产管理、医师资格准入、医疗事故处理，以及医药资源保护等，为医药发展构建起了全方位的法律保障。这些法律法规在保障我国医疗卫生事业健康、有序、可持续发展的同时，也对少数民族传统医药知识的保护、利用与发展提出了更高要求。换句话说，这一系列行业性法律法规的构建与完善，既是我国医药卫生事业科学有序发展的保障，又是少数民族传统医药知识传承和保护面临的巨大挑战。少数民族传统医药知识如何适应现行法律法规，现行法律法规如何更好地对少数民族传统医药知识的发展提供保障等问题，已经成为业界和学术界苦苦思索的一道难题。事实上，这种双向选择和双向适应的难题也体现于知识产权保护的实践过程。少数民族传统药方、治疗手法、疾病认知等作为一种知识，无疑应该获得知识产权的保护，事实上现行的知识产权法、专利法等也做了相关规定，但是，由于少数民族传统医药知识本身所呈现的特征与知识产权法保护客体所要求具备的特征存在明显差异，加之少数民族传统医药知识持有者自身存在的方方面面的问题，产权保护行动举步维艰。所幸的是，1991 年世界卫生组织在北京召开国际传统医药大会，对传统民间医药的地位达成了共识，并且将每年的 12月 12 日定为"世界传统医药日"，同时发表了以"人类健康需要传统医药"为主题的《北京宣言》。很显然，《北京宣言》的拟定和发表，标志着民间医药得到了国际社会的广泛认可，这对于少数民族传统医药知识的传承与保护、发展与利用，具有里程碑性质的意义。随着国际社会对传统医药知识的重视，我国地方政府也针对民族传统医药知识传承与保护的需要做出了积极回应。如 2009 年湘西土家族苗族自治州批准通过的《土家医药、苗医药保护条例》第九条第三款明确"鼓励土家医药、苗医药申报知识产权";第十四条第六款明确了"土家医药、苗医药重要学术研究成果和知识产权的转化和利用。"可以说,这是将土家医药列入知识产权保护的重要的标志性努力,这种努力的积极的示范带动作用是不可低估的,其对推动具有中国特色的少数民族传统医药知识法律性保护的深远意义也是不容置疑的。

二、少数民族传统医药知识法律性保护的不足

近年来,"围绕传统医药知识的保护研究主要呈现两大特点:一是多学科交叉格局基本形成。人类学、民族学、法学、医学科学、生物化学、药事管理学等学科对传统医药知识的保护进行了全方位多层次研究;二是关注这一领域研究的研究生逐年增多。"① 这些研究对现有的知识产权保护法律及其缺陷分析比较透彻,提出了不少行之有效的建议。《1980—2008 年贵州主要世居少数民族传统医药文献计量学分析》② 一文用文献计量学的方法对 1980—2008 年贵州省少数民族传统医药的文献进行分析后指出,新兴学科的研究逐渐增多,给进一步开发利用民族药物提供了科学保障。由此可见,不同的研究成果表明,新兴交叉学科对于民族传统医药知识的保护研究已形成一种趋势。多学科的交叉研究不仅使民族传统医药知识保护的研究更加深入,而且也使民族传统医药知识的法律保护存在的问题和缺陷变得更加明晰,为完善民族传统医药知识的法律性保护奠定了理论基础。少数民族传统医药知识的法律性保护缺陷是多方面的,穷尽其研究显然十分艰难。在此,我们将跳出法律性保护模式本身的缺陷,仅就传统医药知识构成要素保护的不足展开讨论。

---

① 梁正海.近十年来我国传统医药知识保护研究述评 [J].贵州师范大学学报(社会科学版),2012(6).

② 陈璐.1980—2008 年贵州主要世居少数民族传统医药文献计量学分析 [J].史料研究,2010(4).

（一）对药用植物资源保护存在的缺陷

我国幅员辽阔，动植物种类繁多，药材资源丰富，少数民族地区更是因其独特的地理环境，蕴藏的药材资源更为丰富而珍贵。从全国四次中药材资源的普查结果分析来看，"西南和中南资源种类约占全国的 50 - 60%，是我国药材资源种类最丰富的两大地区，各省、区的药材资源种类一般在 3000 到 4000 左右，最高达 5000 多种。"① 位于西南、中南交界地区的武陵山区被誉 "天然药库"。武陵山区气候属于亚热带向暖温带过渡类型，冬冷夏凉，雨量在 1100 - 1600 毫米之间，适宜各种野生药用动植物的生长。药材种植也成为当地的一种重要经济活动。独特的山地资源和优越的气候环境，使五峰土家族自治县成为中药材生长的理想场所，全县适宜种植中药材的土地面积达 20 多万亩。据长乐县志（今五峰土家族自治县）载：早在 2000 多年前，五峰就盛产独活、续断等 80 多种地道中药材。据 1984 年中药材普查记载，该县境内已发现野生中药材 195 科、812 种，其中动物类药材 57 种、矿物类药材 6 种、植物类药材 749 种，其中珍稀名贵药材有麝香、金钱白花蛇、头顶一棵珠、白三七等 12 种，被列为地道中药材的有独活、续断、云木香、湖北贝母等 90 多种。在县境内，海拔越高，药材品种越多，蕴藏量越大，大宗名贵药材主要生长在西部的牛庄、湾潭等高寒地带，产量占全县 70% 以上，被专家誉为华中地区 "天然药库"。② 在社会经济飞速发展的今天，由于片面追求经济发展，大量野生动植物生存环境遭到破坏，环境不断恶化，野生动植物数量锐减，不少物种已濒临灭绝。面对日渐突出的环境问题，面对动植物野生药材资源的日渐濒危，政府陆续出台了系列相关的法律法规，积极改变药用野生动植物资源面临的窘境。例如，经过第二次修正并于 2015 年 4 月

---

① 中国药材公司编著. 中国中药资源 [M]. 北京：科学出版社，1995：23 - 24. 张军辉. 西部民族地区野生药材资源法律保护研究. 中央民族大学博士学位论文，2013.

② 李技文，龙运荣，柏贵喜. 土家族传统知识——关于红烈村和龙桥村的调查报告（内资），72.

24 日发布的《中华人民共和国药品管理法》① 明确提出，"国家发展现代药和传统药，充分发挥其在预防、医疗和保健中的作用。""国家保护野生药材资源，鼓励培育中药材。"又如，1987 年 10 月 30 日国务院发布的《野生药材资源保护管理条例》② 更是对野生药材资源保护管理作了系列规定："对一级保护野生药材资源禁止采猎、出口，二、三级野生药材资源限制采猎、限量出口。""经县以上人民政府批准，可建立野生药材资源保护区，在保护区从事科研、教学、旅游等活动，须经过保护区管理部门批准。""对违反条例的行为，按情节严重程度处以不同处罚。"毫无疑问，药材资源保护的相关法律尤其是专门性法律法规的出台与实施，对野生动植物药材资源的保护与利用起到的作用是积极的，对于缓解野生动植物药材资源遭受的破坏也是有效的。尽管如此，少数民族传统医药资源的法律性保护，依然存在着保护范围小、责任不明确、制度不健全、法律效力不高、执行力量不足等缺陷，这些问题的存在极大地制约了药用动植物资源的保护与适度利用，这在地处偏远的少数民族地区显得更为突出。

一是保护范围小。"1987 年国家医药管理部门会同国务院野生动、植物管理部门制定的《国家重点保护野生药材物种名录》，共收录了野生药材物种 76 种，仅限于一些珍贵的、濒危的或具重大经济价值的野生药材资源，而且只包括野生动物和植物药材资源，对不少濒危微生物药材资源，如冬虫夏草、天麻、桑黄等却只字未提。"③ 事实上，在使用野生药材的现实活动中，尤其是少数民族传统医药知识付诸实践的过程中，有更多的已知或未知的物种未被列为相关法律法规保护的对象，这样势必对少数民族传统医药知识的实践造成更大的影响。

二是法律责任规定不明确。对于违反野生药材资源法律的行为，在责任

---

① 国务院新闻办公室网站。
② 国家食品药品监督管理总局网站。
③ 黄璐琦，郭兰萍，桑滨生等. 我国野生药材资源管理制度的分析及建议［J］. 中国中药杂志，2009（15）.

的认定、定性、处罚程度等方面未做明确规定，法律条文也未充分考虑到违法行为发生时的不同情况，如"情节严重"一词的定量定性、违法行为的持续时间等，这就给不法行为留下了可乘之机，情节严重的违法行为可能因此承担了较轻的处罚，法律有空子可钻，违法成本低，难以达到法律惩治违法行为的初衷。另外，野生动植物药材资源相关法律的实施涉及国家食品监督管理局、药品监督管理局、中医药管理局、农业部、林业部、农牧渔业部、卫生部等多个管理部门，如：野生动植物药材保护名录，由国务院野生动植物管理部门制定；采药证由医药管理部门审核发放；自治地区的管理工作由本地区行政主管部门管理等。多个管理部门作用于一个管理对象的不同方面，不可避免地存在职能、权限划分不明确，职权和责任重复或遗漏的问题，彼此之间难以实现积极有效的沟通与合作，为野生动植物药材资源的保护增加了难度。

三是执法力量不足。由于野生动植物药材资源分布范围大多在人迹鲜至的地方，对非法采猎者难以防范，执法部门往往没有足够的人力、物力进行监管与保护，更多的时候是从市场流通渠道发现问题，再加以解决，这种事后处置的被动执法难免背离法律保护野生动植物药材资源的初衷。

（二）对诊疗技艺保护的缺陷

诊疗技艺是少数民族传统医药知识的重要组成部分，是少数民族人民千百年来在生产活动中积累下来的智慧结晶。民间诊疗技艺植根于民间文化之中，民间信仰使其充满了神秘色彩。从疾病治疗心理学角度看，民间信仰对于传统医药知识的功用不但没有阻碍，而且还能强化患者的心理治疗，增强传统医药知识的疗效。然而，由于对民间信仰的心理治疗缺乏科学认知，充满民间信仰的传统医药知识进入法律保护范围自然十分艰难，就传统医药知识的诊疗技艺保护而言，不能不说是一大缺憾。还是让我们先来看看这类诊疗技术在现实生活中的实践案例吧。我们在中国历史文化名村、又被誉为中国土家第一村的云舍村调查民间医药知识的过程中，报道人给我们讲述了这样一个案例：

几个月前，村子里一位起了妊娠反应的妇女，肚子极度疼痛，到县医院打针输液还是不见好转。妇女的公公甚急，便找了杨兴给他算了一卦，杨兴认为该妇女中了煞气，让人在相应的方位烧一些火纸便能制住，按此方法，两小时后妇女便可出院。果不其然，妇女两小时后就出院回家，病样全无。

我们在碧江区灯塔办事处马岩村落鹅村民组采访赤脚医生黄钱花的儿媳妇时，她对黄钱花诊疗技术做了这样的描述："他最拿手的是推拿。一般小孩不听话，叫他过去摸一摸就好。""小娃娃有肚胀的，拿生姜用嘴嚼烂，分开两边，按在胸口推至肚脐，然后再回推到胸口，重复三次，同时念咒语。"很显然，她所指的推拿并不是现代意义上的按摩，而是辅助一定草药和按摩的巫术仪式，咒语在其中扮演了一个重要角色。由于黄钱花医生年事已高，表述艰难，我们只好找到略知医术的组长黄新民，他对"推拿"手法做了这样的补充：

> 小孩肚痛肚胀，用生姜嚼烂分两片，根据男左女右的原则先推手（虎口），同时念咒语：一推甲寅风，二推田地动，三推起风雨，四推下大雪，五推雨无踪。再推脑壳（太阳穴）并念咒语：一推开天门，二推闭地虎，三推留人路，四推塞归路。再推肚子念咒语，最后在小孩脑门上方用手写个"福"字，再吸一口气便好。

我们的调查案例的确表明，少数民族地区民众使用独特的治疗手法对治疗特定的病症确实有独到的疗效，但这些有独特疗效的诊疗技术并未纳入现行知识产权法律法规的保护体系，究其原因，我们认为，一是手法近巫，难以用现代科学解释。少数民族地区对巫术的使用广泛，我们在调查中也发现，虽然对治疗特定的病症有着很好的疗效，但很多治疗手法都夹带着巫术的痕迹，给这些诊疗技艺蒙上了一层神秘的面纱。如果将这些治疗手法一分为二来看，推拿、火烫及药服这些内容与中医无异，对病症能够起到物理和化学的治疗效果，是能够用现代科学手段来解释的。对于符咒等仪式虽然未有手段证明其在治疗过程中起到的效果，但是可以肯定的是，在整个治疗过程中带有符咒的仪式性疗法对患者心理上起到的慰藉作用是不可估量的。将这类医药知识纳入法律保护范畴，必须对这类知识的本质有一个理性的认知，其中的关键是认识"必须回归到知识本体"，即将传统医药知识看作是"人类独特的认识体系"。①二是难以定性和定量。由于形成的环境和哲学基础不同，少数民族传统医药知识与当代医学手段出入较大，西医根据确诊的病情及病情的程度能够开出准确的药方，而少数民族传统医药的治疗手段则比较笼统。举个例子来说：小儿腹痛在少数民族传统医药知识中一概可以用"推拿"的手法来应对；西医则需要病史了解、化验、光学检测等系统检查来确诊，然后再根据病情制定治疗手法。不难看出，少数民族传统医药在诊断技艺上比较笼统、复杂，在确诊、剂量、手法上没有特别明显的区别，这恐怕也是当前相关法律未能予以保护的重要原因。三是诊疗技艺不外传。在少数民族地区，就常见的病症而言，普通民众大多掌握一定的治疗方法，对于治疗方法复杂、要求较高的疑难杂症，掌握其治疗方法的人十分有限，这部分传承者一般是当地民族医师及其继承者。少数民族传统医药知识的传承一般有父子相传、传男不传女、传内不传外的传统，我们在调查中也深深感受到，不少人特别是民族医师或赤脚医生既不愿意透露他们的治疗手法和药方，也不愿意或者不知道如何将其变成专利。很显然，如何对民间诊疗技术进行保护，是我国立法部门及各相关领域研究者面临的重大难题。也就是说，少数民族传统医药知识的法律性保护是一项长期而艰巨的任务，需政府官员、学者、社会、民众各界共同努力。

（三）对方剂保护的缺陷

少数民族大多数没有自己的文字，文字的使用通常是从汉文化传播后开始的。随着汉文化的传入，中医与少数民族的医药知识相结合，成为少数民

---

① 柏贵喜等．土家族传统知识的现代利用与保护研究［M］．北京：中国社会科学出版社，2015：8．

族地区特有的传统医药知识，所用的医药方剂逐渐被文字流传下来。从少数民族传统医药方剂投产的种类和数量来看，民间仍有大量珍贵的方剂未被发掘和利用，正是这种发掘和利用存在的缺陷为"专利强盗"盗用少数民族传统医药方剂创造了可乘之机。因此，如何充分利用《生物多样性公约》等国际条例，完善我国现有的知识产权制度，构建少数民族传统医药知识专门法律保护机制，对于少数民族传统医药方剂保护而言，乃是重中之重。为了切实强化少数民族传统医药方剂的保护，我们认为以下问题亟待完善。

第一个问题是知识产权法律普及不足。在少数民族地区，传统医药方剂的持有者以民族医师为主。作为其立身之本，一般的民族医师都或多或少会有秘而不宣的医药方剂；在普通民众中，上一辈或更早的祖先行医但当下没有继承祖业的，也或多或少持有一些医药方剂。我们在调查访谈中涉及这些方剂的时候，被访者都是三缄其口，用他们自己的话来说，"我配药只在房间里头，连我家人都不得看。"这种对自家财富朴素的保护意识，往往成为少数民族传统医药方剂保护最后的一道屏障。但是，在我国众多知识产权纠纷案件中，以法律方式取回医药方剂的所有权的案件少之又少，反观国际上则有不少国家为传统知识争取在先技术地位取回专利的成功案例。①

第一个问题的存在自然而然催生了第二个问题，方剂持有者参与度不高。民族医药较之于现代西医，面临着市场危机。随着西医大行其道，民族医药逐渐失去了市场，在很多情况下民族医药难以得到市场的认可，少数民族传统医药知识持有者本身也难以为继。且不谈持有者的市场意识不强，就市场本身而言，少数民族传统医药发展难的问题未能解决，持有者的积极性就无法提高。"加大知识产权保护的宣传力度，使民族医药从业者增强知识产权保护的意识，从而重视知识产权保护"② 刻不容缓。

---

① 严永和. 现行专利法对我国少数民族传统知识的保护——论我国少数民族传统知识的在先技术 [J]. 贵州民族研究，2006（6）.
② 张强等. 民族医药特色诊疗技术的传承及验方的保护 [J]. 中国民族民间医药，2015（1）.

当然专利权保护年限的制约则导致了第三个问题的存在。少数民族传统医药方剂投产，其生产工艺成为国家正式标准后，其他企业就有了仿制的机会。就我国现有的相关法律法规来看，无法予以持久的保护。另外，《专利法》明确规定，自申请之日起，发明专利的期限为 20 年，实用新型和外观设计的专利权为 10 年。也就是说在现行的法律中，专利权只有在法定期限内才是有效的，期限过后则成为全人类的共同财产。面对这种选择，多数方剂持有者宁愿使其成为永久的私有财产，从而导致这类方剂游离于知识产权法保护的框架之外。虽然从知识本身的发展规律来看，这种选择有违知识生产者的初衷，但是，这已经是一个事实，必须引起重视。无论是为了知识本身功用的充分发挥，还是为了维护知识享用者的利益。

（四）对传承人保护的不足

对于传承人的有效保护，我们认为主要体现在两个方面。一方面是将传承人置于法律框架内，给予他们一个合法的身份；另一方面则是切实给予生活补贴，解决他们的生活困难，让他们感受到政策阳光的普照，全身心投入医疗卫生事业，构筑有中国特色的社会主义医疗卫生体系。当下，由于民族医生行业资格准入尚处于探索阶段，土家族、苗族、侗族等绝大部分民族医尚未形成具有自身特点的准入考核标准，加之绝大多数民间医生文化程度低，难以适应现有的考核标准，因而难以获得合法身份。这种合情而不合法的身份将民间医生置于一种十分尴尬的境地。这种尴尬一方面将长期行医、为民众健康做出贡献的民间医生置于法律保护之外，另一方面也加剧了乡村医疗资源短缺的矛盾，民众看病难、看病贵问题更加突出。我们认为，国家构筑医疗体系的目的是为民众健康提供保障，只要有利于民众健康，只要有利于改善民生，给予长期行医的民间医生实事求是的关照，改变他们所处的弱势地位，是否值得认真思考？

事实上，经济上的补助也是当下民间医生存在的一大难题。散落在少数民族村落的赤脚医生生存条件恶劣，虽然对赤脚医生的养老补助政策已经相继出台，而且不少退休的原赤脚医生也领取了一定的生活补助，但是，根据我们在铜仁市多个村落的调查来看，依然存在赤脚医生难以获得认定的问题。相关认定条件明确规定了"赤脚医生"对文化水平、连续服务年限、接受培训期的最低标准，在这些标准之外，仍然有大量民间医生难以享受政策。他们成了政策的关照者，但同时又成了政策的遗忘者。保护好传承人，是确保传统医药知识获得有效保护的最为重要的途径，因为失去传承人的知识保护是难以想象的。

三、加强少数民族传统医药知识的法律性保护

少数民族传统医药作为我国少数民族传统文化的结晶，在少数民族乃至世界各族人民的生命健康、民族繁衍及历史文化的发展传承中发挥了不可估量的作用。随着西方医药的传入并逐渐成为现代人们生活中看病就医的首要选择，民族医药及中医等传统医药正逐渐走向边缘。在法律层面给予少数民族传统医药足够的保护，是少数民族传统医药适应新时代发展，发挥其治病救人的功能，促进少数民族传统文化传承与发展不可或缺的一环。结合法律性保护不足的理性分析和深入思考，我们认为，对于少数民族传统医药知识的法律性保护不能单纯地停留于知识产权层面，必须强化对野生动植物药材资源、传统医药诊疗技艺及方剂、传统医药知识传承人的法律性保护，为传统医药知识的传承、保护、发展、利用构建一个良好的生态空间。

（一）强化民族地区野生动植物药材资源保护

完善相关法律是关键。对野生植物保护的法律主要仍依据1996年的野生植物保护条例，未有《野生植物保护法》，应尽快组织制定《野生植物保护法》，强调野生植物的生态价值，以更高层次的法律明确规定濒危植物药材的保护。进一步完善《野生动物保护法》，扩大受法律保护野生动物范围，除濒危野生动物外，将更多的普通药用野生动物纳入名录中。扩大保护对象范围的同时进一步明确执法部门的职能及责任，明确规定违法行为所应承担的法律责任。

推进自然保护区管理和建设是途径。我国在有代表性的自然生态系统、

珍稀濒危野生动植物集中分布区设立了自然保护区，但是，自然保护区管理的进一步完善已是当务之急。自然保护区面积大，以我国目前的管理人员数量难以对自然保护区进行充分有效的监管。自然保护区人迹罕至，对其监管是一项艰辛而枯燥的工作，需要相关部门投入足够的人力物力，加大监管力度。我们认为，针对自然保护区环境复杂、地域广阔的特点，应当尽快运用现代科技手段对自然保护区进行监管保护，改变以人力为主的监护模式，提高管理效率和效果。与此同时，还应在少数民族地区加强保护野生动植物的法制宣传教育，使当地民众以主人翁的身份保护少数民族地区特有的珍稀物种，自觉地参与到对野生动植物的保护行动中来，贯彻执行封山育林、退耕还林等政策，抵制非法盗猎及过度采挖受法律保护的野生动植物的行为。同时完善生态补偿制度，按照"谁开发谁保护，谁受益谁补偿"的原则，防止少数民族地区生态环境进一步遭受破坏，建设资源节约型、环境友好型的少数民族社区，推进生态文明建设步伐。

加强科技攻关是手段。野生动植物药材具有独特的药用成分，对特定的病症有着独到的疗效，因其稀而珍贵，但其药用成分大多可以从其他物质以不同工艺提取或合成。应当鼓励用其他物质提取或合成野生动植物药材的核心药用成分，并给予相关研究足够的科研政策及经费支持，推动科技攻关，促进传统医药知识持续发展。

（二）强化少数民族传统医药诊疗技艺、方剂保护

完善相关知识产权保护法律。我国知识产权主要通过专利法保护，而少数民族传统医药大多通过口传心授，其独创性难以符合专利授权的认定标准，且公开后基本无法再创新；商标法主要对特定商家的特定注册商品进行保护，而少数民族诊疗技艺、方剂等并非全部能转化为注册商品，同样难以受到商标法的保护；不少民族医药诊疗技艺及方剂并非个别人持有，而是在一定范围内被人熟知，反不正当竞争法对这些医药知识未能予以保护。对于相关知识产权法存在的不足，需针对少数民族传统医药发展的实际情况进一步完善、修订，才能实现少数民族传统医药知识法律保护新常态。

　　吸取国际公约保护经验。少数民族传统医药知识的诊疗技艺及方剂是最容易受国际专利盗用者抢先注册的对象。通过专利权、商业秘密权、商标权、地理标志等常规手段对知识产权实行域外保护，还应通过相应的国际公约保障少数民族传统医药知识在国际上不受侵害。首先，对少数民族传统医药知识中具有传统型、继承性，并在特定群体具有相对公开性的医药知识，应属该群体共享，我国应尽早专门立法对其加以保护；其次，专利只能受某一国家或地区的法律保护，应依据其他国家的法律对我国少数民族传统医药知识在其他国家申请专利，使其在国际贸易中获得域外保护；利用《与贸易相关的知识产权协定》《生物多样性公约》等国际性公约，将少数民族传统医药知识纳入国际公约的保护框架下，维护少数民族医药知识产权。

　　（三）强化少数民族传统医药知识传承人保护

　　加快民族医师考试准入标准的研究和制定步伐。目前仅有藏医、维医、蒙医等少数几个少数民族医生有了自己的准入标准，应该说，这是我国民族医疗事业的一大进步。我国民族众多，民族医药资源丰富，应加快各民族医药资格准入标准的研究和制定，让更多的民族医师参与具有本民族特色的行医资格考试。这一过程虽十分复杂艰难，但必须积极探索，循序渐进。让少数民族传统医药知识的持有者取得合法身份，合理合法地参与到我国的医疗卫生事业中来，发挥少数民族传统医药知识服务民众健康的积极作用。这是少数民族传统医药知识传承与保护必不可少的途径。

　　师承教育与学校教育并重。少数民族传统医药的传承主要靠口传心授来延续，无法大规模系统培养传承人。也就是说，口传心授式教育一定程度上阻碍了少数民族传统医药的传承和发展。学校教育越来越完备，民族医药学校及民族医药专业已经或正在设立，少数民族医药知识完全可能通过系统课程设计及教学，培养人才，从而改变口传心授单一传承方式。学校教育与师承教育相辅相成，使少数民族传统医药知识传承人既受系统医学理论教育，又参与少数民族传统医药知识具体实践，成为复合型高层次人才，这既是一种期待，也是一种希望。当然，民族医学专业的学生的教学培养模式也应充分考虑深入民族地区实地实习，以习得少数民族传统医药知识的精髓；民间的民族医药知识持有者同样要经过系统的医学理论学习，赋予少数民族传统医药知识传承人现代医学思维理念，应是教育部门在制定专业培养计划中重新审视和考虑的问题。同样，国家应对民族医学院校及专业给予扶持政策，使民族医学的教育健康持续发展，使少数民族传统医药知识在教育方面形成政策性的法律保护。

第二节　少数民族传统医药知识的生产性保护

生产性保护即生产性方式保护，是近年来提出的一种新的保护模式，其目的是要将遗产资源"转化为经济效益和经济资源"，① 在发挥非物质文化遗产经济潜能和经济效益的同时，促进其有效保护。可以说，生产性保护模式的提出意味着非物质文化遗产保护路径的进一步拓展，保护方式的进一步多元，保护思想的进一步解放，也是对我国非物质文化遗产保护指导思想——合理利用、传承发展的丰富和发展。少数民族传统医药知识作为非物质文化遗产的重要组成部分，生产性保护对促进其有效保护与活态传承具有重要的现实意义。

一、传统医药知识生产性保护

我国非物质文化遗产"生产性保护"的概念最早出现于《非物质文化遗产概论》一书中。② 之后，生产性保护成为学术界讨论的热门话题，讨论内容涉及非物质文化遗产生产性保护内涵、现状、路径与模式，以及以传统手工技艺为主的非物质文化遗产生产性保护个案研究等，可谓十分广泛。2012

---

① 王文章主编．非物质文化遗产概论［M］．北京：文化艺术出版社，2006：30.
② 宾玉吉，贺小荣．非物质文化遗产生产性保护的实施框架与策略——中外对比的视角［J］．中南林业科技大学学报（社会科学版）2012（3）.

年 2 月 2 日，文化部非物质文化遗产司发布了《文化部关于加强非物质文化遗产生产性保护的指导意见》，① 对生产性保护做了明确界定："在具有生产性质的实践过程中，以保持非物质文化遗产的真实性、整体性和传承性为核心，以有效传承非物质文化遗产技艺为前提，借助生产、流通、销售等手段，将非物质文化遗产及其资源转化为文化产品的保护方式。"② "这一保护方式主要适用于传统技艺、传统美术和传统医药药物炮制类非物质文化遗产领域。"③ 文化部对非物质文化遗产生产性保护概念的界定标志着国家已经"将生产性保护方式正式纳入中国非物质文化遗产保护的官方话语体系。"④ 或者说，文化部对非物质文化遗产生产性保护概念及其适用领域的界定，意味着非物质文化遗产生产性保护模式已经成为政府行为或国家战略。"'生产性保护'有两个关键词，一是生产，一是保护。生产是方式、是途径，保护才是目的。将非物质文化遗产中可以转化为经济效益的文化资源通过一定的商业、市场行为转化为经济收益，这是生产；经此激发遗产持续的活力，从而使得非物质文化遗产具备在当今社会传承发展的可能性，便是保护。"⑤ 也就是说，生产性保护的最终目的是保护，而生产只是实现保护的途径。因此，正确认识生产与保护的关系对于非物质文化遗产的传承与保护至关重要。

从查阅的相关研究资料来看，传统医药知识生产性保护尚无正式界定，但是通过生产性保护发挥传统医药知识的经济潜能，促进传统医药知识传承与保护已经引起重视。这正是传统医药的生产性保护常常与其他传统技艺类

---

① 李荣启. 非物质文化遗产生产性保护的途径 [J]. 文化学刊，2012（5）.
② 李梦晓. 人文关怀与市场思维："非遗"生产性保护的逻辑起点与现实应对 [J]. 云南社会科学，2015（3）.
③ 文化部关于加强非物质文化遗产生产性保护指导意见。
④ 李梦晓. 人文关怀与市场思维："非遗"生产性保护的逻辑起点与现实应对 [J]. 云南社会科学，2015（3）.
⑤ 康保成. 中国非物质文化遗产保护发展报告 [M]. 北京：社会科学文献出版社，2011：313. 杨维. 非物质文化遗产生产性保护诸问题研究. 中国艺术研究院硕士论文，2014.

非物质文化遗产并列出现于相关论述之中所折射出来的信息。关于传统医药的生产性保护，有学者主张："在不违背传统手工生产规律和运作方式、保证其本真性、整体性、手工核心技艺和传统工艺流程的前提下，使传统技艺、传统医药药物炮制技艺等非物质文化遗产项目，在创造社会财富的生产活动中得到积极有效的保护。"① 从这一表述可以看出，作者侧重于传统医技和药物炮制两个方面。很显然，这种表述局限于文化部对生产性保护适用范围的说明。然而，就生产性保护的目的而言，只要有利于传统医药的合理利用，只要有利于传统医药保护和发展，只要有利于最大限度激发传统医药的经济潜能，只要有利于传承人增加收益，都应该积极主动进行探索和实践。比如已发展成为一项文化产业的贵州从江瑶族药浴，它既不是传统医学技艺，也并非严格意义上的传统医药药物炮制技艺，但它能够逐步走向产业化，就已经表明了传统药浴习俗的魅力，表明了人们对于传统药浴习俗的认同，表明了传统药浴习俗潜在的巨大的经济功能。也许正是基于这样一种认知，有学者主张那些"具有可开发利用的经济价值，能够走市场竞争之路的非物质文化遗产项目及资源，均可采用'生产性保护'，在科学合理的开发利用中，实现可持续传承发展。"② 也正是基于以上思考，我们认为传统医药知识的生产性保护是指在保持传统医药核心知识与技艺的基础上，尽可能对传统诊疗法、传统医药药物炮制技艺、传统保健习俗等传统医药知识进行创新、开发与利用并转化为消费品，最终实现传统医药知识传承、人类身心健康维护与经济社会发展共赢的一种保护模式。

二、传统医药知识生产性保护意义

按照生产性保护模式合理开发利用少数民族传统医药知识，将其转化为

---

① 引自张方鹏的传统医药非物质文化遗产"二仙膏古法制作技艺"生产性保护和传承的初步实践。

② 李荣启. 非物质文化遗产"生产性保护"的重要性与可行性［J］. 美与时代，2014（9）.

消费品，引导民众理性消费，不仅有利于传统医药知识的传承与创新，而且有利于为人类健康造福，成为推动地方经济社会持续健康发展的新的经济增长点。

（一）有利于打破少数民族传统医药的地域界限

传统医药知识是人类为对抗疾病、维系身心健康进行探索和实践的结晶，具有很强的实用性。少数民族传统医药知识也因为治疗某些疑难杂症有奇效而倍受广大民众青睐。然而，少数民族传统医药知识作为一种地方性知识，它具有鲜明的地域性，正是这种地域性限制了它服务的范围，也在一定程度上影响其功能的发挥。如何克服这种地域局限？应该说，生产性保护是一种积极而有益的尝试。少数民族传统医药知识的生产性保护就是要借助生产、流通、销售等手段，利用现代科学技术将少数民族传统医药知识转化为消费品，通过市场流通，为更多患者的身心健康服务。事实已经证明，少数民族医药保健品的流通正在或已经打破了少数民族传统医药知识的地域界限，这种成功的探索和实践对于少数民族传统医药知识的传承与保护，无疑是有益的。

（二）有利于激发少数民族传统医药知识活力

我们一直强调少数民族传统医药知识是一种地方性知识，具有鲜明的地域特色，换句话说，在产业化之前少数民族传统医药知识的服务范围是极其有限的，它主要被创造积累者所利用。事实上，少数民族传统医药知识从产生之初便作为一种消费品被使用，只是其使用范围并没有现代医药的范围广泛。现代医疗的进入，极大地分割了传统医药在传统乡村社会的利用空间，现代医疗品逐渐成为传统医药的替代品，再加上生存空间拓展、消费观念转变等多重因素的共同作用，传统医药知识逐渐失去了消费者的青睐，其存续面临严峻的挑战。生产性保护为缓解传统医药知识传承危机提供了一个难得的机遇。

传统医药知识类非物质文化遗产生产性保护相对民间艺术和传统手工技艺而言，有更大的优势，因为功能性差异决定了传统医药知识生产性保护对原真性原则没有太高的要求——当然医学保健习俗类除外，比如药物炮制技艺、新药的研发，只要对人类健康有益，是允许或被鼓励在一定范围内进行创新的。这种创新迎合了现代市场经济发展的要求。合理开发利用少数民族传统医药知识中的精华，是对传统医药知识的创新性保护，体现了传统医药知识的"自身的特点和传承发展规律"。① 通过对传统医药知识的开发利用，将被搁置的医药知识置于大众视野，为人类健康服务，将会使少数民族传统医药知识的医学价值得到进一步的彰显。毫无疑问，日益增多的消费者将为少数民族传统医药知识的传承与发展提供原动力，因为消费者的增多必然促进消费品生产和服务的增多。当然，消费者的增多也有利于扩大少数民族传统医药知识的知名度和影响力，激发传统医药知识持有者的文化自觉，增强文化自信，更好地传承发展传统医药知识。

（三）有利于少数民族传统医药产业化

生产性保护的目的是在实现非物质文化遗产社会效益和经济效益的双丰收的同时，推动非物质文化遗产可持续发展。为此，各地做了大量积极有效的探索和实践，积累了不少经验，当然也有失败的教训。为了以点带面，总结和推广成功经验，"文化部经组织专家评审、实地考察、评审委员会审议、公示等程序，于 2011 年 10 月 31 日公布了第一批国家级非物质文化遗产生产性保护示范基地名单，有 41 个项目企业或单位，39 项国家级名录项目入选。"② 其中，山东传统医药中医传统制剂方法（东阿阿胶制作技艺）、西藏传统医药藏医药（藏药七十味珍珠丸配伍技艺）入选。2014 年 5 月 16 日文化部又公布第二批国家级非物质文化遗产生产性保护示范基地名单，③ 其中入选的传统医药类项目有 4 项，即同仁堂中医药文化（传统中药材炮制技艺）、中医传统制剂方法（龟龄集传统制作技艺、定坤丹制作技艺）、中医传

---

① 李荣启. 非物质文化遗产生产性保护的途径［J］. 文化学刊，2012（5）.
② 李荣启. 非物质文化遗产生产性保护的途径［J］. 文化学刊，2012（5）.
③ 文化部非物质文化遗产司. 文化部关于公布第二批国家级非物质文化遗产生产性保护示范基地名单的通知。

统制剂方法（夏氏丹药制作技艺）、藏医药（七十味珍珠丸赛太炮制技艺）。实践证明，我国传统医药等非物质文化遗产生产性保护在促进经济发展、带动就业方面发挥了重要作用。例如，西藏传统医药藏医药（藏药七十味珍珠丸配伍技艺）所在的企业——西藏自治区藏药厂，拥有总资产达8亿元；生产性保护也带动了地方就业。山东传统医药中医传统制剂方法（东阿阿胶制作技艺）所在企业——山东东阿阿胶股份有限公司，现有员工5600余人，总资产36余亿元，总市值300多亿元。①

三、传统医药知识生产性保护困境

少数民族传统医药知识生产性保护是对传统医药知识进行开发利用，并在这一过程中既实现少数民族传统医药知识的持续传承与有效保护，又带来经济效益和社会效益，同时造福人类身心健康的实践活动。少数民族传统医药知识根植于乡土社会，与传统文化背景、当地自然生态密切相关。生产性保护在一定程度上必然导致传统医药知识与自然生境和文化生境的割裂，在这样的情景下能否发挥原有功效恐怕是生产性保护的困境之一；少数民族传统医药知识通常是集体智慧的结晶，传承人与相关群体的关系复杂，知识产权归属与惠益分享的问题又成为生产性保护不可回避的另一难题；少数民族传统医药知识虽然因为浓厚的信仰成分而变得十分神秘，但是其发挥疾病治疗功能的关键因素还是药用植物，对于既珍稀而又难以替代的药物的获取自然也就成为生产性保护的又一难题。可见，如何解决少数民族传统医药知识生产与保护、知识产权与惠益分享、药物获取与研发之间的矛盾，是推动生产性保护的关键所在。

（一）少数民族传统医药知识生产与保护之间的矛盾

非物质文化遗产生产性保护的商业化变形与原真性之间的矛盾一直是非物质文化遗产保护者关注的主题，就生产性保护过程中，如何保持传统艺术

---

① 陈海伦. 东阿阿胶股份有限公司的投资价值分析［J］. 新经济，2014（Z1）.

类、传统手工技艺类非物质文化遗产的原真性问题提出了诸多建设性建议。有学者明确提出，传统手工技艺类非物质文化遗产生产性保护应该是'技'的传承，'艺'的突破，"在固守核心技艺和传统意蕴的基础上，变通产品的旧有形式。"①"固守核心技艺"已经成为非物质文化遗产生产性保护的前提与共识。事实上，在实践过程中核心技艺的"度"即很难把握。既要保持非物质文化遗产的真实性、整体性和传承性，又要不断地创新性生产也是一大难题。当然，不同类别的非物质文化遗产"生产"与"保护"面临的问题也各有差异，如表演习俗类非物质文化遗产，生产性保护过程中商业化严重过度，这一现象带来的结果即是"脱域"传播，而"脱域"传播带来的结果又是一种文化置换。如蓬勃发展的少数民族村寨旅游，为了迎合大众需求，将少数民族传统节日民俗随时随地表演，武断割裂了节日民俗的特定时空，异化了节日民俗的表征与文化内涵。这种为了迎合文化旅游而形成的文化置换究竟是不是一种破坏，至少就眼前来看，答案是肯定的。就手工技艺类非物质文化遗产生产性保护而言，由于传统手工技艺人性化、个性化、地域化、民族化等多重因素的制约，产量低、取材难、价格贵，为生产、销售带来了困难。开发商在追求经济利益最大化目标驱动下，想尽办法对其进行产业化、规模化生产，无视传统手工技艺自身的特点，产品数量剧增，但形态千篇一律，千品一面，缺乏个性，商品价格低廉，缺乏精致品牌等等。鉴于这一实际，传统手工工艺能否被现代机器作业完全代替，又成为学术界热烈讨论的话题。相比之下，少数民族传统医药知识构成元素的多元性，使得其生产与保护之间的矛盾变得更为复杂。

首先我们必须正视这样一个问题，即不同民族的病因解释是不尽相同的，少数民族传统病因观也不同于现代医学的病因解释，许多疗效显著的民

---

① 刘华年．生产性保护理念下传统手工艺生产的固守与通变［J］．民族艺术，2014（5）．

族传统医药因为缺乏现代意义上的"科学合理"① 的解释系统而遭遇批判，对这类医药的开发、生产和消费极度艰难。医学人类学将人类病因解释归纳为自然病因、超自然病因与现代医学病因三种类型，不同的病因解释模式基于不同的理论系统，产生不同的疾病处置方式。超自然病因引起的象征性疾病治疗因为充满神秘色彩而遭遇诟病。从大量的调查研究和文献资料来看，在仪式性治疗过程中，人们追求的效果是一种神药两解。人们把更多的注意力放在了仪式本身，药物作为仪式治疗的一种道具，其治疗功效被仪式所遮蔽。无意识遮蔽带给这种治疗方式的礼物乃是接近全盘性的否定。事实上，大量治疗案例表明，仪式治疗过程中的药物功效是显而易见，仪式本身对患者的心理慰藉功能也是不容忽视的。比如蒙古族萨满操演治疗仪式对心理所具有的积极暗示作用就得到了学者的肯定："蒙古族传统疗术中的灸疗就是用灸草或灸草条在体表一定的穴位上烧灼、熏熨的治病防病的一种疗法，这种疗法是最直接借用火的神圣力量驱魔治病的手段。"② 事实上，艾草本身就具有驱寒、补阳、消毒、灭菌的功效，加上治疗过程中火的神圣力量的心理暗示，其治疗功效自然比单纯的药物治疗更为有效，其中的关键在于治病先治人，在治疗过程中激发或带给患者希望，或许正是仪式性治疗的生命力所在。从现代医学角度来看，宗教仪式治疗疾病很难解释，仪式过程中的药物使用或是特殊疗法更容易被忽视，这种认识上的障碍，必然对少数民族传统医药知识的生产性保护产生消极影响。

（二）传统医药知识产权归属与惠益分享问题

少数民族传统医药知识的生产性保护就是对传统医药知识的开发利用，这一过程必然涉及知识产权及惠益分享问题。少数民族传统医药知识产权方

---

① 科学合理的病因解释是以现代医学为标准的，运用相同的病因解释标准解释评价不同的医学体系是当代的普遍做法。从民族学的视角看，文化具有显著的相对性特征，用相同标准评价不同民族文化或不同哲学背景下形成的文化的科学性亦是值得反思的。作为民族学者，我们更主张秉持文化相对论态度对待不同文化的科学性。

② 乌仁其其格. 蒙古族萨满教宗教治疗仪式的特征及治疗机理的医学人类学分析[J]. 西北民族研究，2008（3）.

面的问题表现为两方面，一是由群体创造的那部分少数民族传统医药知识的知识产权主体难以确定，在商业化过程中，难以防止他人不合理的获取知识产权。另外，因为缺乏相应的法律保护，个体知识创造者与持有者为防止持有的知识被盗用，不愿公开自己持有的医药知识，使一些疗效显著的秘方随着持有者的离世而失传，未能持续发挥价值为人类健康造福；二是知识产权保护是对西药知识形态的保护，形成对传统医药知识形式的有效保护尚待时日。有学者指出："2003 年，国家评审通过了藏、蒙古、维、苗、彝、傣六种民族药 461 个品种，这为有关民族药的开发上市创造了条件。但这些民族药的知识产权一般是在体现为'颗粒'、'喷剂'等西药'知识形式'后才得到保护的，其'传统知识形式'则没有得到保护。"① 也就是说，少数民族传统医药知识的开发利用自然也不会例外，而土家族等擅用鲜药的民族医药的开发也必须以西药形式才能更好地受到保护。当然，无论何种形式的开发利用，事实上都无法回避一个惠益分享问题。在传统医药知识的生产性保护过程中，民间医生、村落民众、民族医药研究机构、产业开发部门等都可能成为利益主体，在实现药物开发、生产、销售过程中，有效协调利益主体间的利益，也是传统医药知识生产性保护亟待解决的问题。

（三）药物资源获取问题

少数民族地区普遍拥有丰富药物资源，已经形成一种共识，也是一种事实。土家族聚居于武陵山区，独特的地质资源和气候为动植矿物药物资源提供了有利的生存空间。"根据 1984—1987 年全国中草药资源普查，本辖区有植物药 3303 种，包括 242 科 1106 属，其中蕨类 83 属 234 种，裸子植物 9 科 27 属 43 种，被子植物 189 科 996 属 3026 种。动物药 158 种包括 103 科 139 属，矿物 28 种。土家族聚居辖区有动植物、矿物中草药达 3489 种。"② 相关

---

① 严永和. 论我国少数民族传统知识产权保护战略与制度框架——以少数民族传统医药知识为例 [J]. 民族研究，2006（2）.

② 朱国豪，朱娜林等. 解读土家族医药的学术价值和开发研究战略 [J]. 中国民族医药杂志，2008（5）.

资料显示，仅贵州苗族聚居地区拥有的药物也达上千种。"据调查，贵州苗药资源在 4000 种左右，正如贵州毕节地区的老苗医所言：（苗医）'病有 108 症，药有 3800 种，有苗者（泛指高等植物）3000 种，无苗者（泛指低等植物、动物、矿物及其他类）800 种。'如别具特色的苗药观音草、米蒿、艾纳香、八爪金龙、仙桃草、旱莲草、活血丹、大丁草、重楼等。"① 丰富的植物资源为少数民族利用动植矿物进行疾病治疗提供了条件，形成了丰富的药物学知识，药物资源开发也因此成为少数民族传统医药知识生产性保护最为主要的形式。

行动总是一柄双刃剑。当行动在推动少数民族药物资源开发利用的同时，也为之带来了一系列难题。首先表现于药用植物资源获取的困难。药用植物资源获取困难一方面由于不当采摘造成，比如土家族"聚居区野生中草药资源保护并没有得到应有的重视，加上人工种植技术没有及时跟上，尤其是 20 世纪 80 年代末至 90 年代初，由于对野生中草药资源的掠夺性开发和利用，使得聚居区内许多野生中草药资源遭到了严重破坏。"② 另一方面表现为人亡艺绝。少数民族普遍流行着用鲜药的习惯，也就是对药物的现采现用。年老的民间医生具有丰富的采摘药物的经验——他们熟知药用植物的药性、生长习性、生长地，这些经验通常依赖口传身授进行传承，没有文字记录。由于民间医药传承人固有的一种保守性，加上生老病死的不可预见性，采摘药物知识常常出现人亡艺绝的尴尬。据土家族民间医生介绍，越是疗效好的药物生长环境越恶劣，知道的人也越少。人亡艺绝的尴尬带来的结果必然是珍稀药物获取的艰难。虽然近年来珍稀药材的人工种植已取得了积极进展，但是，由于药物对生长环境的特殊需求，加上动植物形成的特殊生态难以在短时间内修复，人工培植药物功效难敌野生药物功效已成为不争的事实。

---

① 冉懋雄.贵州苗药研究评价与中药现代化［J］.中药材，2010（2）.
② 贺海波，石孟琼，熊兴军.基于土家族地域特点的中草药资源开发与利用［J］.亚太传统医药，2010（5）.

四、传统医药知识生产性保护原则

"保持非物质文化遗产的原真性、整体性和传承性"是文化部在界定非物质文化遗产生产性保护时的明确要求，亦可以说是非物质文化遗产生产性保护的价值导向。生产性保护这一概念本身就已经表明了这样一对逻辑，即生产是途径，保护是目的；保护是为了更好的生产，生产是为了更好的保护，二者相互作用，互为因果。通过生产、流通、销售等环节将非物质文化遗产转化为商品的过程，实质是将文化资本转变为商业资本的过程。在这一过程中，如何以传承核心技艺为前提，最大限度保护非物质文化遗产的原真性、整体性、传承性，是一个值得深思而又不可回避的问题。与传统美术类非物质文化遗产相较而言，传统医药知识有其自身的特殊性——既是一种公共产品，又是一种准公共产品，满足广大民众身心健康的需要正是它的价值所在。基于传统医药知识自身的特点及其特定价值的思考，我们认为，在传统医药知识生产性保护过程中，遵循分类开发原则、原真性与创新性相协调原则、主体利益共享原则，有利于传统医药知识的可持续发展。

（一）分类开发原则

少数民族传统医药知识内涵丰富、类型多样，包括医学知识、药学知识、保健习俗、治疗仪式等等，根据不同医药知识类型进行生产，实现开发性保护，无疑是一种理性选择。从少数民族传统医药知识类型来看，药物资源开发、保健习俗开发、保健品开发等都值得尝试，但关键在于深入挖掘少数民族持有的药物学知识以及单方、验方和秘方，做好存档和必要的保密工作。与此同时，大力开展药物研发和药物的临床验证研究，适度借鉴西药相关研发技术，但必须保持少数民族传统医药的个性，切忌少数民族医药知识的过度或全盘西化，丧失民族个性。西部民族地区文化旅游井喷式发展，对于少数民族传统保健习俗、疾病治疗仪式的开发利用既是机遇，也是挑战，实现民族传统保健习俗、疾病治疗仪式与文化旅游协同创新，是民族传统保健习俗、疾病治疗仪式创新性发展的关键。可喜的是，瑶族药浴习俗在实现文化资本向商业资本转化方面做出了积极尝试；在土家族、苗族等少数民族地区广泛流行的充满象征性的疾病疗法傩仪亦正在文化旅游中扮演越来越重要的角色。随着乡村旅游的蓬勃发展，蒙古族习惯饮食酸马奶、① 毛南族的"三酸"② 等亦正在成为游客青睐的乡村风味，土家族等民族过去食用的葛根、葛藤已经开发成保健食品，深受消费者好评。

（二）原真性与创新性相协调原则

"对开展生产性保护效益较好的代表性项目，要引导传承人坚持用天然原材料生产，保持传统工艺流程的整体性和核心技艺的真实性，促进该项遗产的有序传承。"这是《文化部关于加强非物质文化遗产生产性保护的指导意见》对非物质文化遗产生产性保护追求的目标，也是实现"保持非物质文化遗产的真实性、整体性和传承性为核心"理念的基本要求。无疑，使用原材料、保持传统工艺流程和核心技艺是非物质文化遗产生产性保护实现"原真性"的基础，但在实践过程中，能否协调产业化带来的"原真性"保护困境？事实上，这是一个非物质文化遗产在生产过程中的创新性问题。

就此问题，学术界展开了激烈的讨论，形成了不同的观点。强调非物质文化遗产"原真性""原生态"的学者认为，继承、传承优于发展、创新，非物质文化遗产事象应一成不变，非物质文化遗产生产性保护应坚决反对商业化、产业化；强调非物质文化遗产"活态性""变化性"的学者则主张，在传承过程中发展、创新，认为相当一部分非物质文化遗产项目不进行变革会失去生存价值，面临消亡，因此不断创新、发展是非物质文化遗产的有效保护方式；介于两者之间的学者则主张坚守传统与改革创新并行不悖，提出非物质文化遗产生产性保护应遵循"坚守"与"变通"的辩证态度，"认为坚守传统与改革创新是并行不悖的。因为只有坚守传统，才能体现非遗事象的本来意义，而不至于变得面目全非；只有创新发展，才能不断激发非遗事

---

① 相关资料已经表明，酸马奶富含许多有益于机体的成分，如糖、蛋白质、脂肪、维生素等对伤后休克、胸闷、心前区疼痛疗效显著。

② "三酸"，即"腩腥""瓮煨""锁发"，可以解食积、助消化、利肝脾等等。

象本身的活力，使之不断升华，更好地传承。"刘德龙还认为："坚守是必要的，变通是必然的；自然界和人类社会没有任何事物是一成不变的；坚守是前提，变通是手段；坚守是对主题、主旨、主干、内涵、精髓、精神的坚守，不是对所有细节、形式、材料、手法百分之百的固守，不是盲目守旧，一成不变；变通不是否定，变通要循序渐进，不是彻底颠覆，不能另起炉灶。"① 李荣启研究员也认为："非物质文化遗产保护与传承中的继承与创新之意，不是'破旧立新'、'除旧更新'、'弃旧图新'，而是'承故融新'，其新与旧不是二元对立的，而是相互依存、相互交融的，也就是说二者之间虽有扬弃和变异，但不是后者否定前者，而是一脉相承、相生相融，即：新是旧中之新，是在原有基础上顺应时代的发展，是融进新的文化元素。"② 在刘德龙看来，山东东阿镇福牌阿胶制作工艺就是一个成功案例，"作为国家级非物质文化遗产名录，其传承人在整理、恢复、弘扬'九朝贡胶'等传统技艺的同时，不断发展创新，将新工艺、新设备及新材料投入生产当中，并研发出方便服用、携带的阿胶新剂型、阿胶原粉、桃花姬等新产品，让这项传承千年的阿胶技艺跟上了时代发展的步伐。此举既让传统的中医药文化回归大众视野，又不断开发适应国际市场需求的新产品，使东阿阿胶在传承与创新并举的生产性保护中实现了传统与现代、非物质文化遗产与市场的完美结合，为东阿阿胶在新时代的传承与发展注入了新的活力。"③

辩证来看，文化本身是不断变化的，坚守原真性的同时积极创新，也许更有利于文化自身的发展。不仅东阿阿胶在创新性传承中获得了大发展，而且土家族地区盛产的药用植物青蒿，也因为不断创新获得长足发展，为人类驱除疟疾做出了重大贡献，也成就了屠呦呦这位科学家的诺贝尔奖。因此，我们认为，少数民族传统医药知识生产性保护既要坚持其原真性，又要坚持

---

① 刘德龙. 坚守与变通——关于非物质文化遗产生产性保护中的几个关系 [J]. 民俗研究，2013（1）.

② 李荣启. 非物质文化遗产生产性保护的途径 [J]. 文化学刊，2012（5）.

③ 刘德龙. 坚守与变通——关于非物质文化遗产生产性保护中的几个关系 [J]. 民俗研究，2013（1）.

创新性的原则。固守传统、一成不变，只会加速少数民族传统医药知识的消亡。如果为了保持野生药材的药性而放弃人工培植药材、为了保持传统"现采现用"而放弃采用现代技术改变药物形式，只会造成传统医药知识的流失，使传统医药难以发挥应有的价值。当然，如果我们只注重经济利益，重开发而轻保护，也会造成传统医药知识"本真"的丧失，使其个性全无，不仅不利于少数民族传统医药知识的传承，而且还会极大阻碍民族文化自信心的重建。

（三）主体利益共享原则

少数民族传统医药知识开发必然涉及不同的利益主体，从各自的利益出发权衡医药知识的开发既是一种人性，也是一种本性，关键在于如何寻求一种价值取向来平衡各方利益，实现利益共享。民间医生通常掌握着众多治疗疑难杂症的单方、验方和秘方，这些医药知识被视为家庭和个人的财富，作为这种医药知识的传承人，遵守约定俗成的规约，秘不外传，在广大乡村已经被视为理所当然之事；民族医药生产企业作为一种商业化组织，其目标在于追求经济利益最大化。为了独享研发、生产民族医药成果，有的企业不惜抛弃职业道德，盗取民间医生、群体知识持有者秘方；民族医药研究机构作为一种非营利的知识创新组织，不仅应该承担起保护传统医药知识和传承人权利的责任，还应该积极作为，努力成为沟通民间医生和民族医药制药企业之间的桥梁，构建民间医生—民族医药研究机构—民族医药企业多方利益共享机制，形成传统医药知识生产性保护的良好生态，推动传统医药知识的活态传承。

五、传统医药知识生产性保护路径

少数民族传统医药知识生产性保护的价值取向在于把传统医药知识开发与保护的经济效益与社会效益有机统一，实现双向互动，产生综合效应。这一价值取向意味着，我们不仅要努力开发传统医药知识——不仅包括医学理论与药学知识，还包括与信仰、民族心理等相关的保健习俗、禁忌仪式、饮食习俗以及有关医学的神话传说等，而且要正确认识传统医药知识的可开发元素，既遵循医药知识发展的自身规律，又不失去创新的激情。也就是说，在保护与创新之间不要过于保守，毕竟医药知识不同于其他非物质文化遗产类型，它的主要功能就是治病救人。在生产性保护过程中，适度创新是患者的需要，也是时代发展的需要，更是医药知识自身的发展规律。为此，我们认为进一步摸清家底是基础，制度建设是保障。

（一）再度普查是基础和前提

少数民族在疾病对抗过程中创造并积累了大量的医药知识，其中既有精华，又有糟粕；既有普遍性医药知识，又有独具特色的理论疗法；既有临床经验丰富、疗效显著的医药知识，又有疗效一般的医药知识；既有个体家族创造、传承的医药知识，又有群体共同创造、传承的医药知识，这种知识的多元性必然带来认知的复杂性。通常来讲，认识一种事物，最基本的是掌握其全貌，窥其一斑，循序渐渐，逐步认知。掌握其全貌的基本手段是普查，从我国少数民族传统医药知识保护与利用的进程来看，20 世纪 50、60 年代、80 年代，由于国家动员和相关部门的积极实践，调查掌握了大量民族传统医药知识，也相继出版了不少调查成果，但总体而言，这种调查的范围和形成的成果区域性特征十分明显，国家层面统筹性成果仍然存在较大缺陷，这种缺陷本身很大程度上阻碍了民族传统医药知识的整体性保护与利用。随着经济社会快速发展，市场经济决定性地位的确立，生化医药的持续快速推广和普及等因素的影响，民族传统医药知识和医药知识传承人在带有偏见的制度性框架下，已经或者正在步入一种尴尬的生存发展状态。在主张文化自信，构建文化软实力的制度背景下，再次对少数民族传统医药知识进行地毯式普查，对于民族传统医药知识的开发性保护的意义是不言而喻的。这种意义至少体现在两个方面，一是有利于切实掌握少数民族传统医药知识和传承人当下的真实状况，强化对民族传统医药知识现状的认识；二是为少数民族传统医药知识生产性保护奠定基础。只有在充分掌握少数民族传统医药知识基本情况的基础上，才可能理性选择对待民族传统医药知识的态度，对于那些可供开发利用的医药知识，多方协作，互利共赢，共谋发展。对那些只能作为地方性知识存在的医药知识，充分发挥政府主导作用，引导社会参与，筹资并投入其生存发展所必需的人力物力财力，建立档案，为科学研究提供素材，推动这类医药知识的保护与传承。

（二）制度建设是保障

少数民族传统医药知识生产性保护离不开一系列的制度保障，制度建设离不开政府部门的政策、资金支持，离不开法律法规的支撑。大量事实证明，构建少数民族传统医药知识的知识产权保护制度是关键。虽然我们在法律性保护一节已有所论及，但我们认为这里仍然有强调的必要，正是充分认识到法律保护的重要性，我们在后文国际经验启示一节还会就这一主题做进一步的阐述。少数民族传统医药知识生产性保护必然涉及"谁生产？谁受益？"等问题，其实质是知识产权和利益分享问题。关于传统医药知识的知识产权保护，有学者认为，现行的《专利法》《商标法》和《著作权法》等法律基本没有体现传统医药知识的特殊性，难以提供有效的法律保护。① 我们在前面的研究已经表明，传统医药知识的许多内容不属于现行知识产权保护的客体，所以现行知识产权制度对于传统医药知识保护显得十分薄弱。鉴于此，有的学者提出，应制定符合我国传统医药知识特点的知识产权保护制度；也有学者提出应对现行知识产权加以有效利用。我们认为，在少数民族传统医药知识生产性保护过程中，对医药知识产权的保护一方面应利用现行知识产权保护制度，将"我国少数民族传统医药文献化、数字化、网络化，建立各国专利行政和司法部门易于检索的数据库，使之成为专利法上可以消解他人发明新颖性的在先技术"，"把我国有关少数民族传统医药置于商号、商标、地理标志等制度框架下，引导有关少数民族企业就传统医药产品与服

---

① 刘方星. 从国际的视角论传统医药知识的法律保护［D］. 中国海洋大学学位论文，2009.

务使用特定的商号、商标、地理标志等"①；另一方面理性修改现行的专利制度或创设新的适合传统医药知识的专门权保护制度，以保护少数民族传统医药知识持有者利益。修改现行专利制度，主要是对专利实体进行修改，专利实体的确立应包含少数民族传统医药知识中的自然物质等等。创设新的适合传统医药知识的专门法（包含制度）所关注的权利主体应考虑传统医药知识个体持有者和社区群体持有者，应根据少数民族传统医药知识的特性界定其实用性、创新性等。对于少数民族持有的秘方在开发过程中可以通过商业秘密保护实现对知识的保密；在构建相关法律的同时，辅以适度的行政法规，确保传统医药知识的产权保护真正有效。

民族医医师资格准入制度建设是民族医师合法从业的基础。少数民族传统医药通常不同于西医药，难以用具体的化学结构、药物生物分子结构等形式进行测量，而且常常医药不分离，在天人合一的哲学理念指导下实现治病救人的目的。这也是许多民族医药难以用现代科学技术讲明其药性药理的原因所在，但这并不影响其在民族医生熟练使用下的显著疗效。这也说明，讲求天、地、人和谐统一的治病理念，即人与环境（包括自然环境、社会环境）的统一的民间医药知识，并非简单的药物可比拟。换句话说，少数民族传统医药知识的持续发展与民族医生的参与主体地位息息相关，传统医药知识的保护、开发、利用离不开民族医生的文化自觉意识和积极投身医药事业的行为实践，民族医生应作为一种医药资源进行保护和利用。要改变民间医生当下的窘境，鼓励他们积极投身于医药事业合法性的基础显然是制定民族医师资格准入制度，使他们有机会获得合法身份。正如前文所述，目前，蒙医、藏医、维医、傣医等民族医的医师资格考试已经做出了积极尝试，朝医、壮医以中医（朝医）专业、中医（壮医）专业医师资格考试的形式也开始实践，其他民族医实现医师资格考试尚需继续努力。根据《执业医师法》《传统医学师承和确有专长人员医师资格考核考试办法》等规定，在各民族

---

① 严永和. 论我国少数民族传统知识产权保护战略与制度框架——以少数民族传统医药知识为例［J］. 民族研究, 2006（2）.

医专业考试中设立师承和确有专长人员考试，以符合少数民族传统医药师承传承方式特点，以及保证具有特殊技艺疗法的民族医生身份的合法化，这对于少数民族传统医药知识的传承与保护显然是一个积极的信号。然而上述法律法规明确规定，民族医取得医师资格证需要一定的学历及一定时期的实践经验，传统医学师承和确有专长人员医师资格考核需要具有高中以上文化程度或者具有同等学力，连续跟师学习满 3 年参加出师考核并合格，其中对指导老师也做了明确规定；或者"依法从事传统医学临床实践 5 年以上，掌握独具特色、安全有效的传统医学诊疗技术"，① 这一系列规定使我们在看到积极信号的同时，又感受到了另一种障碍，这是一种制度性的门槛，门槛过高，超过了大多数少数民族医生的实际条件，民族医师资格考试能否真正实现民族医生的资格准入成了一个大大的问号。因此，我们认为，少数民族医生资格准入制度赋予掌握特殊疗法、具有一技之长的民族民间医生合法地位，可以通过社区民众评议、临床技能考核、社会公认等多元化程序进行。考试是手段，但单一化考试带来的弊病也必须引起高度重视。只要有利于将具有特殊医技、一技之长的民族医药人员纳入乡村医生队伍，让他们参与到基层医疗卫生事业中来的考试都应该尝试。

　　少数民族传统医药药物质量标准制度建设也很重要。民族药质量标准分为国家法定标准和地方标准。有学者指出，目前我国的民族药质量标准存在着"标准缺失严重，收载品种和种类有限"，"标准的建立缺乏民族医药理论及其临床用药经验的有效指导"，"部分民族药材基原不清，品种混乱"，"许多民族药有效成分不明，缺乏法定标准物质"，"民族药鉴别或检测专属性不强"，"矿物类、植物有毒类民族药的安全性和质量控制研究薄弱"② 等问题。显然，这与我国少数民族传统医药药物利用方式密切相关。少数民族传

---

① 许志仁. 全国民间医药暨民营中医医疗工作座谈会专题发言材料之一：民间医药人员资格准入和民营中医医疗机构管理的政策措施以及下一步工作的思考 [J]. 蜜蜂杂志，2012（1）.
② 杨洋，张艺，黄宇. 民族药质量标准研究现状及思考 [J]. 中国中药杂志，2013（17）.

统医药药物利用往往是根据自身民族医药理论为基础，有些甚至没有完整的理论体系，主要靠临床经验的积累。因此，制定少数民族传统医药药物质量标准，应将各少数民族传统医药理论及临床用药经验作为制定标准的重要准则；因为民族药与西药不同，其"成分复杂，包含非常多的化学成分，小到无机离子，大到生物蛋白等，有效成分不太清楚，而且各成分之间存在协同作用，更是难以阐述。所以，像西药那样测定单一化学成分的方法是行不通的，民族药质量标准应能体现民族药的整体性，物质基础的多样性。"① 构建有效的、完整的、具有针对性的民族药质量控制体系尤为迫切。在这一过程中，要重视民族药物的炮制加工技艺，科学阐释药物炮制技艺的增效减毒的机理。当然，充分吸纳和借鉴中医药质量评价的有效技术和方法也不失为一种明智选择。

---

① 佘东来，阿里穆斯，申刚义. 民族药质量评价体系构建之管见 [J]. 时珍国医国药，2010（2）.

第四章

少数民族传统医药知识的互动式保护

少数民族传统医药知识的保护模式是多种多样的。从我们的研究来看，各种保护模式既有自身的优势，又有其局限性。传承性保护强调了传承这一行为在传统医药知识保护中的重要作用，其更多的关注于传承人的权利和义务；法律性保护强调了医药知识保护过程中法律的重要性，其更多关注的是医药知识这种特殊的知识产权保护的必要性；生产性保护强调了生产亦即创新性利用对于传统医药知识保护的重要性，其主要关注的是通过生产激发医药知识的生命力。总的来看，三种保护模式都不同程度忽视了这样一个事实：少数民族传统医药知识是一个复合体，其形成和发展依赖于多元共生主体，或者说，少数民族传统医药知识的传承与保护依赖多方参与，协同推进，因此，必须关注多方利益主体的权益。只有在充分考虑相关者利益的基础上，让相关利益者主动互动，才可能形成传统医药知识保护的合力。正是基于这样的考虑，我们在本章将借用生物共生原理，从文化共生的视角切入，深入研究少数民族传统医药知识互动式保护这种新的保护模式，旨在与现有保护模式形成必要的补充，不断完善少数民族传统医药知识的保护模式，协同推进少数民族传统医药知识的传承与发展。

第一节　传统医药知识传承与保护的共生关系

传统医药知识传承与保护共生关系的讨论建立在生物共生与文化共生的基础之上。生物共生是一种普遍存在的自然现象，各种生物相互依存、互惠互利，和谐共生。文化共生的前提是把文化视为一个相互依存、协同演化的生态链。这种理念得益于生物学对生物群落的研究。受生物共栖的启发，人们开启了文化共生现象的探索与研究，形成了丰硕的成果。自黑川纪章把佛教的"共存"和生物学的"共栖"两个词重叠组合而形成"共生"这个新的概念①以来，共生以及共生思想已经成为学术界广泛流行的一个热词，文化共生与包容性发展成为学术界共同讨论的主题。② 随着人们对现代化的积极反思和世界格局的多极化发展，共生思想的影响将更为广泛，也更深入人心。

一、生物共生

环环相扣的食物链和动植物之间的相互依存、互惠互利的和谐共生现象，构成了丰富多彩的生物世界。两种生物彼此互利地生存在一起，形成一种缺此失彼都不能生存的种间关系，这是生物之间相互关系高度发展的结果，也是生物协同进化的结果。协同进化的现象是普遍存在的，共生或共栖等现象都是生物通过协同进化而达到的互相适应。③ 通常来讲，共生指的是

---

① 新共生思想的序言［M］// ［日］黑川纪章. 新共生思想（Philosophy of Symbiosis），覃力，等译. 北京：中国建筑工业出版社，2009.

② 比如 2013 年 9 月 15 - 18 日，第六届中国—东盟教育交流周期间，贵州大学东盟研究院就组织召开了"中国—东盟文化共生与包容性发展研讨会"。

③ 梁正海，马娟. 三结合：土家族传统医药知识互动式保护与利用的重要途径［J］. 长江师范学院学报，2016（2）；刘世锦主编. 文化遗产事业发展报告（2008）［M］. 北京：社会科学文献出版社，2008：260.

不同生物共同生活在一起，它是德国植物学家安东·德巴里（Anton de Bary）在 1873 年创造的一个名词。① 并于 1879 年对共生进行了明确的定义，指不同的生物密切地生活在一起（living together）。② 之后，Scott、原生动物学家 Dale. S. Weis、美国生物学家马格里斯（Margulis）等都对共生进行了不同视角的解释。复旦大学教授胡守钧先生总结说，他们的这些见解，说明了生物间相对利害关系的动态变化。③ 复旦大学另一位教授洪黎民先生在梳理共生概念发展史后做了这样的总结："普通生物学者深刻体会到群落中生物相互关系的复杂性，鲜明地揭示了个体或群体胜利或成功的奥秘，在于它们在这个群体中密切联合的能力，而不是强者压倒一切的'本领'，自然界如此，人文科学中的生物哲学亦可如此理解。"④

现代生态学把整个地球看作一个大的生态系统——生物圈。生物圈内，各个种类生物间及其与外界环境间，通过能量转换和物质循环密切联系起来。生物间的能量转换存在于食物链和食物网之中，它们在生态系统中的关系表现为生成者、消耗者和分解者。能量来自太阳，无所谓循环，而物质是通过生态循环保持着生物圈的继往开来，这可以说是广义的共生。狭义的共生，即是指生物之间的组合状况和厉害程度的关系。⑤ 不同生物互相利用对方的特性和自己的特性一同生活，相依为命。总之，共生不是一种勉强的或罕见的现象。它很自然也很普通。我们居住在一个共生的世界里。⑥

---

① ［美］林恩·马古利斯. 生物共生的行星：进化的新景观［M］. 易凡，译. 上海：上海科学技术出版社，2009：28.
② 杨玲丽. 共生理论在社会科学领域的应用［J］. 社会科学论坛，2010（16）.
③ 胡守钧. 序［M］//胡守钧. 社会共生论：第二版. 上海：复旦大学出版社，2012.
④ 黎洪民. 共生概念发展的历史、现状及展望［J］. 中国微生态学杂志，1996（4）.
⑤ 黎洪民. 共生概念发展的历史、现状及展望［J］. 中国微生态学杂志，1996（4）；杨玲丽. 共生理论在社会科学领域的应用［J］. 社会科学论坛，2010（16）.
⑥ ［美］林恩·马古利斯. 生物共生的行星：进化的新景观［M］. 易凡，译. 上海：上海科学技术出版社，2009：5.

二、文化共生

以英国人类学家爱德华·泰勒对文化的定义为标志，文化从一个单纯的词汇和语义成为文化人类学的学科研究对象。① 尽管泰勒对于文化的定义广泛运用于多学科领域，但是，文化始终是一个仁者见仁，智者见智的概念，至今没有一个公认的定义。② 对文化理解之所以各各不同，李中元研究员认为与文化学这门学科的出现有关，"要想解决文化界定的难题，必须首先从了解文化学入手。"③ 罗康隆博士认为，前人对文化的理解之所以不尽相同，是因为他们理解的是文化事实，而不是文化本身。④ 但无论出于什么样的理由，文化是一个可以从多种维度进行解释的概念，无论从哪个维度解释，文化都蕴含着丰富的内涵，都包含着多种元素，是多种元素的结合体，或者用爱德华·泰勒的话说，文化是一个复合体。用当下流行的一个术语讲，文化具有多样性，这种多样性不仅体现在文化之间，也体现在文化内部结构本身。文化的各种元素之间互相补充，形成一个完整的动态平衡的体系，支配着人类的生活方式和行为模式。正如方李莉博士所言："人类所创造的每一

---

① 李中元. 文化是什么［M］. 北京：商务印书馆，2014：57.
② 如美国学者克鲁伯等合著的《文化，关于概念和定义的检讨》（Culture, A Critical Review of Concepts and Definitions）中罗列了 1871 年至 1951 年间关于"culture"的解释至少有 164 种（李中元. 文化是什么［M］. 北京：商务印书馆，2014：62.）。国内学者对"文化"的理解也各不相同，如蔡元培说："文化是人生发展的状况"；梁启超说："文化是人类思想的结晶"（陈华文. 文化学概论新编［M］. 北京：首都经济贸易大学出版社，2009：11）；梁漱溟说，文化就是吾人生活所依靠之一切，文化是极其实在的东西。文化之本义，应在经济、政治，乃至一切无所不包（梁漱溟. 中国文化要义［M］. 北京：学林出版社，1987：1）；受信息技术发展的启发，罗康隆把文化定义为"人为的信息系统"，强调具有生物属性的大脑是文化的载体（罗康隆. 论文化与其生态系统的制衡关系［J］. 原生态民族学刊，2009（1））；李中元在研究了纷繁复杂的文化概念后，把文化定义为人的社会存在样式，强调社会存在是人类文化的载体（李中元. 文化是什么［M］. 北京：商务印书馆，2014：68）等等，可谓举不胜举。
③ 李中元. 文化是什么［M］. 北京：商务印书馆，2014：67.
④ 罗康隆. 论文化与其生态系统的制衡关系［J］. 原生态民族学刊，2009（1）.

种文化都是一个动态的生命体，各种文化聚焦在一起，形成各种不同的文化群落、文化圈、甚至类似生物链的文化链。它们互相关联成一张动态的生命之网，其作为人类文化整体的有机组成部分，都具有自身的价值，为维护整个人类文化的完整性而发挥着自己的作用。这种将人类不同的文化看成是一张互相作用的网络或者说是一个群落的观念，是对人类文化整体的一种领悟。而这种领悟的关键在于，我们将如何去理解人类各文化之间的一种相互作用的关系。"① 很显然，文化这个完整的动态平衡的体系即是文化生态。由于文化本身形成了一个动态平衡的生态，借用生物学、生态学原理，文化共生引起了学者广泛的兴趣。② 中国知网相关数据表明，文化共生最近 10 余年来逐渐成了国内学者关注的一个热点。研究内容涉及建筑文化、传统文化、语言教育、教育理念、文化旅游、区域地理经济等等。不同视角的研究推动着文化共生研究一步步走向深入。

那么，究竟什么是文化共生呢？在理解这个概念之前，我们有必要对文化生态这个概念进行解读，因为文化生态是一个结构性概念，而文化共生关注的即是文化生态内部的存在形态。对于文化生态，方李莉博士认为，它包含两层含义，一层含义是指人类的文化和行为与其所处的自然生态环境之间互相作用的关系，另一层含义就是以一种类似自然生态的概念，把人类文化的各个部分看成是一个相互作用的整体，而正是这样互相作用的方式才使得人类的文化历久不衰，导向平衡。③ 方李莉博士对于文化生态的理解是建立在现代工业文明迅速发展带来的自然和文化生态遇到破坏的反思基础上的，其包含双重含义的文化生态概念同时也超越了美国文化生态学派建立在人类

---

① 方李莉. 文化生态失衡问题的提出 [J]. 北京大学学报（哲学社会科学版），2001 (3).

② 我们于 2015 年 3 月 27 日 18 时 28 分通过中国知网输入"文化共生"和"研究"两个关键词搜索，结果是 914 条；再分别点击相关条目，结果是期刊 101 条、博硕士学位论文 58 条、会议论文 23 条、报纸文章 12 条。从这些文献发表的时间来看，2000 年以前发表的总条目大约在 10 条左右。

③ 方李莉. 文化生态失衡问题的提出 [J]. 北京大学学报（哲学社会科学版），2001 (3).

文化与自然生态互动关系基础上的文化生态，其贡献在于把文化自身视为一个动态平衡的生态系统。其中的动态平衡关系正是我们所要理解的文化共生关系。邱仁富对之做了这样的描述："文化共生是多元文化之间的紧密联结、共栖、共存的文化状态，文化共生强调多元文化的共存理念，是以多元文化的和谐发展为旨趣的。文化共生为多元文化提供可能性空间，具有原生态、冲突态、妥协态、和谐态等形态特征。文化共生的动力是由文化发展内在驱动力和外在压力合力生成的。"① 显然，邱仁富是从族际关系模式来解读文化共生的。事实上，文化构成的各个部分本身也是相互依存，互为补充的，也就是说文化本身也是一个共生系统。相比较而言，日本学者黑川纪章在《新共生思想》一书的序言中对于文化共生特点的归纳和总结明显淡化了族际关系模式，他认为，"共生是包括对立与矛盾在内的竞争和紧张的关系中，建立起来的一种富有创造性的关系；共生是在相互对立的同时，又相互给予必要的理解的和肯定的关系；共生不是片面的不可能，而是可以创造新的可能性的关系；共生是相互尊重个性和圣域，并扩展相互的共通领域的关系；共生是在给予、被给予这一生命系统中存在着的东西。"从这一系列的排比式表述中我们既看到了文化之间的共生关系，又感受到了文化内部各要素之间的互动关系。崔海洋等人在讨论文化共生的实质时则明确提出，反对任何一种族际关系模式，认为应该从文化的本质入手解释文化共生的依据和实质。②

三、传统医药知识传承与保护的共生关系

传统医药知识传承与保护的共生关系，一方面是由知识复合性决定的，另一方面则是由作用于知识传承与保护的多元主体决定的。因此，我们讨论传统医药知识传承与保护的共生关系，必须建立在分析传统医药知识共生现

---

① 邱仁富. 文化共生论纲［J］. 兰州学刊，2008（12）.
② 崔海洋，眭莉婷. 文化的共生与包容：东盟国际关系的主旋律［J］. 西南边疆民族研究，2015（2）.

象的基础之上。我们将以武陵山区土家族传统医药知识为中心开展。

土家族传统医药知识是一个包括哲学思想、医学理论、诊疗知识、信仰、习惯、药物炮制、药物认知、药物培植、神话传说等以及人们习得医药知识的行为的多元复合体，可以说，正是医学原理、哲学思想、习惯信仰共同赋予了土家族传统医药知识的传统，也正是这种固有的传统赋予了土家族等少数民族传统医药知识的内在特点。

土家族传统医药知识的形成依赖于一定的自然环境，其传承依赖于一定量的知识持有者和知识消费者，其保护依赖于多种主体的共同努力，其发展也面临着资源的竞争等等。也就是说，土家族传统医药的保护与利用也是一个多元的共生关系。对于这种共生关系，我们试着从外部环境与内部关系主要共生单元进行分析。

就外部环境而言，管理主体——政府是一个重要单元。政府是文化遗产保护的主导者，其拥有的政治权力赋予其特殊的政策资源。政策的导向对于包括传统医药在内的非物质文化遗产的保护与利用往往起着关键作用。正如前文所述，"改土归流"的推行对土家族传统医药的保护与利用起了推波助澜的作用。新中国成立后，国家在农村地区构建了以县医院为龙头、以乡（镇）卫生院为枢纽、以村卫生室为基础的三级医疗预防保健网络。在财力十分有限的情况下，"医疗领域的干预重点集中于成本低、效益好的常见病和多发病治疗上；技术路线选择上注重适宜技术，强调中西医结合。医疗卫生干预重点的合理选择，不仅实现了医疗卫生资源的低投入、高产出，而且在不同地区之间、不同群体之间形成了更加公平的医疗卫生资源分配。"①用极小的投入基本满足了所有社会成员的基本医疗卫生服务需求。那一时期，地方政府也特别重视传统医药知识的应用，积极鼓励民间医生参与预防保健工作。我们在湘西土家族地区调查时收集的第一手资料表明，作为洗车河权力中心的区政府利用其行政垄断权将区内各乡有名的民间医生和区乡医

① 祁爱爱. 浅析农村健康保健事业发展的机遇与挑战 [J]. 卫生软科学，2013（6）.

院的医生组织起来，并以大比拼式的培训实现了辖区内民间秘方的交流和交换，使民间秘方公开化，① 从而有效推动了传统医药知识的传承与保护。然而，"改革开放后以来，医疗卫生体制发生了很大变化，不同医疗卫生服务机构之间的关系从分工协作走向全面竞争；医疗卫生机构的服务目标从追求公益目标为主转变为全面追求经济目标。"② 相关政策对于传统医学发展的偏爱，传统医药知识传承人话语权丧失，实践行为受到限制。加上片面追求医疗现代化，传统医药遭遇冷漠，不再是主体民众就医的第一选择。对西医药的过度依赖和西医药资源供给的有限性，导致群众看病难、看病贵的问题越来越突出，传统医药知识的传承与保护也陷入危机。

传媒也是传统医药保护与利用的重要助推力量。传播是人类赖以生存和发展的基本方式。③ 土家族传统医药知识作为土家族人生存和发展的重要医疗资源，随着传媒的多元化，已从单一的口口相传走向了多元化传播的时代，手机、电视、电脑、网络等都成了传统医药传播的终端，人们获取知识的途径更为多元更为便捷。随着"互联网 +"时代的到来，传统医药知识的传播更加方便快捷。然而，伴随着多元媒体的传播和政府的大力推动，现代生化医药不断普及，两种医药体系的矛盾渐渐凸显，拥有不同知识背景的人们从不同的视角对两种医药体系进行比较研究，这对于促进知识的发展原本有益无害，但是，由于两种知识体系建构的哲学基础不同，实践模式也不同，等等，部分海外留学归来的学者对传统医药的诟病甚多，甚至怀疑传统医药的科学性，其议论通过媒体传播，对传统医药知识的传承与保护带来了不少负效应。可见，传媒的立场对于传统医药知识的传承与传播及其发展至关重要。

---

① 梁正海，马娟. 地方性医药知识传承模式及其内存机制与特点 [J]. 吉首大学学报（社会科学版），2010（1）.
② 葛延风，贡森. 中国医改 [M]. 北京：中国发展出版社，2007：5；郁辉. 赢利性制度逻辑下的医疗异化行为及医患冲突 [J]. 中国医院管理，2012（11）.
③ 龙运荣. 新媒体时代党报创新与社会发展 [M]. 北京：中国社会科学出版社，2013：3.

自然环境是传统医药生存和发展的重要载体。土家族传统医药是土家族民众在长期生产生活中的经验和智慧结晶，它源于实践，源于自然。土家族传统医药的主要成分一是植物，二是动物，三是矿物。所有的动植矿物都是自然界的造物，而土家族的智慧即体现于对这些自然界造物的有效利用。我们对地方性药物生态认知的研究表明，村落民众对于药物认知几乎完全建立在实践的基础上，具有"具体科学"的特征，而进山采药则是他们认知药物生态最为有效而又最为基本的途径。由于药物生长的特性与其周围环境形成的特殊生态，加之人为因素导致的生态破坏等诸种因素，采药这一行动充满艰辛与危险。然而，正是经历了无数的艰辛与危险，村落民众对药物的生态形成了独特的认知，① 如良药与毒蛇共生、药效与其生长地理位置相关、药效与颜色和土质相关等等。由此可见，生态环境对于土家族传统医药生存和发展的重要性，可以说，破坏生态环境就等于阻断了土家族等少数民族传统医药的生存之基、发展之源。

就内部关系而言，医药知识持有者的实践与患者的消费是至关重要的。土家族传统医药知识持有者是医药知识传承与保护的主体，也是这种医药知识的创造和发展主体。他们一方面通过拜师学技掌握医疗本领，另一方面也通过实践总结经验，丰富并不断发展医药知识。我们的田野调查表明，他们拜师学技需要忠诚，需要接受师傅的考验；他们在实践中为患者治病疗伤，收入微薄，目的是为自己积阴德；他们需要尊重，也需要认同。民众的认可和患者的认同，对于医药知识持有者的实践十分重要。患者是医药的消费者，事实上，医药知识产生和发展的一个最为根本的目的，就是满足人们不断增长的维护健康的需要。在医药知识多元化的当下，患者就医有多种选择，或选择传统医药，或选择现代西药，或两种医药知识兼顾，无论出于什

① 梁正海，柏贵喜. 地方性药物认知与分类特点——基于湘西一个土家族村落的人类学考察［J］. 吉首大学学报（社会科学版）2012（1）；梁正海，柏贵喜. 药物认知与地域性文化——基于湘西一个土家族村落的人类学考察［J］. 湖湘论坛，2012（2）.

么样的考虑，他们的选择都值得尊重，尤其是现代西药占据优势的当下。然而，我们在调查中发现，村落民众并非都能自由选择，因为困于经济拮据。我们前面的统计分析也说明，村落不少民众在经济拮据的情况下会抱着试一试的态度选择传统医药。换句话说，村落不少民众对于传统医药的消费是被动的。这样一种被动态度一方面让我们感受到了传统医药的危机，另一方面也让我们认识到了传统医药保护与利用的重要性和紧迫性。它既是传统医药发展的需要，也是贫困群众缓解就医难就医贵的需要，更是医患生态链良性互动的需要。

传统医药与现代西医也是一对共生互补关系。我们说二者共生，是因为它们都服务于村落民众，它们占有同一个空间。我们说二者互补，是因为它们各有各的优点，可以优势互补，取长补短，共同维护民众健康。如何让两种医药同时为民众健康服务，关键在于乡村医生。我们在思南县杨坳苗族土家族乡田野调查时，对梁文勇医生的采访录音令人深思。"梁医生原来是学什么专业的？""我是学中西医结合的。""实事求是讲，你对中医拿手点还是西医拿手点？""曾经是中医，后面我又去进修西医。我觉得有些病还是中医好点，比如那些慢性病；急性病还是西医，各有所长。""急性病还是西医，因为它来得快，处理病情快。""比如外伤、脱水这些，还是西医。对一些慢性病，比如倒汗，西医拿这个是没得办法的。""就是经常出虚汗？""对。晚上睡着了经常出汗水，像这些病西医不好（治），但对于中医很简单，一副药就解决问题。还有一些体虚、感冒、胃病、腹泻等等，这些还是中医好。所以我们讲，两把枪比一把枪好使，这把枪不行我用另外一把枪。对于我来说的话，中西医我都会。""两把枪比一把枪好使，这把枪不行我用另外一把枪。"梁文勇的表述既形象又幽默，他把中医和西医比喻成两把枪，中医治不了他就用西医治疗；西医不奏效他也会改用中草药治疗。当然如此行为的前提条件是两种医药知识都掌握而且都会运用。对于他而言，正如他所言："对于我来说的话，中西医我都会。"正是因为他既懂中医药知识又能处方，同时又进修西医药知识，因而他对中西医形成了自己的独特认知。他对中医和西医有一个公平的评价，在他的心中中西医各有各的效用，所以，他既不迷信中医，也不迷信西医。事实上，无论是中医还是西医各有缺点和长处，对于疾病而言，哪一种医药知识都不是万能的，更何况医药知识的功效还与传承和利用者的医疗水平关系紧密？但是，就乡村和乡村医生而言，在中西医结合尚存在多重矛盾的现实情况下，学习和掌握两种知识并有机运用二者为民众健康服务却是中西互补的关键问题，如果每一个村医或者说大多数村医生能够掌握"两把枪"，并能双枪并用，对于民众来讲将会大大受益。如果在实际工作中能与民间医生合作，互相学习，互相促进，共同成为维护民众健康的天使，那将是民众之幸，也是传统医药之幸。

第二节　少数民族传统医药知识互动式保护路径

"由于文化系统与生物系统一样具有竞争与妥协的共生特性，因此自然界中共生、伴生原理为提高文化遗产的管理水平提供了一个新的手段——互动式保护"①。本节我们将以武陵山区土家族传统医药知识为中心，集中讨论互动式保护这一新的手段的有效运用。对于土家族传统医药知识互动式保护与利用路径的讨论，我们将从三个角度展开。一是与非物质文化遗产保护相结合，重视传统医药知识名录体系的构建，最大限度激发民众尤其是传统医药知识持有者或传承人的文化自觉；二是与新型农村合作医疗建设相结合，充分发挥传统医药的功能，有效缓解资源配置压力，实现传统医药与现代医药的互补；三是与新农村建设相结合，突出传统医药的综合文化品牌效应，彰显传统文化魅力，丰富新农村建设内涵。

---

① 刘世锦主编．中国文化遗产事业发展报告（2008）［M］．北京：社会科学文献出版社，2008：260；梁正海，马娟．三结合：土家族传统医药的互动式保护与利用的重要途径［J］．长江师范学院学报，2016（2）．

一、与非遗保护结合：传统医药名录申报与传统文化自觉互动

非物质文化遗产是相对于物质文化遗产而言的。《国务院办公厅关于加强我国非物质文化遗产保护工作的意见》（国办发〔2005〕18号）对非物质文化遗产做了这样的界定：非物质文化遗产指各族人民世代相承的、与群众生活密切相关的各种传统文化表现形式（如民俗、表演艺术、传统知识和技能，以及与之相关的器具、实物、手工制品等）和文化空间。这里的"文化空间"即定期举行传统文化活动或集中展现传统文化表现形式的场所，兼具空间性和时间性。非物质文化遗产的范围包括：（1）口头传统，包括作为文化载体的语言；（2）传统表演艺术；（3）民俗活动、礼仪、节庆；（4）有关自然界和宇宙的民间传统知识和实践；（5）传统手工艺技能；（6）与上述表现形式相关的文化空间。① 王文章主编的《非物质文化遗产概论》对非物质文化遗产的范围的表述更加细化，也更具有中国特色，充分体现了我国非物质文化遗产的历史形态和现实状况。其中第五项内容即明确表述了"医药知识和治疗方法"，具体表述为"（5）传统的手工艺技能和文化创造形式，包括传统的冶炼等传统工艺技术知识和实践，医药知识和治疗方法，书法与传统绘画，保健与体育知识，畜牧产品、水产品、果实的处理，食品的制作和保存，烹饪技艺，工艺美术生产、雕刻技术，包含设计、染色、纺织等环节在内的纺织技艺，丝织技术，包含文身、穿孔、彩绘在内的人体传统绘饰技术等。"②

我国自2004年8月加入《保护非物质文化遗产公约》，为了更好地保护非物质文化遗产，继承和弘扬中华民族优秀传统文化，同时积极落实《保护非物质文化遗产公约》的要求，国务院办公厅、文化部等单位相继出台了一

---

① 李世涛. 关于"非物质文化遗产"概念的理解与规范问题〔J〕. 学习与实践，2006（9）.
② 王文章主编. 非物质文化遗产概论〔M〕. 北京：文化艺术出版社，2006：55.

系列规定，对我国非物质文化遗产保护问题立章建制，确立了"五大保护制度"①。非物质文化遗产五大保护制度，分别是政府有关部门的联席会议制度、非物质文化遗产名录制度、国家级非物质文化遗产项目保护单位制度、非物质文化遗产项目代表性传承人制度、非物质文化遗产保护专项资金制度。2006年5月20日，经中华人民共和国国务院批准，由文化部确定并公布了第一批非物质文化遗产名录，至2014年7月16日公布了第四批非物质文化遗产名录，共计1517项非物质文化遗产进入名录；四批非物质文化遗产名录都包含了"传统医药"条目，共计入选名录的传统医药23项。从非物质文化遗产名录总量而言，我国非物质文化遗产保护力度在近10年来正在明显加强，但这与我国丰富的非物质文化遗产相比，力度仍然有待进一步加大。就非物质文化遗产名录中的传统医药类项目的数量来看，比例明显偏低，仅占总量的1.5%。就土家族传统医药而言，非物质文化遗产名录中的传统医药类项目仍是空白。因此，土家族集中分布的武陵山区各级政府亟待加大对土家族传统医药的名录申报力度，通过这种申报工作的实践，推动土家族传统医药的保护与传承。

从我们对土家族地区的田野调查和地方相关文献资料来看，土家族药匠对山区常见的跌打损伤、虫蛇咬伤、伤风感冒、生疱生疮等疾病有比较深入的认识，善于利用山区丰富的植物、动物、矿物和水土等药物进行治疗。②在反复实践和试验过程中，他们认定了1500多种本地药用动植物，其中，植物药1300余种，动物药148种，矿物药20余种。他们将药物分为跌打损伤药、蛇虫咬伤药、祛风除湿药、解表药、泻火药、理气药、止血药、止痛药、利水药、消食药、补养药等，并摸索出了内服外用、封刀接骨、熏蒸坐浴、烧药夹攻、热药烫熨、针挑刺扎、刮痧、拔火罐、推拿按摩等治疗方

---

① 全国人大常委会法制工作委员会行政法室编著. 中华人民共和国非物质文化遗产法释义及实用指南［M］. 北京：中国民主法制出版社，2011：143.

② 梁正海，马娟. 三结合：土家族传统医药的互动式保护与利用的重要途径［J］. 长江师范学院学报，2016（2）.

法，积累了许多验方、偏方。这些草医草药和独特的疗法是土家族民间医生反复实践、探索的结果，既不完全同于中医，又不同于西医，极具民族性、地域性。比如黔东北江口县地处武陵山区著名的风景名胜旅游区梵净山麓，药材资源丰富，通过土家族、苗族、侗族、仡佬族等各族人民千百年来的认识、实践，民间医疗人员的归类、总结，形成了许多科学的民间单方验方，至今仍被医疗人员临床使用。如刮痧、推拿、按摩、瓦针、扯羊毛痧、治白口疮、箍腮腺炎等一些简易而又能急救的方法。民众还养成了良好的卫生习惯和防病习俗，其中江口县土家族药浴习俗尤其典型。① 从我们调查的第一手资料来看，江口土家族药浴习俗主要有两种类型，一是全家药浴，一是母子同浴。全家药浴广泛存在于端午节前后，无论是时空，还是采摘药物的种类，亦或是药浴方式，都与其他兄弟民族大同小异；产妇母子在满月时同浴发汗防疾，称为母子同浴。无论全家药浴还是母子同浴，目的都是为了舒筋活血、祛风寒、防疫灭病、增强免疫力。药浴主要药材为杜仲、冷骨风、牛克膝、三角风、倒勾藤、兰辨风、地瓜藤、八角风、夜关门、接骨丹、大小血藤等。春夏秋冬采药部位各不相同，基本规律是春采草、夏取叶茎、秋摘果实、冬挖根。药浴的过程大致是将药洗净放入锅中，加清水烧沸，药液如浓茶芳香四溢时起锅，倒入浴盆，盆里放小木凳或架木板，先利用药液热气蒸，温度适宜后再用药液洗澡。四周用竹席围着，既可保温又可防风，还便透气。据说，这样沐浴不仅能够驱寒，而且也可驱丹毒、疮毒等等。对于这样一些具有民族性和地方性的医药知识，加强保护与利用对于民众的健康有益无害。积极申报各级非物质文化遗产名录无疑是加强保护与利用的一个十分有效的途径；对于这些药方的代表性传承人应积极将他们申报为非物质文化遗产项目代表性传承人，这样既有利于提高这些传统医药传承人的身份地位，树立知识权威，又有利于提高他们的待遇，对传统医药的传承与保护大

---

① 梁正海，马娟. 三结合：土家族传统医药的互动式保护与利用的重要途径 [J]. 长江师范学院学报，2016（2）.

有裨益，对于土家族和土家族地区民众的身心健康维护大有裨益。①

二、与新型农村合作医疗结合：传统医药与现代医药互补

农村三级卫生服务网是指以县级医疗卫生机构为龙头，乡镇卫生院为主体，村卫生室为基础的卫生服务体系。农村三级卫生服务网主要承担着预防保健、基本医疗、卫生监督、健康教育、计划生育技术指导等任务，为农民获得基本卫生服务提供保障。其预期是要缓解看病难、看病贵的问题，实现农村医疗卫生发展目标，使农民"小病不出村、一般疾病不出乡、大病基本不出县"。毫无疑问，三级医疗体系的构建是广大村民的福音。2003 年新型农村合作医疗政策的试点和随后的全面实施，使得金字塔式的三级医疗体系的塔基进一步巩固和完善，乡村医疗服务出现了新的面貌，群众的就医观念也随之发生变化。

政策确定以后，干部是决定性因素。就这个层面而言，新型农村合作医疗政策制定以后，其实施成效的决定性因素无疑是乡村医生。为此，2003 年8 月 5 日国务院令第 386 号发布了《乡村医生从业管理条例》，② 该条例于2003 年 7 月 30 日由国务院第 16 次常务会议通过，自 2004 年 1 月 1 日起施行。乡村医生由赤脚医生演变而来，它诞生于 20 世纪 50 年代，是一般未经正式医疗训练、仍持农业户口、一些情况下"半农半医"的农村医疗人员，③ 是具有中国特色、植根广大农村的卫生工作者，长期以来在维护广大农村居民健康方面发挥着难以替代的作用。随着农村经济体制改革和医疗体制改革工作的深入推进，乡村医生队伍发展遇到了新的情况和问题。为确保农村医疗卫生服务"网底"不破，保障广大农村居民基本医疗和公共卫生服务的公平性、可及性，国务院办公厅于 2011 年下发了《关于进一步加强乡

---

① 梁正海，马娟. 三结合：土家族传统医药的互动式保护与利用的重要途径［J］. 长江师范学院学报，2016（2）.

② 乡村医生从业管理条例（2003 年 8 月 5 日中华人民共和国国务院令第 386 号发布）。

③ 《人大代表呼吁明确乡村医生身份 不能再是"赤脚医生"》，2016 - 03 - 06 17：14：00 来源：《中国新闻网》html）。

村医生队伍建设的指导意见》（国办发〔2011〕31 号）。为了切实贯彻中央精神，地方政府开展了乡村医生进村服务百姓健康活动，村村配备至少 1 名乡村医生，签订契约，确保村卫生室的正常运行和常规性服务。

为了充实村卫生室，提高公共卫生服务水平，思南县实施了"千名医生进村服务百姓健康"主题教育实践活动工程。① 由思南县卫生局统一规范聘用的医生与县卫生局签订了服务合同，是一个特殊制度下的合同制医生。自 2014 年 1 月份开始，思南县开展乡村医生签约服务，建立乡村医生服务管理机制，由乡村医生主动与群众签订服务协议，规定乡村医生的服务内容、服务职责和服务时限，落实乡村医生的签约责任，实行契约式服务。"该县 27 个乡镇 526 个村全面实现乡村医生签约服务，获得了老百姓称赞。"② "与 9.67 万户农户签订医疗卫生服务协议，惠及群众 38 万余人。"③ 一年之内乡村医生签约服务行动惠及全县总人口的一半以上，这一行动无疑是成功的。正因为如此，医学教育网也进行了积极报道。"千名医生进村服务百姓健康"行动对于广大民众无益是一大福音。在我们长期从事传统医药保护与利用研究的学者看来，这一行动对于传统医药知识的保护与传承无益也是一大福音，因为，千名医生进村对于传统医药知识传承主体断层能够起到一定的补充作用。

2014 年 8 月我们赴思南县就相关主题开展了田野调查。我们试图研究这样一些问题：村医的配备是否充分考虑到了民间已有的医疗资源？下派村医的到来是否进一步挤压了民间医生实践的空间？契约式服务是否进一步将民间自由行医者推向了合法行医的边缘？签约医生对民间医生持什么样的态度？地方政府如何对待民间医生的角色？签约医生与民间医生在民众心中各

---

① 梁正海，马娟. 三结合：土家族传统医药的互动式保护与利用的重要途径〔J〕. 长江师范学院学报，2016（2）.

② 庹秀财，侯添水. 思南："村医"签约"服务 获群众"点赞"〔N〕. 铜仁日报，2014 - 05 - 05.

③ 李颖等. 思南乡村医生上门送健康〔N〕. 铜仁日报，转引自新华网，2014 - 11 - 20.

是一个什么样的角色或者说民众期待他们各自扮演一个什么样的角色？这些问题不仅事关人民群众的健康，也事关民间医生实践自己一技之长的权利，更关系到乡村医疗卫生资源的有效利用与保护的问题。

从我们的调查来看，派驻的村医生大多为医学院校的应届毕业生或赴医学院校进修结业的学生，他们大多具有中西医结合的专业背景，主要根据思南县卫生和食品药品监督管理局配发的《乡村医生工作手册》规定的基本公共卫生服务项目开展工作。从我们的访谈结果来看，高血压、糖尿病等慢性疾病的监控与治疗既是村医生的工作重点也是他们工作的难点。据我们的采访对象杨家坳苗族土家族乡小枫溪村村医生吴新民介绍，小枫溪村总人口1500余人，其中高血压100余人、糖尿病20余人。如果将这两个数据叠加，我们不难发现，两种慢性疾病患者人数占村总人数的8%。按照服务要求，对于高血压患者的检测工作每年要开展4次，这无疑是一个村医生监控和治疗的巨大压力。新型农村合作医疗政策自2003年试点以来，个人出资从10元/年到20元/年上调至70元/年，个人出资与地方和中央财政补贴共同构筑了农村医疗保障屏障，在很大程度上改变了农民医疗消费态度，改变了农村传统的医疗消费模式。从相关调查研究来看，"虽然不少村民抱怨住院费用高、报销比例低和报销范围小，但村民对新农合政策的总体满意度较高，普遍认可政策带来的好。"① 小枫溪村参合率已经达到了95%以上，这进一步佐证了村民对新型农村合作医疗政策的普遍认可，这同时也进一步证明了三级医疗体系建设的巨大成效。

思南县开展的"千名医生进村服务百姓健康"工程在方便民众就近就医的同时，也规范了村医生的行医行为。规范聘用的村医生都拥有乡村医师资格证，按照规定，这个证书每年更换一次。这一工程也规范了村医诊疗程序，诊疗有了规范记录，一方面表现为门诊日志，另一方面表现为处方登记

① 郇建立，李文静. 村民视角下的新型农村合作医疗政策实施效果评估——基于晋西南 M 村的问卷调查和个案访谈［J］. 北京科技大学学报（社会科学版），2013（1）.

册的登记。这对于乡村卫生事业的发展大有裨益，这一规范也使得聘用村医的行医行为与自由行医的民间医生行医行为区别开来，而对于这样的规范记录以前是没有的。吴新民告诉我们："现在要求有记录，如报销必须本人签字或按手印，而两三年前没有，这是安全需要，也是规范化管理（需要）。"

当我们谈到对民间医药知识的传承与利用问题时，吴新民十分坦率地告诉我们，他对民间医药知识的学习是不够的，虽然目前乡医院在对村医做中医相关知识的培训。从吴新民及其他采访对象的谈话中我们意识到村医生对民间医药知识学习不够至少出于两方面的原因，一是对民间医药知识的功能认识不够；另一方面是对患者转移上级医疗机构治疗存在极大的依赖性。正如吴新民所说，"一些接骨头的医术没有学，因为可以直接送医院。"他也没有去学治虫蛇咬伤的医术，虽然他自己认为应该去学，因为送县里医院成本较大。在此我们不妨提出这样一个假设：如果骨折、虫蛇伤这些常见病症成为村医签约治疗的内容，并且规定这样的疾病不能随意转入上级医疗机构治疗，村医是否会认真考虑学习这些诊疗知识呢？对此，我们虽然不能轻易下结论，但是我们相信有了这样的规定一定有助于相关医药知识的学习与传承、保护与利用。事实上，吴新民作为一名村医生，他已经认识到民间"一些医术的传承存在一些问题"，他同时也认识到"村里一些偏方药方有一定奇效并且成本较低，如治虫蛇咬（伤）、治烫伤等。"虽然这些偏方药方的治疗功效存在个体差异。从传统医药知识的传承与利用而言，村医生对民间医药知识的"学习不够"是民间医药知识摆脱传承危机的一大难题。但是，从民间医生从事医疗活动的实践空间来看，村医生的"学习不够"又正好把这种疾病治疗的实践机会让给了民间医生。从理论上讲，这种机会使得民间医生获得了继续掌控和利用知识权力的资源。① 更何况村医生对村里中医（民间医生）又没多大限制。那么，为什么民间医药知识的传承与利用依然危机重重呢？为什么医疗上得到村庄民众认可的中医生或者说民间医生弃医务工

① 梁正海，马娟. 三结合：土家族传统医药知识互动式保护与利用的重要途径［J］. 长江师范学院学报，2016（2）.

呢？难道仅仅因为经济收入低吗？是否与医疗过程中高额的赔偿风险有关呢？我们对杨松、梁文勇医生的采访证实了我们的猜测，高额的赔偿风险的确让民间医生左右为难。同时，还有一点可以肯定，民间医生在分享政府资源尤其是资金上没有任何特权，而村医却获得了财政补贴的特权。这即是我们通常所谓的待遇问题。

　　然而，村卫生室仍然面临许多实际的问题和困难。一是病人在减少，主要原因是村民外出务工、患者自身医疗意识提高、交通方便，选择县乡医院治疗的人越来越多，村卫生室接诊的主要是患慢性疾病的中老龄病人。二是目前虽然对村医待遇改善较大，但村卫生室医治条件有限，卫生室没有床位，难以规范化发展；上级虽然计划拨款修建村卫生室，但条件是自己解决用地问题，苦于找不到合适的地基，杨家坳苗族土家族乡四五个村还没有修建卫生室，当然，这也跟修建成本有一定关联。但是，村卫生室发展尽管存在这样那样的困难，村医生总体上还是满意的。一方面乡里会不定期组织村医到乡医院培训；另一方面乡卫生院统一给村卫生室分配公共卫生任务，乡政府对卫生室进行监督，合医已开始步入正轨。作为村医师，对村里病人病户情况十分熟悉，他们会定时向患者电话咨询并做好电话信息记录，每季度按要求上交电话信息表，以便县卫生局统一安排下一步工作。这种咨询服务老百姓较为满意，因为他们获得了足不出户而又相对稳定的服务。

　　我们对思南县杨家坳苗族土家族乡的调查表明，村级医疗卫生水平有了极大提高，新型合作医疗为村落民众身心健康提供了有力的保障。① 然而，从村医生的配备来看，虽然村村都实现了配备一名村医生的目标，但是这种医疗资源配备本身仍然极为有限，平均每千人拥有约0.83名村医，与全国平均每千人1.18名医生相比差距仍然很大。尽管近年来国家大力倡导发展农村医疗卫生事业，将政策向农村倾斜，但由于我国农业人口基数大、农村地区经济发展水平落后，要改变乡村医疗资源匮乏的困境并非朝夕。土家族集中

---

① 梁正海，马娟. 三结合：土家族传统医药知识互动式保护与利用的重要途径［J］. 长江师范学院学报，2016（2）.

分布的武陵山区属于大面积的集中连片特困地区，是国家重点扶贫对象，医疗资源十分匮乏。从沈再新、谭晓静两位博士对来凤县枫香村等五个村的实地调查来看，几年前来凤县"一村一卫生室"目标的实现率仅为89%。"来凤县2009年共有185个行政村，1844个村民小组，建有卫生室的只有165个村，尚有20个行政村是空白。"① 从课题组罗钰坊硕士2012年对鄂西兴安村的田野调查来看，兴安村的医疗卫生资源配置仍然没有实质性的改善，村民生病后通常或求助于土家医，或求助于距离相对较近的湘西龙山县桂塘镇卫生院。另外，我们在第一章第五节对印江土家族苗族自治县沙子坡镇的调查分析同样表明了村级卫生资源配置的相对落后。村卫生室医疗设备陈旧，仅有俗称的"老三样"（听诊器、血压计、体温表）。很显然，村级医疗卫生资源的配置十分有限，难以满足民众对公共卫生的需要。但是，我们的调查同时也表明，民间医生依然是民众维持健康的一个重要依赖因素。无疑，这种依赖为传统医药知识的保护与利用提供了一个平台，这个平台显然可以成为现代医药与传统医药共生互补的一个十分重要的界面。从土家族村落的传统医药生存条件及其为民众健康做出的重要贡献来看，土家族传统医药完全可以纳入三级医疗体系加以保护与利用，使之继续发挥为民众健康服务的功能。这种实践除了有利于实现传统医药和现代医药的互补，至少有下列两个方面的作用和意义。

其一，有利于传统医药知识的保护与传承。传统医药知识是土家族民众在日常生产生活中积累的经验，也是他们的智慧结晶，其疗病治疾的功效已得到民众的广泛认同，已经成为土家族传统文化不可或缺的重要组成部分，是土家族传统文化的精华，对之加以利用是继续发挥其功效的重要途径，也是对之进行有效保护的重要途径。

其二，有利于缓解村级医疗卫生资源配备不足的问题。虽然近些年来从中央到地方都投入了大量人力物力财力改善农村医疗条件，事实上也的确在

---

① 沈再新，谭晓静. 对少数民族地区土医土药问题的调查与思考——以恩施土家族苗族自治州来凤县枫香村等五个村为例［J］. 三峡大学学报，2011（3）.

一定程度上缓解了地方医疗卫生服务的压力，改善了地方医疗卫生服务的条件，但是，看病难、看病贵仍然是一个现实问题，解决这个问题仍然是我国医疗卫生改革的一个重要命题。我们前文对土家族传统医药知识特点的分析表明，传统医药知识具有可及性强、易获得性和简便价廉等特点，这种特点正好满足了大多数民众对于医疗服务的需要。同时，传统医药知识所具有的这些特点也在一定程度上适应了公共卫生医疗服务的需要。如果对之加以有效利用，对于构建公共卫生医疗体系将大有裨益。

三、与新农村建设结合：单一药用植物与多维文化植物共荣

社会主义新农村建设是一个具有丰富内涵、体系复杂的综合性重大工程，它涵盖了以往国家在处理城乡关系、解决"三农"问题方面的政策内容，又承载着国家赋予其新时期建设的内涵。社会主义新农村建设内涵承上启下，既"包括了路、电、水、气等生活设施和教育、卫生、文化等社会事业建设，又包括了以农田、水利、科技等农业基础设施为主的产业能力建设；既包括了村容村貌环境整治，也包括了以村民自治为主要内容的制度创新。通过以上综合建设，最终把农村建设成为经济繁荣、设施完善、环境优美、文明和谐的社会主义新农村。"① 因此，有学者把社会主义新农村概括为五新：新村貌、新产业、新生活、新风尚、新组织。② 从社会主义新农村建设的内涵来看，为农民提供最基本的公共服务，初步解决农民的后顾之忧；加强义务教育、公共卫生、贫困救助、基本社会保障等方面的制度建设，解决农民上学难、看病难、养老难等问题是其中十分重要的内容。

数千年来，农村一直是我国最基本的社会单元之一。在广大农村，各民族在不同的自然条件下，创造了缤纷灿烂、风情各异的民间文化。如何将优

---

① 马晓河．新农村建设不能搞成政治运动和形象工程［J］．中国发展观察，2006（2）．

② 刘世锦主编．中国文化遗产事业发展报告（2008）［M］．北京：社会科学文献出版社，2008：281．

秀的民族民间文化与新农村建设有机结合，在促进新农村建设的同时，彰显优秀传统文化的魅力，实现二者之间的有效互动，是一个值得深入思考而又意义深远的课题。土家族传统医药知识是土家族民众在日常生活中与疾病作斗争的经验积累，是一种智慧的结晶。在新农村建设过程中，对土家族传统医药知识的有效利用将有利于为广大民众提供最基本的公共卫生服务，更好地解决民众看病难的问题，从而更好地实现新农村建设预设的相关目标。为了便于讨论，我们仍将以中国历史文化名村云舍村为个案。被誉为"中国土家第一村"的云舍村，坐落于武陵山脉南端一角的黔东北铜仁市江口县太平乡，位于武陵山脉历史文化沉积带上，拥有丰厚的文化积淀。从明朝洪武（1368－1398）年间，杨氏祖先定居于此至今，在600多年漫长的历史长河中，云舍人总结和发展了对本民族的繁衍昌盛起着重要作用的民族医药知识，并通过语言和风俗习惯等媒介，一代一代流传下来，成为土家族人民一种独特的文化形式。2012年8月，我们对云舍村做了为期一周的田野调查，土家族传统医药知识自然是我们的调查重点。在调查期间我们也被云舍村的传统建筑深深吸引，我们也从中领悟到了许多疾病预防的知识。这种预防疾病的理念不仅蕴含于建筑本身，而且也体现于村落建筑布局。这种建筑本身和村落建筑布局充分展示了土家族人传统的卫生习惯，折射出了现代公共卫生的基本理念。正是基于这样的认知，我们认为在新农村建设过程中充分利用这种传统建筑和村落建筑布局，将有利于农村公共卫生建设。① 云舍土家族建筑以木质结构为主，零星点缀着一些砖房。从现存和遗留的住房遗迹来看，云舍的大富人家不少，他们一般都居住在"井"字型桶子屋——天井四合院中；一般人家居住的房屋为"一"字型三大间。我们的调查发现，无论是三大间堂屋两边的卧室，还是桶子屋的厢房，底层均设有通风层，在房屋底部铺设一层木板，隔开地面，与地面保持一定的距离。在实际测量过程中，我们发现厢房一般通风层高度为24厘米，普通民居卧室高度未有定数，

---

① 梁正海，马娟. 三结合：土家族传统医药知识互式保护与利用的重要途径［J］. 长江师范学院学报，2016（2）.

有的 30 厘米，有的 20 厘米，并非那么讲究。这种建筑结构，一方面反映了
土家建筑设计的精妙，另一方面也体现了土家人"防未病"的良好卫生习惯
和理念。因为通风层的设置大大降低了木地板潮湿发霉的可能性，保证了房
间的干爽，有效避免了潮湿发霉对人体造成的可能伤害，有利于保障人们的
身体健康。这种习惯和理念还体现在设计独具匠心的桶子屋谷仓。桶子屋谷
仓底层由四块大小均等的青石构成，总厚度约 160 厘米，再加上青石板上铺
就的一层青瓦，储存的粮食便有效防止了腐霉变质。很显然，对建筑物的这
种结构性思维源于武陵山区特有的自然环境，也是与武陵山区自然环境作斗
争的经验积累和智慧结晶。武陵山区地处亚热带，属季风性山地湿润气候，
冬冷夏凉，雨量充沛，四季分明，但也雾多湿重，木质极易发霉、粮食也易
腐霉变质。云舍人在建筑结构上的精心设计，巧妙的通风防潮，保证了家人
住宿干爽，生活用粮的安全，从而有效减少疾病的滋生，最大限度地降低了
公共卫生事件发生的可能性。

其次，在新农村建设过程中对药用植物的栽培和利用，既有利于美化乡
村环境，又有利于保护传统医药的药物资源，促进传统医药知识的利用，实
现良性互动。土家族疗病用药的特点之一就是"疗病药物的现采现用"，[①]
这种特点形成的一个重要因素即是土家族聚居区特殊的地理环境和丰富的药
用植物资源。武陵山区是土家族聚居区，区域内武陵山脉海拔高达 2493 米，
此外多为 800 米以下的低山丘陵，属中亚热带季风气候，热量充足，雨量充
沛，湿度大，日照少，立体气候强。土壤类型以红壤、黄壤、黄棕壤、石灰
土、紫色土为主，适宜药用动植物生长和繁衍，被誉为"中药材宝库"。
1985 年宜昌地区中草药资源普查结果表明，仅五峰土家族自治县和长阳土家
族自治县药用动植物种类就有 160 多科约 1200 余种。恩施土家族苗族自治州
土家族药用植物达 187 科 225 属 2088 种。湘西土家族苗族自治州药用植物有

---

① 梁正海. 论土家族疗病用药的四大特点［J］. 贵州师范大学学报（社会科学版），
2013（3）.

1385 种。黔东北铜仁地区药用植物有 1623 种，其中梵净山区植物药有 590 种。① 相关调查和研究结果同时也表明，这一区域的药用植物和珍稀药用植物的渐危性、濒危性必须引起高度重视。铜仁学院鲁道旺硕士等对梵净山药用植物调查研究后指出，"在保护区内外的黄连、三七、羽叶三七、四叶重楼、滇龙胆、天麻、厚朴、八角莲等药用植物种质分布区域明显减少，只有 10 年前 5% 的区域或更少，很多区域的种质已经灭绝。"② 野生药用植物作为天然植被的重要组成部分，其濒危意味着生态安全正受到威胁，其灭绝更是意味着生态失衡，而且这种失衡往往是难以弥补的。因此，加强药用植物尤其是濒危药用植物的保护理应成为新农村建设的重要任务，新农村建设所追求的环境优美的目标离不开包括药用植物在内的自然生态平衡。无论因为何种原因，一旦自然生态失衡，乡村环境必将遭遇破坏，环境将不再优美，新农村建设亦会遭遇尴尬。总之，"为了我们子孙后代有一个舒适美好的环境，防病治病的天然药园。"③ 我们需要行动。当然，这也是贵州省建设生态文明示范区的需要。

我们主张新农村建设要重视自然生态保护，并把它作为实现环境优美目标和建设生态文明示范区的重要途径，我们亦主张新农村建设过程中应同时注重药用植物的适当引种和培植，使之既成为村落内部景观，又成为传统医药知识传播的载体。从《贵州中药资源》一书的相关记载来看，广大乡村"引种驯化、家种家养药材"积累了丰富经验，且取得了良好效果。"我省自然环境非常适于引种驯化、家种家养药材，如杜仲、黄柏、茯苓、吴茱萸、金银花、半夏、桔梗、石斛、天麻等均已成为我省重要名药；外省名药如淮山药、川黄连、潞党参、三七、云木香及西洋参等等，也能在我省落户；著名南药如砂仁、儿茶、安息香、苏木、芦荟等，也能在我省安家；野生药材

① 贵州省中药资源普查办公室，贵州省中药研究所编．贵州中药资源［M］．北京：中国医药科技出版社，1992：32，331.
② 鲁道旺等．梵净山药用植物初步调查及保护策略［J］．广东农业科学，2013（18）.
③ 贵州省中药资源普查办公室，贵州省中药研究所编．贵州中药资源［M］．北京：中国医药科技出版社，1992：337.

如麝香（麝）、灵猫香（灵猫）、鹿茸（梅花鹿）、蕲蛇等亦能在我省驯化家养；等等。"① 从相关资料也可以看出，自 1985 年国务院发布《关于发展中药生产问题的指示》后，各地都加强了中药材栽培、引种及野生变家种家养工作。特别是党的十一届三中全会以来，广大农民群众对种植药材极为重视，视为脱贫致富的重要途径，出现了不少药农专业户，形成了不少"天麻村""杜仲林"②。仅贵州省野生变家种、家养及引种成功的、具有一定产量并能提供商品的中药主要品种就有天麻、杜仲、厚朴、黄柏、吴茱萸、砂仁、乌梅、通草、金银花、黄连、人参、西洋参、三七、茯苓、石斛、五倍子、潞党参、白术、云木香、麦冬、山药、菊花、川牛膝、桔梗、白芷、瓜蒌、红花、延胡索、女贞子、干姜、大黄、泽泻、生地、玄参、丹皮、香橼、无花果、紫苏、白芍、鱼腥草、艾纳香（艾片）、板蓝根、黄芪、大力子、枳壳、栀子、木瓜、薏苡仁、荆芥、火麻仁、莱菔子、三尖杉、喜树、银杏、蕲蛇、乌梢蛇、鹿茸等近 60 种。其中，天麻、杜仲、厚朴、黄柏、吴茱萸、金银花、茯苓、石斛、五倍子、桔梗、木瓜等即是贵州在国内外具有一定地位及影响，且质量好的道地药材。很显然，对于这些道地药用植物的家种有利于就地取材，降低栽培成本。更为重要的是《贵州中药资源》一书第三章"中药资源重点品种综述"对杜仲、天麻、吴茱萸、厚朴、黄柏、金银花、茯苓、石斛、五倍子、桔梗、木瓜等 47 种植物药的植物形态、资源分布、生态环境与适宜区、栽培技术、采收、加工、贮藏等作了科学说明，为家种提供了技术指导。毫无疑问，对这些药用植物的栽培将极大地美化村落环境。当然，我们主张将家种成功的药用植物在村落进行栽培的初衷不仅仅为了美化村落环境，另一个更为重要的预设目标就是通过栽培这些药用植物，传播传统医药知识，最大限度地激发民众的文化自觉。很显然，我们的

---

① 贵州省中药资源普查办公室，贵州省中药研究所编．贵州中药资源［M］．北京：中国医药科技出版社，1992：17.

② 贵州省中药资源普查办公室，贵州省中药研究所编．贵州中药资源［M］．北京：中国医药科技出版社，1992：17-21.

目的是希望将药用植物的栽培从单一的经济功能中解放出来，充分发挥其生态功能、文化传播功能，最终实现药用植物的社会综合功能。① 如此，也能够改变民众栽培药用植物的心态，不因为某种药用植物赚钱而一窝蜂地栽培，也不因为某种药用植物不赚钱而一窝蜂地砍树停种，从而改变过去"多了砍，少了赶"的"怪圈"。② 为栽培的药用植物制作名片是发挥其文化传播功能、激发民众文化自觉最为有效的途径。我们这里所指的药用植物名片不是一般性地介绍药用植物的科、属、种，而是要在此基础上简明扼要地介绍其药用功能、主治疾病、民族用药等相关信息，将植物介绍与民族文化结合起来，使植物名片转化成文化名片，既能起到科普作用，又能起到增强民族自豪感和自信心，增强民族文化自信的目的。

第三，把传统医药知识传承人保护与新农村建设结合起来，提升传承人的社会地位，塑造传统医药知识权威，充分展示地方传统文化的魅力，强化新农村的内涵建设。我们前文对田野调查资料的研究已经发现，村落传统医药知识持有者都是某一个专科医疗专家，手法精妙，用药特别，而且疗效极好。比如，张恩明医生治疗骨折严重者特别是大腿腿骨断者，通常要把刚开叫的公鸡拔毛后放在碓窝里与草药一起舂烂，然后敷在伤处。但是，这样做并非千篇一律。他在用药时，还会充分考虑到季节的特点。因为夏天气温较高，用鸡调成的药很容易发臭，所以如果不是很严重，他一般不用公鸡。冬天天气寒冷，公鸡配药不易腐烂，因而常用公鸡配药治疗骨折，这样治疗效果也更好。据张恩明讲，对于骨折病人，如果药用对路了，敷药时病人会感到很清凉；相反，敷药时病人就会感觉燥热，这时就必须更换用药。换断根药（最后一次药）时一般要念咒语。虽然从现代医学的角度看，咒语对于治疗疾病没有功效。但是，从心理学的角度看，咒语对于病人的心理慰藉和增

① 梁正海，马娟. 三结合：土家族传统医药知识互动式保护与利用的重要途径［J］. 长江师范学院学报，2016（2）.
② 贵州省中药资源普查办公室，贵州省中药研究所编. 贵州中药资源［M］. 北京：中国医药科技出版社，1992：40.

强病人抗病信心却不可低估。当然，这种治疗行为的民族学意义也是不可忽视的。"因为，这不仅关系治疗仪式本身的意义，也关系到我们对治疗仪式的文化解读。"①

用仪式辅助药物治疗疾病是民间医药的一大特点，这种充满感性色彩的治疗使传统医药与充满纯理性色彩的现代生化医药形成了巨大差别——传统医药也因此受到的诟病甚多，但也正是这种情感化的治疗使传统医药充满了人情味，体现了中国传统文化的精髓——天人合一。从我们的研究来看，地方民众对疾病—疗效—生态—信仰之间有着独特的认知，这种认知既具有科学性——因为它具有良好的疗效，又具有神秘性——因为它处处体现出民间信仰，这两大特点注定我们无法单一地从生物医学的视角来认知它，我们需要利用一种文化的眼光来阐释它。只有我们从文化视角认知地方民众医药知识的科学性，才会拿出足够勇气来关注"大众医学文化"；② 只有如此，在面对某些疑难杂症而现代医学手足无措时，才会从大众医学文化中吸取有益的养分，丰富和完善现代医学之不足，使民间医药知识与现代医学实现互补，形成一种良好的互动机制，推动人类医学知识的发展和繁荣。

如果我们有足够的勇气秉承文化的眼光去认知传统医药的重要价值，那么，我们在新农村建设过程中，就应该有足够的勇气去认知村落传统医药知识的传承人，去认识他们对于传统医药知识存续的重要性和他们为此而做出的巨大贡献。也正是他们这种实践丰富和促进了传统文化的传承与发展，使乡村成为当下中国传统文化的沉积地。对传承人的尊重和认同，有利于增强民众对民间文化的认同，有利于增强民众尤其是传承人对民间文化的热爱，极大地激发民众的文化自觉和民族自信。③ 因此，在新农村建设过程中有必

---

① 梁正海．论土家族疗病用药的四大特点［J］．贵州师范大学学报（社会科学版），2013（3）．

② ［美］罗伯特·汉．疾病与治疗：人类学怎么看［M］．禾木，译．东方出版中心，2010：80．

③ 梁正海，马娟．三结合：土家族传统医药知识互动式保护与利用的重要途径［J］．长江师范学院学报，2016（2）．

要把传统医药知识传承人的保护与宣扬作为一项重要工作来抓。我们认为首先要对村落民间医药知识传人进行全面调查，摸清实情，做好传承人的文字档案；其次是地方政府有计划地对民间医药传承人进行综合评比，授予"乡村名医匾牌"，对他们的医技进行充分肯定和全面推介，既有利于增强医药传承人的自信心和自豪感，又有利于增强传承人家人及其亲族的荣誉感，从而使传承人获得更多的认可和支持，也使其传承的医药知识得到更好的保护与活态传承。事实上，对名医授予匾牌并不是一件新鲜事，即便在当下，患者为表示对医生的感激，也时有赠送锦旗的举动。我们需要做的只是把民间仍在流行的行动上升为地方政府的一种实践，这将是政府的一大善举。事实上，这种善举本身也是对中华传统的一种继承和发扬。第三，积极组织申报各种层级的传统医药知识传承人名录，为传统医药知识传承人传承医药知识寻求更大的空间。自 2007 年 6 月 5 日至 2012 年 12 月 26 日，国家先后公布了四批非物质文化遗产项目代表性传承人名录，共计 1986 人，其中传统医药项目代表性传承人 63 人。具体来看，第一批代表性传承人名录 226 人，其中传统医药项目代表性传承人 18 人，分别是中医生命与疾病认知方法 6 人、中医诊法 2 人、中药炮制技术 2 人、中药传统制剂方法 2 人、针灸 2 人、中医正骨疗法 3 人、同仁堂中医药文化 1 人；第二批代表性传承人名录 551 人，其中传统医药项目代表性传承人 0 人；第三批代表性传承人名录 711 人，其中传统医药项目代表性传承人 24 人，分别是中药炮制技术 2 人、中医传统制剂方法 3 人、针灸 1 人、中医正骨疗法 4 人、藏医药 11 人、传统中医药文化 1 人、蒙医药 2 人；第四批代表性传承人名录 498 人，其中传统医药项目代表性传承人 21 人，分别是中医疗法 6 人、中医传统制剂方法 4 人、中医正骨疗法 2 人、藏医药 1 人、传统中医药文化 1 人、蒙医药 1 人、苗医药 1 人、回医药 2 人、彝医药 1 人、维吾尔医药 2 人。以上数据表明，中国政府近年对非物质文化遗产项目代表性传承人的保护做出了巨大贡献。但是就非物质文化遗产项目代表性传承人名录中的传统医药项目代表性传承人的数量来看，其比例仍然不高，仅占总量的 3.17%。就土家族传统医药而言，非物质文化遗产项目代表性传承人名录中的传统医药项目代表性传承人名录仍是空白。毫无疑问，这一结果形成了土家族集中分布的武陵山区各级政府的巨大挑战，如何加大非物质文化遗产项目代表性传承人的国家级名录申报力度，推动土家族传统医药的活态保护与有效利用，仍然是一个值得认真思考和解决的重大课题。

总之，传统医药作为一种民间文化，其本质是和谐。它和民间文化一起构成了建设和谐农村得天独厚的根基。因此，冯骥才先生在国家图书馆为"国务院省部级干部文化学习班"所做的讲演《文化遗产日的意义》一文中提出，"在新农村建设起步之时，应以全面的科学的谐调的发展观，将文化遗产的保护，率先列入新农村建设的总体规划之中。千万不要再出现城市改造的文化悲剧，把'新农村'变为'洋农村'。"① 面对全国性"造城运动"形成的百城一面的现实，面对新农村建设可能对文化遗产造成的毁灭性破坏，冯骥才先生的谏言不能不令人深思。

四、传统医药知识互动式保护的双重保障

从我们前文的研究可以看出，实现土家族传统医药知识的互动式保护与利用的途径是多种多样的，其根本的原因是土家族传统医药知识渗透到民众生活的方方面面，关系到他们的吃、他们的住、他们的健康与幸福。所以，传统医药与民众的生产生活、乡村建设、文化保护、公共卫生服务建设等等紧密相关。我们在实施新农村建设、非物质文化遗产保护、三级医疗体系建设等工程时理应自觉关照传统医药知识，自觉关照传统文化。我们必须从思想认识、主体认知等方面强化这种保护方式的重要性，才能更好地推动土家族传统医药知识保护传承工程与其他工程的良性互动。

（一）观念保障——提高思想认识

思想认识是先导。没有高度的思想认识，就不可能有高度的思想自觉。

---

① 冯骥才．灵魂不能下跪——冯骥才文化遗产思想学术论集［M］．宁夏人民出版社，2007：11．

没有高度的思想自觉，也就不可能有高度的行动自觉，更不可能有高度的自觉行动。在新农村建设工程全面实施、非物质文化遗产保护积极推进、三级医疗体系建构基本实现全覆盖的大环境下，面对外来文化尤其是西方生化医药的冲击，土家族等少数民族传统医药知识的保护与利用可谓危机重重。这种重重危机缘何而起？客观上讲缘于传统农耕文化的逐步解构。少数民族传统医药知识植根于传统农耕文化，是农耕文化的产物。随着农耕文化的逐步消解，少数民族传统医药知识所依存的土壤也正在消解。但是，我们是否可以随意地将这种农耕文化抛弃呢？显然是不行的。一是农民社会不会解体。尽管城镇化浪潮席卷大江南北，城市扩张越演越烈，农村一天天被蚕食，但是，中国的现实状况是农村仍然是最大的社会单元，农民仍然是最大的群体，农耕文化仍然拥有最大的载体。既然有传承载体，又为何传承危机重重呢？问题出在认识上。创造这种农耕文化的民众日用而不知其贵，不懂得这种文化的珍贵，不懂得他们的智慧有多么的伟大。这倒也不必过于担忧，因为传统文化的一个重要特点就是自发的创造，在不经意中消亡，说白了，就是自生自灭。问题的严重性在于，从民众中走出来接受现代教育的精英无视传统文化的价值尤其是其人文价值。在文化大革命期间，民间文化传承人也成了革"命"的对象，被批判为"迷信头子"。他们在批判中被搞糊涂了，他们怕了。人为地给文化贴上阶级的标签，对文化特性缺少认知的农民怎能不迷失呢？直到现在，我们在采访中仍然能够听到民间医生对于所谓的"迷信"的避讳。这种避讳可是民众一种文化心理的损失啊。因此，我们认为，提高认识是当下需要认真思考和亟待解决的一个重要课题。对土家族等少数民族传统医药的思想认识应从下列三个不同层面展开。

从医药体系的层面上看，传统医药是一个完整的知识系统，是与现代医药并行不悖的两种医药体系。"中医药、民族医药（主要指少数民族医药）、民间医药都属于中国传统医药，有时称民族传统医药，有时称为中国民族传统医药，有时还称为中华民族医药。"① 土家族传统医药是民族医药的重要组成部分，是中国传统医药体系不可或缺的重要元素。发展现代医药和我国传统医药，是国家发展医疗卫生事业的两个轮子，两套医疗体系齐头并进、共同发展的指导思想在《中华人民共和国宪法》中做了明确规定，而且这一指导思想在历次宪法修正案中都是一贯坚持的。这说明国家层面早已将现代医药和我国传统医药视为两种并行的医药体系，两种医药体系共生互补、协调发展是国家发展医疗卫生事业追求的目标。毫无疑问，这种国家层面对于传统医药的尊重，体现了对我国传统医药的一种最高程度的国家认同。我国传统医药是在中国哲学思想的指导下建立起来的科学体系。阴阳五行不仅是中国哲学思想的精髓，也是我国传统医学的理论基础。传统医药学将人体器官与五行有机对应，"象天法地"，追求"天人和一"这正是中国传统医药与现代生化医药之不同。从更深层次上看，中国传统医药知识是一种充满哲学色彩的医药知识。这注定了传统医药的博大精深，其所倡导的"治未病"更是具有先导性的哲学思想，是医学哲学基础，也是精华，更是最高境界，是现代医学追求的终极目标，是一种不可替代的医学知识。传统医药尤其是民族医药植根于广大乡村，它深受地域性民族性的影响，本身也充满地域性和民族性，正是这种地域性和民族性使得传统医药充满了个性，进而丰富了文化的多元性。世界因为文化的多元性而变得博大。人类文化也因为多元性而变得更精彩。我们没有理由不尊重我们的传统医药，我们不能做日用而不知其贵，日用而时刻诟病之的不肖子孙。1984 年 11 月 23 日，国务院办公厅转发了卫生部、国家民族事务委员会《关于加强全国民族医药工作的几点意见》，指出"民族医药是祖国医药学宝库的重要组成部分。发展民族医药事业，不但是各族人民健康的需要，而且对增进民族团结、促进民族地区经济、文化事业的发展，建设具有中国特色的社会主义医疗卫生事业有着十分重要的意义。"1997 年 1 月 15 日中共中央、国务院又出台了《关于卫生改革

---

① 谭厚锋编著. 病有所医的回望——贵州民族医药卫生事业发展历程 [M]. 北京：电子科技大学出版社，2011：3.

与发展的决定》。明确指出"各民族医药是中华民族传统医药的组成部分，要努力发掘、整理、总结、提高，充分发挥其保护各民族人民健康的作用。"应该说，国家层面对于我国传统医药的充分肯定有利于激发从事民族传统医药工作者的积极性、主动性，激发他们对传统医药文化的自信心和自豪感。然而，在崇尚现代生化医药的浪潮中，媒体一股脑儿宣扬生化医药，部分精英人士一味诟病传统医药尤其是民族医药，传统医药被包裹上了一层"不科学"的外衣，日复一日地受到冷落。因此，现在我们最需要做的是大力宣传，使发展传统医药的相关政策深入人心，让人民群众真正认识到他们自己创造的文化有多么的重要，让他们日用而知其贵，日用而褒扬之。在全社会形成一种重视传统医药、尊重传统医药知识传承人的氛围，重塑对传统医药的自信。"一个民族是不能轻贱自己的文化的，不管多穷！轻贱自己的文化，必然招到别人彻底的轻贱。一个民族的自尊，首先是文化上的自尊、自爱和自豪。你把你的文化奉若神明，人家才不敢小瞧你。"① 这是冯骥才先生在《弱势文化怎么办?》一文中说的话，着实令人深思！想想看，如果我们自己都不把中华传统医药视为一套完整的医药体系，不把它与现代医药体系并行，还能指望谁来这样做呢？

从传统文化的层面上看，土家族传统医药是土家族传统文化的精华，是中国传统文化构成中不可或缺的重要元素。传统文化是一个民族各种思想文化、观念形态的总体表征。从显在和潜在两方面进行划分，我们可以将传统文化划分为显在性传统文化和潜在性传统文化。所谓"显在性传统文化"是指一切以物质形态表现出来的文化；"潜在性传统文化"则是指潜藏于人们的思想观念中并对人们的心理及思想行为产生影响的文化。② 从传统文化的界定和分类来看，土家族传统医药明显属于潜在性传统文化范畴。它是潜藏

---

① 冯骥才. 灵魂不能下跪：冯骥才文化遗产思想学术论集［M］. 宁夏人民出版社，2007：106 - 107.

② 周光大主编. 现代民族学：上卷·第一册［M］. 昆明：云南人民出版社，2008：181.

于人们的思想观念中并对人们的心理及思想行为产生影响的一种医药文化。从我们的调查研究可以看出，药王崇拜是土家族传统医药知识主体的共同信仰，虽然，"这种共同的信仰并未将医药知识权力占有者主体整合起来，使药王祭祀仪式在公共的场域集体操演，各个知识主体完全自行其是，而祭祀的时空也各有不同。"① 但是，对于药王的崇拜充分体现了中国传统文化中的一种尊师重道的心理。除了对药王的崇拜，土家族传统医药实践还体现了人对于自然的敬畏，对于动植矿物神灵的尊重和依赖。在他们看来，世间万物皆有灵性，人只是万物中的一员。因此，他们在从事医疗活动时，总是小心翼翼地对待世间万事。这种对万物的依赖还体现在特定的生活场景中。端午节在房门外挂艾草的习俗至今不衰，因为人们相信这时挂上艾草能趋利避害，保一家人平安快乐。端午节药浴也是一种普遍实践着的习惯。每到这个时节，大人们就会进山采摘各种药物，带回家里烧水熬药，待药味十足后，便为孩子们清洗身体。他们相信这样做了孩子们就能避免生疮的痛苦。这些充满信仰的医药实践，虽然全是经验的积累，但是透过这些实践，我们却能够看到土家族传统医药深藏着的民族个性和地域特色。不可否认，在现代化的冲击下，包括土家族传统医药在内的传统文化面临着严峻挑战。对于传统文化现代化的争论也已经深入到每一个学科和领域。但是，我们必须清楚地认识到"任何国家的社会现代化过程都是将普遍的特征同本国的历史条件和文化传统有机结合的产物。"② "现代文明的发展，确实对传统文化起着消解的作用。这种消解有进步的一面，因为任何传统文化都是其时代的产物，有其时代的局限性。但是，文化就像一条长河，不管怎么流淌，其成分如何变化，也像人的血脉一样，始终保存着祖先的基因。现在，我们要努力把这种基因保存得更多一些，保护得好一点，不要流失得太多。"③ 全面建成小康

---

① 梁正海. 传统知识的传承与权力［M］. 北京：中国书籍出版社，2013：233.

② 周光大主编. 壮族传统文化与现代化［M］. 南宁：广西人民出版社，1998：10.

③ 孙家正. 在中国民族民间文化保护工程试点工作会议上的讲话［J］. 文艺研究，2004（1）；孙家正. 追求与梦想［M］. 文化艺术出版社，2007：109.

社会的当下，我们要坚持道路自信、理论自信、制度自信，面对日新月异的全球化浪潮，我们还应该坚持文化自信。全球化时代也是文化的本土化时代。置身于全球化大潮中，我们更能也更应该看到传统文化的弥足珍贵。丧失了传统文化意味着失去了文化的基因。丧失了传统文化更意味着失去了在世界文化之林立足的根本。因此，我们必须充分认识到保护和传承包括土家族传统医药知识在内的传统文化的重要性和必要性。在建党 95 周年庆祝大会的重要讲话中，习近平总书记指出："我们要坚持道路自信、理论自信、制度自信，最根本的还有一个文化自信"，"文化自信，是更基础、更广泛、更深厚的自信"。文化自信成为继道路自信、理论自信和制度自信之后，中国特色社会主义的"第四个自信。"① 毫无疑问，文化自信上升为国家战略思想，对于推动民族传统医药知识再认识意义非凡。

从社会主义核心价值观层面上看，土家族传统医药体现出的和谐、平等、敬业、诚信、友善、乐于助人等价值观是社会主义核心价值观的重要源泉。党的十八大从不同层面高度概括了社会主义核心价值观。从国家层面而言，社会主义核心价值观体现为富强、民主、文明、和谐；从社会层面而言，社会主义核心价值观体现为自由、平等、公正、法治；从个人层面而言，社会主义核心价值观体现为爱国、敬业、诚信、友善。② 从社会主义核心价值观不同层面的内涵可以看出，土家族传统医药内涵的价值观对社会主义核心价值观的三个层面都有所体现，这充分说明了社会主义核心价值观与中华民族传统文化的一脉相承。正因为如此，习近平 2013 年 8 月 19 日在全国宣传思想工作会议上的讲话中指出："中国特色社会主义植根于中华文化沃土、反映中国人民意愿、适应中国和时代发展进步要求，有着深厚历史渊源和广泛现实基础。"③ 中华传统文化是我国最深厚的文化软实力，同样，

①　李建华．文化自信要由被动防御转向积极主导［J］．社会科学报·理论前沿，2016－09－22.
②　蔡武．新形势下传承和弘扬优秀传统文化的思考［J］．全球化，2014（5）．
③　习近平．习近平谈治国理政［M］．北京：外文出版社，2014：156.

土家族传统文化也是土家族人民最深厚的文化软实力。中华文化软实力是中国各民族文化软实力的总和。保护好、利用好、发展好土家族传统医药文化就是保护好、利用好、发展好土家族的文化软实力，就是为增强中华文化软实力作贡献。"一个国家的文化软实力，从根本上说，取决于其核心价值观的生命力、凝聚力、感召力。"① 最具生命力、凝聚力、感召力的核心价值观无疑是内化于民心，外化为民众自觉行动的优秀传统文化。面对土家族传统医药知识面临的冲击和危机，我们必须从促进社会主义核心价值观的高度认识保护和利用土家族传统医药知识的重要性。只有认识到位了，我们才可能不忘初心而又开辟未来，才可能既善于继承而又更好地创新。

（二）主体保障——合理的民间医生行医行为合法化

主体性保障关键在于保障民间医生合法行医的基本权利。历史已经证明，民间医生是广大民众健康的维护者。在三级医疗体系建构过程中，由于文化水平不高、知识获取方式不同、对相关政策的适应能力有限等多种因素，长期在民间从事医疗服务的民间医生被制度性边缘化，已经成为现实，对此，我们已经在第二章第一节和第三章第二节做了详细分析，不再赘言。但是，制度内的乡村医生服务难以满足广大民众的需要，也是一个现实。看病难、看病贵；怕生病、生不起病；怕住院、住不起院，已成为广大民众的一大忧虑。问题的一个方面恐怕源于现代生化医药的服务成本高，作为消费者的患者负担自然很重，看病贵自然难以避免；另一个方面源于乡村医生服务能力有限，知识结构单一，对传统医药知之甚少，难以满足患者多种消费需要，看病难也就在所难免。除以上二者之外，上位政策的一刀切和原有民间医生的不相适应也许是个更为关键性的原因。为了单一性的规范管理，上位政策规定乡村医生必须获得从业资格，没有从业资格证的医生一律视为非法行医。如此一来，一代一代依靠师传或家传的民间医生就被罩上了非法行医的迷雾，或者说被政策性地扣上了一顶非法行医的帽子。事实上，师传或

---

① 习近平. 习近平谈治国理政 ［M］. 北京：外文出版社，2014：163.

家传的民间医生长期维护着村落民众的健康。他们从乡村医疗舞台的被迫退出，无疑是民间医疗卫生事业的一大损失。不仅大大缩小了乡村医生队伍，而且民间医药知识也因此被进一步逼上了悬崖。民间医生失去救死扶伤的合法权利，民间医药知识也随之失去了其服务功能。民间医生和民间医药知识的缺位，不仅加重了现代生化医药的负担，而且也对体制内的乡村医生提出了更高的要求。体制内的乡村医疗服务不能满足民众维护健康的需要，已经成为一对亟须解决的矛盾。因此，权力机构应该慎重考虑民间医生的基本权利，充分发挥他们在三级医疗体制构建中的地位和作用。在资源配置上给予民间医生和制度内乡村医生一定的平衡，充分整合制度内外的医疗力量，为乡村医疗卫生事业服务。

"文化自觉"是费孝通先生晚年在学术反思中的思想结晶。他说："文化自觉只是生活在一定文化中的人对其文化有'自知之明'。"① 对于民间医生的认可与关注，对于民间医药知识的保护与利用，对于民间医药与现代生化医药的再认识，何尝又不是一种对传统文化精华的自知之明呢？

---

① 费孝通. 重建社会学与人类学的回顾和体会［J］. 中国社会科学，2000（1）.

第五章

国际经验及其启示

我们在前文对我国少数民族传统医药知识的传承与保护状况做了较为全面系统的研究，为更为客观科学地构建少数民族传统医药知识传承与保护的保障机制，我们认为借鉴国际经验是必要的。"它山之石，可以攻玉。"基于这样的思考，我们将在本章集中讨论相关国家对传统医药知识传承与保护的主要做法及经验，在此基础上分析国际经验对我国少数民族传统医药知识传承与保护的借鉴意义。

第一节 他国的主要做法及经验

放眼全球，人类创造的文化丰富多彩，内涵丰厚，为历史的车轮增添了不少色彩和前进的动力。文化在不断地碰撞与交融中求得生存、发展和创新。人类文明的进步是不可逆转的，但人类文明进步的代价却是巨大的，尤其是冲突或战争对人类文明带来的损失更是不可估量。冲突或战争对传统医药的影响直接表现为对传统医药存续的地域空间和环境资源延续性和完整性的破坏。在价值观念冲突日益凸显的当下，强势文化对弱势文化的侵蚀性破坏也引起了人们的高度重视。传统医药知识的传承与保护也正是在这样一种背景下引起了越来越多的人的关注。当然，这种关注的另一个重要理由是传统医药知识自身所具有的优势或蕴含的价值，即使是在现代医学技术日臻成熟的今天，这种独特的优势依然存在，不可替代。世界各国尤其是发展中国家对传统医药知识越来越重视，对其传承与保护的探索与实践越来越深入，积累了丰富而又极为重要的宝贵经验。无论是我国相邻或相望的印度、老挝、泰国、日本、韩国等南亚、东南亚、东亚国家，还是非洲的津巴布韦等国家，他们在传统医药知识领域内的传承与保护经验，极大地丰富了世界知识宝库。

一、日本传统医药知识传承与保护的主要做法及经验

日本传统医学是在引进中医学的基础上不断本土化而形成的医药学体系，其受中医影响之深远是不言而喻的。日本传统医学被称为汉方医学或东洋医学，传统医药被称为汉方药。这种称谓本身即蕴涵了日本传统医药与中医的渊源。"中医药传入日本后的一千多年中，一直是日本唯一的医疗保健体系。"① 明治维新以后，受西方文化的影响，日本全面引进西方医药，并从法律上肯定了西方医药的正统地位，同时要求医师、药剂师等专业人员必须是经过日本高等医学院教育、有两年左右临床实践经验并取得国家医师资格证的高素质人才。自此，汉方医学的地位一落千丈，陷入发展困境。20 世纪70 年代以后，受疑难杂症增多、西医治疗成本高等多种因素的影响，汉方医学再度受到日本民众的欢迎，重新回到民众生活，汉方药产业逐渐兴起，并呈现出良好的发展态势。目前，日本传统医学在临床应用、汉医药研究生产及市场开发、人才培养、标准化管理等方面都具备了较强的实力和市场竞争优势。其主要做法及经验体现在四个方面。

一是重视传统医学高素质人才的教育及培养。日本重视传统医学高素质应用型人才的培养，尤其重视具有比较优势的针灸人才、推拿按摩人才及科研人才培养。1978 年，日本文部省批准成立了世界上第一所正规针灸大学，即明治针灸大学，汉方医学正式纳入国家教育行列。此后，经过多年的发

---

① 贾谦，孙秀湘. 日韩中药市场［J］. 中国科技信息，2002（5）；又见赵佩婕. 日本中医发展标准研究. "中光防雷杯"优秀论文选集，1680－1686.

展，日本汉方医学人才培养已涵盖本科、硕士和博士教育，建立了完整的汉方医学高等教育体系以及职业资格考试与认证制度，为日本传统医药知识的传承与保护提供了强有力的智力支撑和高素质应用型人才队伍。

二是重视传统医药的科学研究。无论是临床医疗、汉方医疗设备的发展，还是汉医药创新，科研都是主要的推动力。可以说，这是日本汉方医学在世界上表现出强劲发展态势的主要原因。从 20 世纪 70 年代汉方医学恢复发展之初开始，日本政府便非常重视汉方医学的科学研究。1972 年设立了东洋医学研究所，1979 年日本科学技术厅制定了汉方医学研究综合计划，投入的科研经费达 10 亿日元。此后，日本政府投资建立了多家汉方医药研究机构，日本的高等医学院、汉医药生产公司也相继设立了汉方医学研究部门，从事汉方医学临床实践、针灸诊疗、医疗设备、汉方药调制、汉医药、健康保健产品、规章制度研究的人员达 3 万多人。对此特别值得一提的是，日本汉方医药科研人员非常重视对传统中医药的研究、借鉴与吸收、创新。从相关研究可以看出，当前日本国内使用的 210 个汉方药处方基本出自我国东汉张仲景《伤寒杂病论》中的原方，汉方药可谓日本化了的中药。

三是建立健全法律法规，保障传统医药健康发展。日本涉医行业的法律法规被视为世界上最严的法律法规。为了规范汉方医学的发展，日本政府先后颁发实施了《医师法》《药事法》《按摩指压师、针灸师法》《柔道整复师法》，同时出台了《医疗用汉方制剂管理的通知》《汉方浸营制剂的生产管理和质量管理的自定标准（草案）》等规章制度。日本尤其重视汉方药的监督和管理，从生产、销售到临床使用环节，不仅制定了严格的规范程序和品质要求，而且强化西药管理的《医药产品制造管理规范》《医药产品非临床试验管理规范》《医药产品临床试验管理规范》等规范条例也同样适用于汉方药的管理。可以说，正是严格规范的双重管理和双重适应彰显了日本传统医学的魅力和无限生机。

四是重视传统医药的研发生产与市场化运作。汉方药的市场化开发对于日本传统医药知识的传承与保护起着重要的推动作用。凭借先进的科学技术，日本汉方药制药产业化发展普遍向好。"规模宏大，技术先进，管理规范"，① 成为日本汉方制药企业的一大特点。在新药研发与产权保护并重的双轮驱动战略支持下，汉方药制药企业不断研发、生产高品质汉方药品，既满足了消费者需求，又实现了传统医药知识的创新与发展。从相关研究资料看，日本规模以上汉方药制药企业已有 500 余家。1997 年，日本汉方药产值达到顶峰，达 17 亿美元，后因"小柴胡汤"事件影响逐渐下滑，但仍维持在 10 亿美元左右。

二、印度传统医药知识传承与保护的主要做法及经验

印度是南亚次大陆最大的国家，是世界四大文明古国之一。早在公元前 2000 年左右，印度便创造了灿烂的印度河文明。与中国一样，印度是一个拥有丰富传统医药知识的国家。印度传统医学由阿育吠陀学、尤纳尼医学、西达医学及瑜伽功等四部分组成，其中阿育吠陀学是印度传统医学的主要组成部分。印度传统医学对孟加拉国、尼泊尔、巴基斯坦、斯里兰卡、缅甸等周边国家的影响十分深远，瑜伽已成为全球广泛传播的一项身心锻炼修习法。跟世界各国传统医药知识一样，印度传统医药知识的传承多半是依靠口传心授来实现或完成的，这种特殊的传承方式为印度传统医药知识产权保护形成了巨大的威胁。先后发生的姜黄案（Curcuma longa）、楝树（Neem Tree）案、Basmati 香米案等多起传统医药和处方被盗用、剽窃的案子就是最有力的证明。② 面对这种严峻挑战，印度政府主动应对，开展了一系列保护与合理开发传统医药知识的实践，取得了明显成效。

一是建立生物多样性登记和信息来源披露制度。由于曾有过多起本土传统医学药物和处方被盗用和不当占有的教训，印度政府高度重视传统医药知识权属保护问题，"已成为国际论坛上对遗传资源、传统知识保护呼声最高

---

① 引自程兆盛日本传统医药考察报告。
② 王明旭等. 印度对传统医药的保护及其对我国的借鉴［J］. 中国卫生事业管理，2008（9）.

的国家之一"。① 并率先建立了生物多样性登记制度。"登记的知识有三种：
（1）有关物种、物种的用途及相关技能的知识；（2）关于自然事实的知识；
（3）传统生态知识。登记时不需要区分是否商业或产业秘密，但必须提供充
分的权利人信息，以便权利人在他人使用该知识但未承认其所有权和知识价
值并分享相应利益时提出请求。"②2002 年印度政府又颁布实施了《生物多样
性法案》，推动生物多样性登记制度的法制化进程。法案规定：国家生物多
样性管理局是印度生物资源或相关传统知识保护与开发的专职机构。任何个
人或组织要基于印度的生物资源或相关传统知识得到的研究成果获得知识产
权，必须事先获得印度国家生物多样性管理局（National Biodiversity Authori-
ty）的批准。③ 信息来源披露制度和生物多样性登记制度共同作用，对于有
效防止其他国家做出不利于本国生物资源及相关知识保护的行为可谓意义
重大。

二是建立传统知识数字图书馆和蜜蜂数据库。建立传统知识数字图书馆
是印度政府所做的最有建设性的工作，成为发展中国家保护传统知识工作的
样板，受到国际社会广泛关注。④ 传统知识数字图书馆能够为已进入公共领
域的传统医药知识建立数字信息库以确保有关的在先权利。全世界的获得授
权的专利管理部门能够通过数据库查找和审查专利是否已经普遍应用过，或
是否存在在先权利，从而有效避免为一些专利颁发许可，防止生物剽窃事件
的再度发生，确保传统医药知识的产权安全。为了激发民众保护传统医药知
识的主动性，保障传统医药知识传承人的权益，印度政府还开创性地建立了
"蜜蜂数据库"（HoneyBee database）。蜜蜂数据库是一个让发明者登记注册

---

① 引自张华敏等印度传统知识保护现状及其启示。
② 李君超. 中印传统医药知识产权保护制度比较研究 [D]. 华南理工大学硕士学位论文, 2011.
③ 李君超. 中印传统医药知识产权保护制度比较研究 [D]. 华南理工大学硕士学位论文, 2011.
④ 王明旭等. 印度对传统医药的保护及其对我国的借鉴 [J]. 中国卫生事业管理, 2008 (9).

其发明的网络平台，它包括土著知识的归档、实验和推广，被誉为"印度的草根创新集结号"。①人们可以通过蜜蜂数据库对已有发明进行改良，也可以与发明人和知识提供者分享利益。经过近30年的发展，蜜蜂数据库已收集超过10万个草根创新项目，成为世界上同类数据库中最大的一个。蜜蜂数据库已发展成为一个全球性的网络平台，包括中国在内的75个国家参与其中。

三是建立专门的投资基金会，促进传统医药知识的产业化发展。二战后，印度经济快速发展。除了在软件制造业方面取得重大突破外，印度的制药业也获得飞速发展。作为世界上制药业规模大、发展水平较高的发展中国家之一，印度先后诞生了如南新（Randbxy）、瑞迪（Dr. Reddy's）、西普拉（Cipla）等在国际上有影响力的大型制药企业。为了发挥比较优势，印度政府先后出台了一系列政策措施，鼓励和扶植民族制药业发展。考虑到受专利权保护的大多数草根民众难以将自己所拥有的民族医药专利进行产业化开发，并顺利进入制药行业参与正常的市场竞争的实际，印度政府建立了专业投资基金会，帮助基层医药专利持有人将自己的专利转换增值，既缓解草根知识持有者的投资困难，又推动民族医药的产业化发展。可以说，印度的投资基金会是为该国传统民族医药知识产业化开通的一条绿色通道，是那些掌控尚未开发利用的民族医药知识的草根民众将其专利商业化的助推器。作为一种国家战略，印度投资基金会对于民族医药创新性发展所起的作用是举足轻重的。

三、泰国传统医药知识传承与保护的主要做法及经验

泰国位于东南亚中南半岛中部，周边与老挝、柬埔寨、缅甸、马来西亚等国接壤，东南和西南分别与太平洋及印度洋相邻。泰国是典型的热带季风气候，高温多雨，植被保存良好，生物多样性突出，这为泰国传统医药的形

---

① 引自顾远印度的草根创新集结号。

成和发展提供了先天性优势。泰国传统医药发展历史悠久，茶旺拉曼七世（Chaiworaman Ⅶ）（1182～1186）时期即有使用传统药物的历史。泰国传统医药简称泰医。泰医是一个多元的知识体系，它不仅受中医学、印度医学等外国医学的影响，而且融入了佛教的哲学思想，含有浓厚的佛教元素。"泰国传统医学系指与泰国人民文化生活方式相协调，用于保健和治疗疾病的传统哲学思想、人体知识及医疗方式，其中包括药物的使用为煎剂、丸剂、蒸汽浴及药物推拿；人工疗法（或推拿）；传统的骨损伤治疗；采用佛教形式（习惯和形式）进行精神健康保健；传统的保健方法；自然疗法。"① 概念本身即表明，泰医不仅被视为一门医疗技术，同时还被视为一种哲学思想。在实践过程中，泰医的保健功能尤其受到人们青睐，泰医推拿在国内非常盛行，也深受国外游客喜爱，享受泰医推拿、美容、保健正在成为吸引外国游客的重要元素。

为了充分发挥本国传统医药的优势，抵御西方发达资本主义国家对国内传统医药资源的侵蚀，降低对高昂进口医药的依赖，泰国政府于2000年制定并颁发了世界上第一个对传统医药知识进行保护的法律《泰国传统医药知识保护与促进法》,② 对"泰国传统医药知识"、"泰国传统医药文献"、"泰国传统药物"、"泰国传统药物处方"、"草药"、以及"保护区"等概念进行了明确界定。泰国传统医药知识与传统医药相关的元素都被纳入了《泰国传统医药知识保护与促进法》的保护范畴，且"泰国传统医药文献"和"泰国传统药物处方"成为保护的核心与重点。该法律还明确规定组建由公共卫生部、医疗服务部、知识产权部、食品药品管理局、自然资源和环境政策与规划署等政府部门组成的"泰国传统医药知识保护和促进委员会"作为具体执行机构，其主要职责是负责泰医药传统知识的权利注册、协调社会各界力量以保护促进泰医药的发展以及制定相关的工作程序、颁布泰医药保护的规

---

① 明全忠. 泰国传统医学的历史和现状 [J]. 国外医学中医中药分册, 1997 (4).
② 世界中医学会联合会：世界中医药科技信息专题服务·泰国。

定、命令等。①《泰国传统医药知识保护与促进法》关于传统药方、草药及药物生长地域范围保护的相关规定成为传统医药保护制度的一大创新，为获取高质量、可持续性的草药资源，繁荣传统医药，满足泰国国民对于传统医药的需求做出了突出贡献。

泰国政府也十分重视传统医药的科学研究及开发应用。泰医院、泰国传统医学研究所、泰国科学技术研究所、药学院、国家基因工程与生物技术中心、泰国国家科学研究理事会分会、泰国传统医学及替代医学人体试验伦理委员会、草药产品生产开发委员会所属药用植物研发分会等构成了泰国传统医药研发机构的组织体系。传统医药在泰国国民医疗卫生服务体系中占有重要地位，被泰国政府定位为西医药的替代医药。早在1977年，泰国政府实施的第四个五年计划中便对60余种药用植物进行推广运用，20世纪末又确定了19种草药作为批量生产的传统药物，并将这19种药物列入国家级药品名单。目前，泰国已有1万余种传统药物注册，800多家天然药物企业从事一般传统药物的生产或销售。

四、韩国传统医药知识传承与保护的主要做法及经验

韩国全称大韩民国，别称南韩或南朝鲜，为单一民族国家。韩国位于东亚朝鲜半岛南部，三面环海，西临黄海，与我国胶东半岛隔海相望。韩国国土总面积约10万平方千米，2015年底有总人口5062万人，人口密度达503.13人/平方千米，是世界上人口密度最大的国家之一。

韩国传统医学简称为韩医。韩医受中医影响十分深远，其基础理论、诊断方法、治疗手段、药方药材等都以中医为基础发展而来，"随着时代的发展，韩医学在中医理论中融入了自身民族文化元素，形成了具有自身特色的

---

① 董作军，黄文龙. 泰国传统医药保护及对我国中医药保护的启示［J］. 中国新药杂志，2008（14）.

传统医学体系。"① 韩国政府承认传统医药的合法性，韩医享有和西医同等的待遇，并将韩医治疗纳入医保体系，国人最高可报销 70%。② 韩医药深受韩国人喜爱。"无论是政府官员、国立医疗机构的职工，还是私立医疗机构的工作人员，乃至普通市民，都十分敬仰和接受韩医药。"③

　　国民的高度认同和政府近年来的积极认可及大力支持极大地推动了韩医高等教育的发展。韩医高等教育已形成了一个完整体系，涵盖本科教育、硕士教育和博士教育。在韩医学本科教育中，学制一般为 4 至 6 年，但 6 年学制居多，包含 2 年预科和 4 年本科教育。6 年本科教育学生需要完成教养科目、专业科目及相关科目的学习。具体而言，在 2 年的预科教育中，主要接受韩医学基本原理、中文、英语、哲学、历史学、生理学、各家学说等方面的课程教育；本科前 2 年，开始接受具体医学教育，课程包括本草学、伤寒论、经络学、针灸学、解剖学、病理学、药理学等；本科后 2 年的教育开始融入现代医学。韩医学实行学分制，学分一般在 60 分左右。"大体上可分为传统医学与现代医学两大部分，其中传统医学课程课时与实习时间大约分别占 57.9% 和 47.7%；现代医学课时与实习时间大约分别占了 33.2% 和 39.5%，传统医学内容所占的比例要明显大于现代医学部分。"④ 韩医学教育重视传统医学基础，同时与现代医学兼容，已经成为一个突出特点。能够报考韩医科大学的学生都是学习的佼佼者。韩医学高等教育毕业的学生若想对所学专业有所贡献和建树，还必须通过全国统一的考试获得韩医师职业资格，取得在该行业发展的准入资格，最终成为传统医学实践者和传承人。韩国医疗执业制度十分严格，获得执业资格的韩医并不能随意用中西医两种手段从事医疗活动，这种看似保守的体制"促使韩医师们努力地探索用纯中医

---

① 吴深涛. 韩国传统医学教育及韩医师培养特色——有感于韩国设立国立韩医学研究生院［N］. 中国中医药报，2009 - 08 - 05.

② 国际合作司. 赴韩国、泰国 WHO 传统医药考察报告. 中医药国际参考，2007（7）.

③ 陈伟. 行且思：传统医药课题韩泰两国考察［J］. 现代保健，2007（8）.

④ 吴深涛. 韩国传统医学教育及韩医师培养之特色［J］. 中华中医药学刊，2009（3）.

的方法去解决临床问题，充分挖掘传统医学的临证潜力。并从开始就强化了韩医学思维方式和临证素质，促进了韩医学学术的良性发展。"① 极大地避免了西医思维指导下的中医临床诊治。

五、津巴布韦传统医药知识传承与保护的主要做法及经验

津巴布韦全称津巴布韦共和国，于 1980 年 4 月 18 日独立建国，是非洲南部的一个内陆国家，也是南部非洲重要的文明发源地。在这块人类文明发源地上，由于自然环境、人文环境、宗教信仰、生活水平及医疗水平等多种因素的相互影响，传统医药知识在整个医学体系中占有重要地位，深受民众信任和热爱。传统医学成为广大农村和偏僻地区群众的主要保健手段。

津巴布韦乃至整个非洲地区传统医药知识的发展历程可谓几经起伏。在 19 世纪以前，非洲大多数国家都有自己古老而又相对成熟的传统医学和受人尊敬且信赖的传统医疗者。然而，随着西方资本主义国家的大举入侵后，刀枪火炮打破了当地传统医药知识生存的文化社区，尤其是基督教传教士将西医输入非洲，加之殖民主义政策的推行，非洲各国的传统医药几近灭绝，津巴布韦也自然难逃厄运。从 20 世纪 40 年代开始，非洲各国民族独立运动的呼声越来越强烈，一系列的反殖民主义运动使得大多数国家先后摆脱西方殖民主义国家的政权控制，走上独立自主的历史舞台，本民族传统的医药知识也伴随国家独立和经济社会的发展不断得到重构和发展。

津巴布韦传统医药知识介于医药科学与宗教暗示之间的双重性质非常突出，个体从业人员只是在与当地植物有关的传统医药知识的基础上实施治疗，既没有从中牟利也没有利用这些草药的效用注册专利的传统。② 津巴布韦传统医学带有浓烈的宗教元素，巫医是比较常见的传统医疗者。1981 年，

---

① 吴深涛. 韩国传统医学教育及韩医师培养特色——有感于韩国设立国立韩医学研究生院 [N]. 中国中医药报, 2009 – 08 – 05.
② 蓝寿荣，谢英姿. 若干国家传统医药知识保护的实践及其启示 [J]. 中国软科学, 2005 (7).

津巴布韦政府立法承认传统医疗者的合法地位，建立了传统医疗者的登记制度，并在财政补贴、贷款等方面给予传统医疗者以支持，帮助传统医疗者成立协会，以便其开展传统医学的研究，极大地促进了传统医学的发展。

第二节　国际经验对我国的启示

从以上研究可以看出，世界各国尤其是发展中国家为传承和保护传统医药知识做了大量卓有成效的工作，并积累了丰富的经验，这些经验对于我国传统医药知识尤其少数民族传统医药知识的传承与保护具有一定启示性意义，我们将围绕下列几个方面展开讨论。

一、少数民族传统医药知识传承与保护离不开政府主导

少数民族传统医药知识创造于乡土，受惠于广大人民群众。在文化大发展大繁荣和少数民族传统医药知识传承与保护面临巨大挑战的大背景下，政府应充分利用行政资源，为少数民族传统医药知识的传承和保护提供服务和保障，在少数民族传统医药知识传承和保护工作中发挥积极的主导作用。

在传统医药知识传承与保护工作取得明显成效的国家，无论是发达国家，还是发展中国家，政府都十分重视传统医药知识的传承与保护工作，不仅为传统医药知识的现代利用和创新性发展提供了有力的政策性支持，而且还为其提供了法律性保障。比如，印度早在 1961 年便颁布了《印度草医学法案》，规范印度传统医药的登记、管理等工作。之后又相继颁布实施了《专利法》《生物多样性法案》《商标法》《版权法》等，不断完善传统医药知识的法律性保障，促进印度传统医药知识的持续发展。再如，泰国政府于2000 年制定并颁布《泰国传统医药知识保护与促进法》，率先在世界上针对传统医药知识保护进行专门立法，将传统医药药方、传统医药文献、药物保护区等与泰国传统医药知识相关的元素一并纳入保护对象。在政府政策法律

的主导下，不仅为泰国医疗保健系统注入了活力，还为泰国旅游业培育了新的吸引物，极大地推动了医疗文化旅游产业的发展。

少数民族传统医药知识是推进文化大发展大繁荣战略不可忽视也不能忽视的文化元素，它符合新常态下广大人民群众对健康保健医疗的需求。土家族传统医药知识作为少数民族传统医药知识的重要组成部分，是土家族人民在长期的生产生活实践中与生存环境双向调节的智慧结晶，具有丰富的内涵和成熟的实践经验，在现代社会生活中仍具有不可替代性。面对广大民众对于医疗健康不断增长的新的需要，面对绿色医疗理念的不断增强，面对土家族等少数民族传统医药知识面临的各种严峻挑战，只有政府高度重视并加以统筹，充分调动社会力量，科学调配各种资源，积极支持和扶持少数民族传统医药，最大限度保障少数民族传统医药知识的发展空间，保障少数民族传统医药知识传承人的权益，才可能推动土家族等少数民族传统医药知识有效保护与活态传承，从而构建起传统医药知识与现代医药知识共生的良好格局，不断满足广大民众对于医疗健康的多元需求。

二、少数民族传统医药知识传承与保护离不开经费扶持

经费扶持是实现传统医药知识传承与保护目标不可或缺的关键要素。从国外经验可看出，与我国隔海相望的日本，政府非常重视包括传统医药在内的传统文化的保护和发展。一方面，通过政府划拨专项财政资金用于赞助、补助、奖励传统医药等相关项目，繁荣医药等传统文化；另一方面，通过设立传统文化发展基金，为医药等传统文化保护与发展提供经费支持。与此同时，日本政府还充分利用市场在资源配置中的决定性作用，通过税收减免、财政补贴等手段鼓励企业参与医药等传统文化事业的投入，壮大繁荣传统文化事业资金实力。多角度的资金扶持，推动了日本传统医药等传统文化的健康持续发展。韩国为促进韩医的传承和发展，不惜以重金加以推动。每年设立专项奖学金用以鼓励优秀高中毕业生报考传统医学类大学或出国留学，培养了大批高素质、高技能的韩医专业人才，为韩医发展奠定了人才基础。泰

国政府每年通过专门的财政预算用于支持泰医的保护和发展。据相关资料显示：在泰国卫生部每年约 30 亿铢（约 1.2 亿美元）的预算中，用于促进传统医学发展的经费为 1.3 亿铢，约占预算的 4.3%。①

日韩泰等国的经验表明，传统医药知识的传承与保护离不开政府的财政支持，加大少数民族传统医药知识的专项经费投入，是促进少数民族传统医药知识传承与保护目标得以实现的重要保障。虽然我国每年投入少数民族文化建设的财政资金数额不小，但分配在少数民族传统医药知识领域的专项财政资金十分有限。各级财政在预算少数民族文化建设资金时，应逐步加大对少数民族传统医药知识的扶持力度，集中力量，用专项资金推动少数民族传统医药知识科学研究、人才培养、传承人补助以及药材种植、加工等。从现实情况看，尤其需要加大对传统医药知识产权保护专项费用的投入，适度修改或制定专门法律法规保护传统医药知识持有人的权益，进一步发挥财政资金对于促进少数民族传统医药知识传承与保护的重要作用。

三、少数民族传统医药知识传承与保护离不开制度建设

没有规矩，不成方圆。规矩即是制度，是指在一定历史条件下形成的法令、礼俗等规范。制定制度的目的在于为某一目标的实现提供保障，如企业为激发员工积极性制定薪酬奖励制度，学校为约束学生行为制定各类行为准则，政府部门为规范公务人员出勤行为制定出勤制度等等。不论是行业组织，还是个人，相对完善的制度对于规范相应的行为具有不可替代的作用。少数民族传统医药知识的传承与保护自然也离不开相应的制度建设，离开了相应的制度保障，少数民族传统医药知识的传承与保护必然遭遇这样那样的困难。

无论是日本、韩国、印度、泰国等东亚、南亚、东南亚国家，还是津巴布韦等非洲国家，其国内传统医学传承与保护的持续发展，很大程度上都得

---

① 明全忠编译. 泰国传统医学的历史和现状［J］. 国外医学中医中药分册, 1997 (4).

益于相对完善的制度和法规的保障。为了防止"生物盗版"事件的再度发生，印度政府建立了"生物性登记"制度，对国内的传统医药资源进行收集建档，明确产权归属，有效保护了传统医药知识持有人的正当权益。为肯定传统医药知识传承人的合法地位，津巴布韦建立了传统医疗者登记制度，并以此为依据，从财政补贴、贷款等方面对传统医疗者给予鼓励和扶持。泰国政府颁布了世界上第一部专门针对传统医药知识进行保护的法律，极大地推动了泰医的传承和发展。

少数民族传统医药知识是我国传统医药的重要组成部分，以其独特的优势在农村社区医疗保健事业中占有重要地位。新中国成立以来，我国先后采取了一系列措施加强传统医药知识的传承与保护，在一定程度上促进了传统医药事业的发展。党的十七大报告明确指出："坚持中西医并重，支持中医药事业发展。"在各级地方政府的大力支持下，我国传统医药知识传承与保护取得了积极成效。但是，我们也要看到，关于少数民族传统医药知识传承与保护的制度建设依然滞后，加上不同时期相关制度建设所强调实现的目标不同，少数民族传统医药知识持有人的角色在制度作用下发生了根本性的变化。导致的结果是，一方面大量民间医疗资源被闲置，另一方面政府提供的医疗资源难以满足人民群众日益增强的健康需要。缓解这一矛盾的关键，不在于单一的增加财政投入，而在于科学的制度安排，充分调动各种社会力量，以主人翁的态度或角色参与医疗卫生事业的建设。以此为观察点，传统医药知识传承人科学有效的认证制度的建立显得十分必要而又紧迫，因为传统医药知识传承人作为社会力量的一分子，其参与医疗卫生事业建设的关键在于一个合法的身份或角色。

四、少数民族传统医药知识传承与保护离不开传承人

传承人是传统知识传承与保护的主体，只有具备一定技能的主体才能承担传统知识的传承与保护工作。少数民族传统医药知识的传承有其特殊性，不论是药物识别、采药制药，还是临床实践，都是一个长期的经验积累过程，有其特定的传承模式。我们的研究表明：武陵山地区的土家族传统医药知识的传承分为纵向承继和横向交换，前者体现为家传和师传，后者体现为自由式交换和干预式交换。① 从实践来看，少数民族传统医药知识的传承主要是一种自发行为，与现代医学技术的传承依赖有目的系统教育培训极为不同。从国外经验来看，教育培训能够使传统医药知识的传承与保护获得新的动力。例如日本，虽然其汉医高等教育模式基本上模仿中国，且汉医高等教育在历史上经历了不同的政策待遇，经历过巨大的挑战，但目前已形成了较为完善的汉医高等教育体系，全国 80 所涉医高等院校每年培养了大批兼具理论知识和临床经验的汉医人才，保障了汉医持续有效发展对人才的需求。再如泰国，作为发展中国家，泰国关于传统医学的人才培养已形成了从本科到博士的完整学制结构，并且与我国北京、上海、云南等地的中医学高校建立了传统医学人才培养战略协议，积极促进中医和泰医的交流融合。

我国是世界上最早建立医学教育和考试制度的国家之一。近年来，我国医学教育和研究获得了长足发展。但是，相对于西医教育，我国传统医学教育尤其是少数民族传统医学教育明显较弱，传统医学发展面临各种尴尬。积极借鉴他国经验，对于进一步完善我国传统医学教育，培养更多优秀的传统医学人才，繁荣传统医学事业具有重要的现实意义。

一方面，要加强传统医药知识传承人的教育培训与素质提升。传承人群体大部分是低学历的草根民众，他们通过民间固有的家传或师传模式获得传统医药知识，在某一专科领域有所建树，形成了自己的临床实践风格，丰富了我国传统医药知识的内涵。但是，由于制度的约束，他们中的绝大多数人难以取得行业从业资格，正大光明地施展医术。在完善制度建设的基础上加强民间传统医药知识传承人的教育培训和素质提升自然十分必要。无论是短期培训班，还是大比拼似的交流学习，只要有利于促进民间医生的培训，提升传承与保护传统医药知识的认识，增强恪守医德、本分行医的意识就好。

---

① 梁正海. 传统知识的传承与权力［M］. 北京：中国书籍出版社，2013：132.

当然交流培训只是手段，其最终目的还在于给予民间医生合法行医的资格创造条件，鼓励他们成为传统医药知识传承与保护带头人，像体制内医生一样，成为服务民众健康的阳光天使。

另一方面，推动中医学高等教育的转型发展，培养适应并乐于传统医药知识传承与保护的高素质、应用型人才，壮大传统医药知识传承人队伍建设，缓解少数民族传统医药知识传承人断层的危机。1956 年我国分别在北京、上海、广州、成都创建了首批中医学院，标志着我国传统医学知识传承由口口相授的师传向高等院校教育培训拓展。目前，我国中医药大学已从 4 所发展到 20 余所，这些高等院校成了培养传统医学人才的摇篮。相对于民间固有的传统医药知识传承模式，传统医学高等教育的影响范围更大，培养出来的传统医学人才掌握的技能更加全面。更为重要的是，高等教育为毕业学生参与等级考试，获得从事传统医药卫生事业的准入资格提供了方便。因此，我们认为，新医改应重视传统医学高等教育与现代医学教育的同步发展。第一，进一步完善少数民族传统医药知识高等教育体系，改变当前少数民族传统医药知识教育在传统医学教育中的附庸地位，让少数民族传统医药知识教育成为我国传统医学教育中独立的板块，对于报考传统医学教育，尤其是少数民族传统医学教育的学生，应加大各类奖学金的奖励额度；第二，加大科研经费投入和政策性的科研立项倾斜力度，鼓励各中医药大学积极开展区域内少数民族传统医药知识的文献收集和理论研究，完善少数民族传统医药知识理论体系，让源于实践的传统医药知识，更好地服务于实践；第三，各中医药大学要积极加强与地方传统医药知识传承人的合作，尊重民间医生在医疗领域做出的贡献，主动邀请民间优秀的传统医药知识传承人为传统医学专业学生作经验交流，甚至聘请民间医生作为校外导师指导学生的社会实践，促进传统医药知识高等教育与师承教育的有机融合，夯实学生专业技能；第四，推动传统医学教育国际化办学进程，创造条件鼓励更多传统医学专业学生出国留学，学习他国传统医药理论知识，借鉴他国传统医药临床实践，进一步丰富和发展我国传统医药知识。

五、少数民族传统医药知识传承与保护离不开创新利用

适度开发实际上是对少数民族传统医药知识的生产性保护。生产性保护是我国对非物质文化遗产保护过程中积极探索并总结提炼的一种保护方式，其主要应用于传统医药的药物提炼、传统技艺、传统工艺等具有生产性性质的非物质文化遗产项目。生产性保护是我国开展非物质文化遗产保护工作的创新之举，应该辩证地看待生产性保护这一非物质文化遗产保护方式，并加以有效利用。

总的来看，适度开发已成为世界各国促进传统医药知识传承与保护的重要手段。例如受中医影响最为深远、与中医联系最为密切的日本汉医，政府非常重视汉医药的研究开发，最大程度实现了汉医药的标准化和批量化生产，形成了完善的汉医药产业链。日本还注重汉医药的创新，除了积极研发生产能够满足临床医学需要的药品外，还创新性地研发保健品、化妆品、沐浴露等非医药产品，深受国内外消费者喜爱。再如韩国，虽然韩国在传统医药的科研水平、制药工艺等方面不及日本，但韩国以传统医药为基础进行的化妆品、食品等新型非药用产品的研发与深加工在国际上可谓独树一帜。又如泰国，以市场需求为导向，主动加强传统医药的研发，不仅满足了国民对于传统医药的需要，而且研发创新的大多数传统医药产品或医疗服务已成为旅游产业的重要吸引物。"泰式洗"出口到中国，风靡中国市场。日本、韩国、泰国等国实践证明，生产性保护是促进传统医药知识传承与保护的有效途径，适度开发将增加少数民族传统医药知识的造血能力，使少数民族传统医药知识在生产中得到传承与保护，形成持久的生命力。

对少数民族传统医药知识进行适度开发已在我国进行了大量探索和实践，部分少数民族传统医药的研发甚至取得了明显成效，苗医药、藏医药等少数民族传统医药制品更是在市场上表现良好。因此，我们应积极借鉴国内外关于传统医药适度开发的经验，秉持"生产性保护"这一理念进一步加强土家族等少数民族传统医药知识的传承与保护工作。武陵山片区是土家族传统医药知识最为丰富和最具代表性的区域，这个区域内有国家级自然保护区10 个，拥有丰富多样的生物资源，开发潜力巨大。对土家族传统医药知识进行适度开发，应在遵循相关传统医药保护、生态文明建设等法律法规的前提下，坚持以人为本、活态传承、保护优先、开发服从保护等原则，尊重并维护传统医药知识传承人权益，充分发挥土家族传统医药的优势，适度开发具有地域特色、民族特色和市场潜力的医药产品或保健产品，尤其要研究开发符合市场需求及大健康产业、绿色发展的民族医药产品，以特色和品质提升市场竞争力，进而增强土家族传统医药知识的存续能力。

六、少数民族传统医药知识传承与保护离不开惠益分享

传统医药的知识产权保护问题是随着现代科学技术对生物多样性的破坏，以及西方国家对传统医药进行商业化不当占用而提出的法律问题，是包括我国在内的大多数发展中国家传统医药知识面临的共同难题。近些年来，随着人们对传统医药知识的青睐及国际上"生物盗版"事件的频繁发生，许多国家开始重视传统医药知识的知识产权问题，采取了一些积极有效的保护措施。例如，泰国政府通过"泰国传统泰药智力法案"对泰医的国家配方、私人配方及一般配方进行明确保护；① 印度政府通过与民间组织开展协作，对传统医药知识进行收集、整理，在全球率先建立了"生物多样性登记"制度，并通过《专利法》对传统医药知识注册登记、专利发明等进行保护，有效抑制了生物盗版行为的再度发生等。印度、泰国等国的实践证明，国家对于传统医药的知识产权保护实践对本国传统医药知识的传承与发展能够起到积极的推动作用。

我国传统医药知识的发展已有数千年历史，为国人健康保健事业做出了重要贡献。可以预见，各具特色的少数民族传统医药知识在未来的大健康产业中仍将发挥举足轻重的作用。然而受法律法规的制约，我国绝大多数传统

---

① 赵琪等. 泰国传统药物知识产权保护研究［J］. 现代商贸工业，2011（3）.

医药知识尚未进入知识产权保护范畴，一些价值极高的祖传秘方、诊断技能、药物制剂等传统医药或散落民间，或被低价贱卖，或被外商窃取进行商业化开发，不仅严重影响了少数民族传统医药知识的传承与保护，而且还给我国传统医药卫生事业的发展造成了不可挽回的损失。对大量珍稀药用植物的掠夺式开采利用，也正在破坏传统医药知识的生存空间，广大民众共享医药资源的权益遭遇挑战，加强少数民族传统医药知识产权保护迫在眉睫。

知识产权保护对于传统医药知识传承与发展的重要性不言自明，但我国现有法律法规对生物盗版、掠夺式开发等问题尚不能起到令人满意的制约作用。因此，加强知识产权保护应成为今后传统医药知识保护的重要方向。一方面，我国应结合传统医药知识的特性与保护现状，充分盘活现有法律法规，在《商标法》《专利法》等现有法律基础上，适度修改完善相关条例，研究制定专门的、有针对性的传统医药知识产权保护法律法规，对传统医药知识的保护对象、保护标准、保护模式、权利主体、侵权赔偿等要件进行明文规定，尤其要明确约定传统医药知识的权利主体、处分权、收益权等权利。另一方面，多渠道创造新的知识产权保护形式。传统医药知识的产权保护不能仅仅依赖于法律法规，可以借鉴印度等国家对传统医药知识保护的经验，多渠道创新传统医药知识的产权保护。例如，探索实践国家地理标志产品保护，重构传统医药知识生态空间；对传统医药知识进行收集整理，实现传统医药知识文献化；完善已有传统医药数据库，建立新的传统医药数据库及秘方数据库等等。总之，加强传统医药知识的产权保护不仅仅在于设立一项制度，更为重要的是实现我国少数民族传统医药知识的健康持续发展。

第六章

少数民族传统医药知识传承与
保护的保障机制

文化代表着一个民族深层次的精神追求、价值取向和行为方式，是一个民族生命力、创造力和凝聚力的源泉，传统文化更是一个民族在长期的生产生活实践中积累并经历史检验沉积的智慧精华。少数民族传统医药知识是我国传统文化的重要精华，加强对少数民族传统医药知识的传承与保护，对于弘扬我国优秀文化，促进民族团结和区域经济发展，提升国家软实力具有积极的促进作用。近年来，少数民族传统医药知识的传承与保护受到社会各界的广泛关注，这种文化自觉，一方面表现于理论研究，另一方面表现于实践中的探索创新。无论从理论层面，还是从实践层面看，国内外经验都表明，少数民族传统医药知识传承与保护的健康有序发展需要科学的机制作保障。鉴于政府在包括传统医药知识在内的非物质文化遗产传承与保护中的主导作用，本章我们将集中讨论行政资源在少数民族传统医药领域的空间配置问题。在资源空间配置保障的基础上，分析少数民族传统医药知识传承与保护应遵循的基本原则，对少数民族传统医药知识传承与保护的保障性机制进行积极探索。

第一节 行政资源在少数民族传统
医药领域的空间配置

在少数民族传统医药知识传承与保护工作中，政府扮演着主导角色，合理有效配置手中掌控的行政资源，为少数民族传统医药知识的传承与保护提供必需的保障，既是政府职责所在，也是社会公众对于政府角色的期待。

一、行政资源的内涵与类型

行政资源是"指能为行政系统的存在、运行、发展提供支持的物质因素和精神因素的总和。"① 通俗地说，行政资源就是政府在施政过程中能够发挥的权力多寡，这些权力包括多个方面，诸如财力资源、组织资源、人力资源、信息资源等等。正确理解和把握行政资源的内涵及类型，有助于我们科学构建行政资源在少数民族传统医药知识传承与保护工作中的配置路径，为进一步推动少数民族传统医药知识的传承与保护提供资源保障。

（一）财力资源

政府的财力资源是指一个国家或一级政府在一定时期内所能掌握和使用的，在一定形式和程度上能够转化为资金形态的所有有形和无形的政府资源的总称。② 财力资源是政府所掌控的行政权力中最基础的权力之一。财力资源来源广泛，内容也比较广泛。就其来源而言，政府的财力资源一般是指政府从企事业单位、个人手中依法取得的诸如税收、基金、利润、行政事业收费等。就其范围而言，政府的财力资源包括财政性资金、国有资产类资源和政策类资源三类。每一种类型的财力资源都需要遵循科学合理的配置路径，

① 陈康团. 政府行政能力与政府财力资源问题研究 [J]. 中国行政管理，2000（8）.
② 王振宇，连家明. 整合政府财力资源对策研究 [J]. 经济参考研究，2004（26）.

才可能实现财力资源的高效利用，完成预期目标；反之，则不然。这就意味着在政府财力资源配置过程中，政府职能部门必须进行正确的角色定位，正确处理好供求关系、政府与市场的关系，实现财力资源配置效益最大化。

少数民族传统医药知识作为一种公共产品和准公共产品，其传承与保护需要广泛动员民众和社会力量的积极参与，但它更需要政府财力资源的支持和激励，这也是最为根本的保障。事实上，为广大民众提供公共服务产品也是政府义不容辞的职责。从国内外经验和现实需要来看，科学有效地处理好对少数民族传统医药知识的调查研究、搜集整理、建档、研发、数据库建设、传承人队伍建设等财力资源的配置十分重要。我们重点关注的武陵山区被称为华中"天然药库"，是土家族及其他少数民族传统医药知识孕育和发展得天独厚的生态空间和资源空间，这种特殊的空间资源造就了类型多样、功能显著、各具特色的传统医药知识。然而，欠发达、欠开发是武陵山等少数民族聚居地区面临的一大现实。面对少数民族传统医药知识的传承与保护这一系统性工程，地方政府财力资源显得尤为捉襟见肘。在政府财力资源十分有限和少数民族传统医药知识传承与保护形势严峻的博弈中，如何科学配置有限的财力资源，提高政府财力资源的普惠范围和使用效率，实现资金效用的最大化，既是地方政府在推进医疗卫生事业进程中需要化解的难题，也是彰显政府执政能力的一个重要参数。

2013年11月12日中国共产党第十八届中央委员会第三次全体会议通过的《中共中央关于全面深化改革若干重大问题的决定》明确提出，要使市场在资源配置中起决定性作用，这无疑体现了我们党对于市场机制的深刻认识和准确把握。从少数民族传统医药知识的基本属性来看，其传承与保护所需的财力资源完全依赖于市场的调节是否能够得到满足值得思考。我们认为，应该分类指导，并有区别地加以对待。对于少数民族传统医药知识已经研发并投入市场的消费品，其活力交由市场杠杆来决定，让其在市场竞争中强身健体，求得更好发展，既符合市场经济发展的基本规律，也是市场经济发展的基本需要。对于尚未研发的传统单方、验方、秘方及其传承人的保护仍然需要给予财力资源的特殊倾斜。政府对这类公益性质明显的事业应充分发挥宏观调控作用，确保资源配置的相对公平，为公益性产品的供给提供必需的资金保障。

（二）组织资源

组织资源有广义和狭义之分。根据研究需要，我们仅对狭义的政府组织资源进行讨论。政府组织资源主要指政府机构行政体制以及相关政策、法规等。① 政府组织资源凸显的是政府这一组织本身能够吸纳配置资源的能力与效率，它具有有限性、客观性和可控性三个特征。

政府组织资源在少数民族传统医药知识领域的配置程度，直接或间接的影响少数民族传统医药知识的传承与保护成效。从我们第二章对于少数民族传统医药知识传承与保护政策的变迁研究来看，政府制定的相关政策法规直接关乎少数民族传统医药知识的发展走向。国外经验亦为此提供了佐证。在文化不断自觉，文化不断自信的当下，加强少数民族传统医药知识的传承与保护，构建多元医疗资源共生互补格局，最大限度发挥少数民族民间医疗工作者参与公共卫生建设的积极性，政府组织资源的合理有效配置问题显得尤为迫切。摆在我们面前的任务是要加快构建健全完善的体制机制，充分发挥相关行政机构的行政职能，广泛调查研究，制定科学有效的政策法规，解决当前少数民族传统医药知识传承与保护工作中存在的政府职能"越位""错位""缺位"等问题——特别是缺位的问题，不断强化政府职能部门的服务意识。当然，实施这一系列措施的基础建立在正确认识少数民族传统医药知识及其传承与保护重要性的基础之上。少数民族传统医药知识对于维护广大民众的身心健康做出的贡献是不容置疑的，无论是过去还是现在，乃至于将来这种知识对于民众可能做出的贡献，亦是不容置疑的。尤其在文化球化趋势不可逆转的当下，正确认识少数民族传统医药知识的价值显得更加重要。只要我们把全球化视为"一种从民族文化向世界文化以及从世界文化向民族

---

① 余晓青. 行政资源优化配置的路径选择［J］. 理论与改革，2005（2）.

文化的双向、不断往复的动态调适过程"，认识到"文化的全球化是普遍性和特殊性的二者的对立统一"，①就能够淡然面对西方价值观念在文化上的冲击，冷静分析不同文化背景形成的医药知识的价值与功能，从而制定科学有效的政策，促进少数民族传统医药知识的健康有序发展。

（三）人力资源

关于什么是人力资源，不同研究领域、不同专家学者之间有着不同的见解，但从发展经济学的视角来看，有学者将"人力资源"等同于"人力资本"，即人类所拥有的知识和有效运用这些知识的能力。② 通俗地说，政府部门的人力资源就是国家工作人员、公务员等政府行政能力主体，与政府财力资源一样，人力资源是政府行政能力的重要基础。人是生产力要素中最活跃的因素。在改造自然的过程中，是人类的活动引发、控制、带动了其他资源的一系列活动。人之所以能够起着如此不可替代的作用，是因为人具有了区别于其他动物的理性思维。

人是少数民族传统医药知识的创造者，也是少数民族传统医药知识传承与保护出现危机的直接责任人，缓解或解决少数民族传统医药知识传承与保护危机的主体当然也在于人。在政府的各项行政资源中，人力资源处于核心地位，对于其他一切资源的配置起着统筹性的影响作用。少数民族传统医药知识的传承与保护离不开传承者的全身心实践，当然也离不开政府的指导和协调。推动对少数民族传统医药知识的传承与保护，实现传统优秀文化的可持续发展，必须加强政府主管部门的人力资源队伍建设，优先选拔任用、引进具有民族学、管理学、历史学等学科背景的人力资源，培养具备科学文化素质、综合协调能力、强烈的权利意识的人力资源，为少数民族传统医药知识传承与保护提供智力支撑。

（四）权力资源

关于什么是权力，目前尚无统一的权威性定义。从不同学科、不同视角

---

① 王筱青. 全球化背景下的文化冲突和文化共生［J］. 求实，2015（12）.

② 张培刚，张建华. 发展经济学［M］. 北京：北京大学出版社，2009：204.

对其有不同的解释。如从哲学角度出发，权力一般是指权位、势力，包括职责范围内的指挥或支配力量。从社会冲突和社会合作看权力，权力表现在社会不同团体或阶层间主从的形态里，既是统治者的工具，也是被统治者表达某些利益诉求的潜在力量，即公权力与私权利。事实上，权力是一种非对称的社会关系，权力主客体在社会资源的占有上是不均衡的，权力主体可以通过所占有的社会资源对客体施加影响，迫使其实现既定的目标。行政权力是指国家行政机关依据宪法原则，依靠特定的强制手段，执行国家意志，对全社会进行统一管理的资格与能力。[①] 根据不同的标准可划分为行政事务权、财产管理权、行政立法权、行政执法权、行政管理权及行政司法权等类型，每一种类型的行政权力具有不同的约束力，为促进社会发展发挥着各自不同的作用。

作为行政资源的重要组成部分，权力资源在政府施政过程中扮演着重要的角色，它依法保障和监督政策法规的施行，确保国家意志得以贯彻执行，公共利益得以实现。作为一种能力，政府的权力资源是国家公共权力的集中体现，它的主体是国家行政机关及其工作人员，客体是全体社会公众，适用范围极其广泛。在少数民族传统医药知识传承与保护工作中，正确分配和使用权力资源，能够对少数民族传统医药知识的传承与保护工作起着有效的保障和监督作用，确保行政资源在少数民族传统医药知识传承与保护中的调配实现效益最大化。

（五）信息资源

信息是人类社会发展不可或缺的重要资源。政府信息资源是政府在履行职能过程中采集、加工、生成、使用的信息。信息资源是政府其他各项行政资源得以实施或生效的无形保证，是一种政府软实力。可以说，面对同一件事情的决策时，谁先掌握了信息，谁就拥有了话语权。当今社会是一个信息资源泛滥的时代，也正因如此，重视信息资源才尤为重要。

---

① 王惠岩主编．行政管理学［M］．北京：高等教育出版社，2011：124.

对少数民族传统医药知识进行科学有效的传承与保护，维护国家文化安全，政府需要借助组织、人力、权力等其他资源收集、处理、评估海量信息，以便形成可供政府使用或作出决策的有用信息资源。信息资源可以有多种表现形式，例如文本信息、图片信息、视频信息、声音信息等，政府需要对各类形式的信息资源进行整合方能作出正确决策。少数民族的传统医药知识既是有形的资源，也是无形的资源。前者体现为民间医药抄本、疗病工具、药物等具象的存在物，后者体现为少数民族传统医药知识的医学原理、文化价值、防病习惯、仪式疗法等。武陵山片区的土家族等民族传统医药知识可谓是民间医药蒸馏升华的精髓，为世人所瞩目，是国内学术界普遍关注和各级职能部门应当极力保护的民族传统医药知识。对于少数民族传统医药知识的传承与保护，政府需要充分发挥自身拥有的信息资源优势，做出有利于传统医药知识可持续发展的科学决策，努力构建少数民族传统医药知识与现代医药知识和谐共生的政策生态，促进多元医药知识的协调发展。

二、行政资源在少数民族传统医药领域的空间配置

行政资源的配置目的在于服务社会，促进社会经济和文化的繁荣发展。少数民族传统医药知识的传承、保护与发展，离不开行政资源的协调、引导和保障。对于少数民族传统医药知识的传承与保护工作，如果行政资源的配置不合理，或者说不科学，在资金短缺、政策无力、人力不足等情况下，加强少数民族传统医药知识的传承与保护就会成为一句空洞的口号。

（一）合理配置财力资源，为少数民族传统医药知识传承与保护提供资金保障

到 2020 年，我国将全面建成小康社会，但是"没有全民健康，就没有全面小康。"早在 2014 年 12 月 13 日，习近平在江苏调研时指出：没有全民健康，就没有全面小康。2016 年 8 月 19 日至 20 日，在全国卫生与健康大会

上，习近平再次强调：没有全民健康，就没有全面小康。① 可见，全民健康尤其是广大乡村民众的健康，不仅关系民众的切身利益，而且关系国家战略。

然而，我们的田野调查表明，乡村医生开展应有的业务所需要的经费却让他们左右为难。乡村医生多数所学专业为中西医结合，西医业务大多数已经开展起来了，但是中草药医疗业务开展却举步艰难，因为每月基本药物补贴太有限了，400 余元的补贴能干得了多少事呢？常用中草药购置以备患者之需，少则数千，多则数万。加上中草药库存的特殊要求，储存时间的有限等各种因素制约，每一个村都自配中药库，显然是不可能的。我们的访谈对象梁文勇医生诉说了自己的苦衷，也提出了一个具有可操作性的建议。

> 我们村今年要开展中医，但这个需要经费帮扶。村里有些病该去进药，这个药是算村医的，我们待遇那么差这样下去怎么可能？夏天有些药不能待长，要是进了没个病人来用，损失算谁的？这对于我们基层村医是个头疼的问题。实际我有个方案，杨家坳搞个大中药铺，各个中医能凭单子去那里取药是最好的。

> 你开了几千块的药可能都好久卖不完，治病存在偶然性，它不是说哪个时候就必须生病，哪个时候就不生病，但是要做到有备无患嘛。

> 药在这里存着，至于报酬合理分配给村医，这样是最好的，百姓的问题也解决了，村医的药也不会丢了。

> 主要是这个药丢不了了，因为你要进药了拿到哪个村去它说不定就没得这个病。现在交通很方便，老百姓来取个药是很方便的，我是这样认为的。

梁文勇医生这个建议，对于大城镇来说，也许不值一提，但是，对于偏远的小乡镇而言，却显得十分重要，也十分必要。因为，一个中心药铺，既能够解决乡村医生缺药、损药的问题，又能够解决民众的迫切需要。虽然梁

---

① 习近平. 没有全民健康就没有全面小康. 中国青年网。

文勇没有说明中心药铺的经费来源问题，但是，我们认为，中心药铺的经费完全可以由政府统一采购，承担损药风险，规范管理，以备民众之需，这无疑是百姓之幸，是村医之乐。

适度加大对民族医药的扶持力度也显得十分迫切。从国家基本药物目录来看，中医药受到了极大关注，中成药、中药饮片的品种之和超过了化学药品和生物制品品种。但是制度设计中中医药不能完全替代民族医药。从我们的调查情况来看，地方政府对中医纳入公共卫生体系建设有了明确规定。但从调查对象反映的情况来看，这种对传统医药的重视依然处于"纸上谈兵"的层面，行动层面做得很不够。"一方面缺乏实质性的经费投入，另一方面缺乏对传统医药管理的统筹安排，如药品的购置等等。"梁文勇医生说，"只是个口号，没实际在做。"从全国医疗机构对目录内国家基本药物的采购和使用来看，基本药物遭遇了无情的冷漠，一方面，医疗机构对实行"零差率"的基本药物不想进，医药供货商也不想供；另一方面，医生处方不愿用基本药物，因为小处方自己不赚钱。据一位在医院药剂科工作的朋友透露，几乎每个科室主任都会勾结药剂人员统计其科室每月使用的各种药物的数量，尤其是贵重药品的数量。对于这样的问题，我们只需点到即可。无论是医疗机构的哪一方，都把自身利益放在了首位。表面上看，他们没有直接用手中的权力榨取患者，但是，毫无疑问，他们强加在药品供货商的灰色利润，供货商绝对不会像受伤的羔羊，他们会像饥饿的狼一样寻找填补肠胃的羔羊，而这个羔羊除了患者，还能是谁呢？合理配置行政资源无疑有利于缓解民间医生之难，缓解民众之忧，但能否根除医疗乱象依然是一个需要假以时日才可能回答的问题。

值得进一步讨论的是，国家在三级医疗体制构建过程中配置的有限的财力资源是否在空间上实现了合理配置呢？从我们的田野调查资料来看，实现这一目标尚需要做出进一步的努力。我们不妨听听基层村医的陈述。

这个为什么解决不好，我简单举几个方面。第一，就拿我们基层来说，（医生）待遇太低了，无法自己生存。第二，再说合医这个，我们村医还是没有多少实际利益，有时候还会亏损，我们也还要生存。这个管理不规范，现在就存在这些问题。还有一点就是我开几天就要关门，关门的原因就是我这个月有报销指标，超标了就报不了。按上面的规定，我就只有这么点钱，但是村民来你不可能不给他报，所以我就只有关门。

每天的指标都是给你限定死了的。我看应该这样，要么我们只看病，药统一进，统一出，我们不插手这个药，这个可能是个办法。还有大量的病人都送到县医院，乡里医院不愿写病历。我们研究了一个道理，这里写病历待遇跟不上，如果跟急救车去，还有几十块的纯利润，写病历还没有待遇。所以说县医院的病人怎么能不多呢。

贵不贵都要给你弄到那里去。像现在我们乡医院，村医一关门，就到卫生院去看了。上次合理的他也不给我报，所以，我的诊所时间一到就不敢再开门，因为我回答不出来患者的问题。

作为我来说，像这边（街道社区）的病人来说就多，毕竟开了那么多年的诊所，但我只能叫病人去上面医院（乡卫生院）看了。

农村新型合作医疗制度设计的目的在于形成一个政府主导、社会参与、大众受益的医疗卫生格局。从理论层面讲，参保民众将无条件享受政策规定范围内的医疗服务，不分时间、不分地点、不受指标限制，因为人食五谷，虽然谁都不愿意遭遇疾病，但是谁又能左右疾病呢？然而，我们的调查表明，地方医疗管理机构在实际操作过程中，已经将"合医"消费指标以村为单位以人口数量为标准按月份进行了严格分配，对于超过指标的不予报销，这样带来的后果就是村医生在用完指标后被迫关门。站在村医生的角度，我们能够理解他们的苦衷，因为一方面上面给你规定了指标，超标不予报销，村医生自有难以承受之苦；但是站在民众的角度，关门意味着将患者拒在门外，意味着患者不能就近就医，意味着患者不得不舍近求远而导致医疗成本的增加，意味着患者长途求医的痛苦的增加，更为严重的是这还意味着参保民众的基本就医权益受损。《中国农村卫生事业管理》2009年第4期刊载的

《中共中央国务院关于深化医药卫生体制改革的意见》，总体原则明确提出医药卫生事业改革"以保障人民健康为中心，以人人享有基本医疗卫生服务为根本出发点和落脚点""努力实现全体人民病有所医"①。

如此看来，地方管理部门将国家向人民提供的服务性产品按照村庄人口规模标准进行分配的合理性是值得思考的。这种合理性的基础是只要村落民众生病就有权获得治疗，不应受到本村人口多少的限制。如果基本医疗服务依照村落人口规模划分份额，变相地成为局部范围的私有品，不仅有违医药卫生体制改革的初衷，与医药卫生事业改革的出发点和落脚点相悖，也会带来新的看病难、看病贵问题。看来，解决人民病有所医的"最后一公里"问题非一朝一夕，而且打通病有所医的"最后一公里"关键在于相关部门能否从医药卫生事业改革的出发点和落脚点出发，真正把广大人民群众的利益放在首位，合理有效地配置和正确利用有限的医疗资源。

（二）合理协调组织资源、权力资源和信息资源，建立健全的政策法规保障机制

为了充分发挥政府的组织、权力及信息等资源，我国先后设立了国家中医药管理局、文化部非物质文化遗产司、全国中医药传承专家委员会等政府组织或学术机构，保障、指导少数民族传统医药的发展；先后制定并出台了一系列政策法规，加强对少数民族传统医药知识传承与保护工作的指导。如《中医药条例》（2003）、《国务院办公厅关于加强我国非物质文化遗产保护工作的意见》（2005）、《国务院关于扶持和促进中医药事业发展的若干意见》（2009）、《关于加强中医药文化建设的指导意见》（2011）等等。组织机构的设置和政策法规的制定，为科学合理配置行政资源，保障少数民族传统医药知识传承与保护工作的统筹规划，起到了重要作用。与此同时，各省市区也相继制定了与少数民族传统医药知识传承与保护相关的条例，将少数民族传统医药知识纳入文化软实力建设的范畴，尤其是国家级非物质文化遗产名

---

① 中共中央国务院关于深化医药卫生体制改革的意见．中国农村卫生事业管理，2009（4）．

录的申报更是引起了各地政府的文化竞争，各地文化主管部门积极主动挖掘、整理、组织本地少数民族传统医药知识进行申报，在一定程度上对于推动少数民族传统医药知识的传承与保护亦起到了促进作用。

少数民族传统医药知识的传承与保护离不开政府行政资源的保障，事实上，这也是政府必须履行的服务职能。从新中国成立至今，尽管我国制定了一系列关于繁荣传统中医药事业的政策法规，并积极予以实践。但是，资源总是有限的和稀缺的，传统医药知识如此，政府行政资源亦然。受政府组织资源、权力资源及信息资源等有限行政资源的制约，政府很难同时兼顾少数民族传统医药知识的保护，这使得包括土家族传统医药知识在内的诸多兼具理论意义与实践价值的少数民族传统医药知识面临传承危机。现在，我国综合实力明显增强，文化建设也被提到了新的高度，政府行政资源相对来说也较为"宽裕"。因此，不论是关于非物质文化遗产资源的传承与保护，还是关于传统中医药事业的繁荣，都应该加大少数民族传统医药知识传承与保护工作的行政资源配置。要进一步夯实少数民族传统医药知识传承与保护的组织建设及制度建设，有针对性地制定保障少数民族传统医药知识传承与保护的政策法规。借鉴印度经验，利用现代科学技术及信息管理媒介建立少数民族传统医药知识数据库。只有政府充分重视少数民族传统医药知识的传承与保护，并加强组织领导，建立健全的政策法规，从制度上肯定少数民族传统医药知识的价值，确立少数民族传统医药知识在现代社会的应有地位，才能增强少数民族传统医药知识传承人或知识持有者的文化自信，增强传承人或知识持有者的文化归属感和荣誉感，进而激发传承的内在动力。

（三）加强人力资源建设，壮大少数民族传统医药知识传承与保护的人才队伍

人是少数民族传统医药知识传承与保护的主体。一方面，政府部门的人力资源是少数民族传统医药知识传承与保护的组织者和管理者；另一方面，少数民族传统医药知识传承人，尤其是民间掌握有各类祖传秘方、临床技能、制剂方法的主体更是实现少数民族传统医药知识可持续发展的核心力

量。壮大少数民族传统医药知识传承与保护的人才队伍是政府有效配置行政资源的重要途径。我们认为，壮大少数民族传统医药知识传承与保护队伍，必须统筹考虑管理队伍和传承队伍两支队伍建设。

一要加强少数民族传统医药知识传承人队伍建设。传承人是少数民族传统医药知识实现有效保护与活态传承的主体，没有任何组织或个人可以替代。加强传承人队伍建设是推动少数民族传统医药知识传承与保护的关键。政府部门只有充分履行服务职能，结合本地区少数民族传统医药知识实际，建立传统医药知识传承人保护制度，对传承人给予经费支持，改善传承人生活条件，才能最大限度增强传承人自觉履行传承义务的责任感。要鼓励医药知识精英组建医药传承协会，支持医药传承协会定期组织传统医药知识传承人开展学习、培训、技能交流，在此基础上逐步构建传统医药知识传承人培训长效机制。要鼓励并支持传承人带徒授艺，充分激发师带徒传统的培育功能。目前，少数民族传统医药知识传承人队伍建设呈现出碎片化的特点，这种特点自然是多重因素共同作用的结果。充分发挥政府行政资源的组织引导作用，对于建设少数民族传统医药知识传承人队伍具有特殊的意义。

二是加强少数民族传统医药知识管理队伍建设。少数民族传统医药知识的普查、梳理、建档、传承人的教育培训需要政府组织人力资源进行协调，少数民族传统医药知识的传承与保护路径也需要政府出谋划策并指导实践。尽管广大民众才是传统医药知识的持有主体，但是，民众的文化水平普遍偏低已是事实；传承与保护意识不强，对自身所拥有的传统医药知识价值缺乏正确认识，也是事实；缺乏成文的档案性管理与保护，大量专科秘方、临床技艺等传统医药知识遭遇"人亡艺息"也是事实。面对这些事实，政府职能部门理应重视传统医药知识领域的人力资源建设，通过培养或引进高层次专业人才，充分发挥人力资源在少数民族传统医药知识管理、普查、收集、归档整理、科研、培训教育等领域的智力支撑作用，建设一支涵盖国家、省、市、县、乡镇"五位一体"的少数民族传统医药知识管理队伍，为少数民族传统医药知识的传承与保护提供服务，对于少数民族传统医药知识健康发展将大有裨益。这既是国内外实践的经验，也是少数民族传统医药知识传承与保护的实际需要。

我们认为，在兼顾两支队伍建设的同时，还应该鼓励民间医生与村医同台唱戏，优势互补。从表面上看，民间医生与村医似乎没有太大区别，但是，现实情况表明，村医属于体制内的医疗卫生人员，其工作由乡镇卫生院统筹，其服务的项目和行医的范围有明确界定，不能随意跨村界从事医疗卫生服务。而民间医生却是与群众长期生活在一起——事实上，他们本身就是群众中的一员，其医术获得群众公认，其医疗权威获得群众认可——其权威根本就是他们利用掌握的医药知识为民众服务的过程中逐渐树立起来的。他们通过家传或者师传代代相承，他们的医疗服务确保了广大民众一代又一代的身心健康。因此，从一定意义上讲，民间医生对维护民众健康做出的贡献历史更悠久、贡献更大。然而，由于他们受教育的时代缺陷，正在被现代教育制度培育的精英制定的现代制度挤出医疗行业，正如梁文勇医生所言："现在把个体户一取掉，这是个很大的问题，相对来说，医生还减少了。"国家构建三级医疗体系，原本是要充实乡村医疗的薄弱，使乡村医疗力量变得更加强大，使民众病有所医，就近就医，保障人民群众的健康。地方政府推行的一刀切管理模式，表面上看更加规范，但实际上，却无情地切掉了靠口口相授的民间医生，使得乡村医疗队伍变得更小，力量变得更为薄弱，群众看病变得更难，看病变得更贵。面对这样的结果，我们需要的是冷静思考。反思之余，我们认为，一方面要保障民间医生行医的合法性，充分发挥他们从事医疗卫生事业的积极性和创造性。这需要地方政府对民间医生行医资格的获取方式进行创新性探索，改变传统的"一刀切"习惯，对民间完全靠口口相授且医术精湛的老龄专科医生与接受过基础教育的青年一代民间医生进行有区别的对待，对前者组织相关专家和行家，根据其医疗实践及效果进行评估认定，实现民间老专科医生的自然过渡，最大限度地发挥传统医药知识的效用；对后者有区别地实行现有的考核制度，引导他们逐步走向现代社会对医疗工作的相关规范，实现传统医药知识与现代管理制度的有效对接，使传统医药与当代文化相适应，与现代社会相协调。另一方面要提倡制度内的乡村医生主动与民间专科医生合作，学习民间医药知识，丰富医疗实践，做一个传统医药知识的传承人和实践者。只有民间医生能够处理的疾病你也能处理，民间医生处理不了的疾病你也能处理，你才可能被民众接受，成为他们心中的"白衣天使"；也只有这样，你才可能真正被民间医生所接受，解民间医药知识后继乏人之忧，实现优秀传统医药文化的可持续发展和有效利用。

第二节　少数民族传统医药知识传承
与保护的基本原则

　　少数民族传统医药知识作为一种重要的非物质文化遗产，具有非物质文化遗产的一般特征。因此，我们对于少数民族传统医药知识传承与保护的基本原则的探讨，将放在非物质文化遗产保护的框架下展开。众所周知，从国外到国内，非物质文化遗产资源的传承与保护正在被各国政府加以重视并积极实践，保护非物质文化遗产正成为一种文化建设热潮。为了加强非物质文化遗产资源的保护与开发，推动文化建设，我国先后制定并出台了一系列政策法规，对非物质文化遗产资源的保护方针、保护要求、保障举措等做了具体规定。但是，针对非物质文化遗产资源的特殊属性，在实践中应遵循怎样的保护原则却是学术界争论不休的话题。目前，比较具有代表性的观点认为，非物质文化遗产资源的保护要遵循以人文本、原真性、完整性或整体性、可持续性等原则。当然，也有学者对此持反对意见，认为："权利原则和发展原则是非物质文化遗产保护的基本原则。"① 原真性、完整性或整体性、可持续性等原则并不能成为非物质文化遗产资源保护的原则，它们只是

---

　　① 刘永明. 权利与发展：非物质文化遗产保护的原则：上〔J〕. 西南民族大学学报（人文社科版），2006（1-2）.

保护工作在形态上的一些具体要求而已。不过,我们认为不论是原则还是要求,只要能达到更好地加强非物质文化遗产资源的传承与保护目的,就值得坚持。

对少数民族传统医药知识的传承与保护不是呆板单调的记录保存,而是在不破坏其完整性的基础上进行创新和发展,既要保存少数民族传统医药知识的基因,又要延续少数民族传统医药知识的生命,实现少数民族传统医药知识的有效保护与活态传承。原真性、整体性、可持续性等原则是以非物质文化遗产资源为宏观背景提出的,但对于少数民族传统医药知识的传承与保护,这些原则同样具有可操作性。结合已有研究成果和少数民族传统医药知识的属性,我们认为,实现少数民族传统医药知识的传承与保护,既需要遵循原真性、整体性、可持续性原则,又需要坚持最少干预和利益均衡原则。只有多种原则相互兼顾,才可能实现最佳的预期目标。

一、原真性保护原则

"原真性"是英文"Authenticity"的中文翻译,它的英文本义是表示真的而非假的,原本的而非复制的,忠实的而非虚伪的,神圣的而非亵渎的含义。"原真性"起源于中世纪的欧洲,"Authentic – ity"来自希腊和拉丁语的"权威的"(authorita – tive)和"起源的"(original)两词,即"举止带有权威的人"和"用自己的手制造的"的意思。在宗教占统治力量的中世纪,"原真性"用来指宗教经本及宗教遗物的真实性,而有关这些宗教圣物的真实并不需要有真凭实据,而是依靠传说轶事。①

原真性原则也被称为本真性原则、真实性原则,这一概念由《威尼斯宪章》首创。从 20 世纪 60 年代开始,原真性开始引入遗产保护领域,并逐渐成为遗产保护工作中的重要原则。1994 年日本《奈良文件》将原真性在遗产

① 阮仪三,林林. 文化遗产保护的原真性原则[J]. 同济大学学报(社会科学版),2003(2).

保护中的表述更加透彻和清楚。① 该文件明确指出：原真性本身不是遗产的价值，而对文化遗产价值的理解取决于有关信息来源是否真实有效。由于世界文化和文化遗产的多样性，将文化遗产价值和原真性的评价，置于固定的标准之中是不可能的。② 1995 年的亚太地区会议、1996 年的美洲地区会议、2000 年的非洲地区会议等遗产保护国际会议，都对《奈良文件》做了进一步的补充，遗产保护的原真性原则在国际上基本上形成共识。

世界遗产委员会明确规定：本真性是检验世界文化遗产的一条重要原则，并要求真实、全面地保存并延续文化遗产的历史信息及全部价值，明确提出被登录的遗产不能是按照今人臆想过去历史情况重建恢复的东西。③ 尽管这一规定有针对性地将原真性保护原则指向了物质文化遗产资源，但我们认为这一原则对于包括少数民族传统医药知识在内的非物质文化遗产的保护同样适用。因为，遗产资源保护的首要任务和内容可以理解为基因的遗传。由于全球化、现代化等多重因素的影响，少数民族传统医药知识的原真性正面临巨大挑战，因此，对少数民族传统医药知识进行原真性保护显得尤为必要而迫切。坚持文化遗产资源保护的原真性，意味着我们对少数民族传统医药知识的保护内容应该是原生的、原创的、最初的、第一手的、非伪造的。坚持少数民族传统医药知识传承与保护的原真性原则，有助于进一步强化对少数民族传统医药知识的认识，有效防止少数民族传统医药知识受到外来非和谐因素的入侵和破坏。

我们认为，坚持少数民族传统医药知识传承与保护的原真性，必须坚守两点：其一要正视传统医药知识的复杂性。少数民族传统医药知识是一个复杂的整体系统，不管是对有形的民间医书、制药工具、储药设备、药方，还是对无形的治病药理、咒语神符、民间传说等等，我们都应该以其遗存状态

---

① 何俊乔．小城镇历史街区生存之道——原真性把握．天津大学硕士学位论文，2009.
② 张松．历史城市保护学导论［M］．上海：上海科学技术出版社，2001：309.
③ 阮仪三，林林．文化遗产保护的原真性原则［J］．同济大学学报（社会科学版），2003（2）.

为基础进行传承与保护。既不能杜撰其诊疗理念，也不能强制约束药材的采摘时间、加工储存方法，更不应该用现代科学标准来轻易否定咒语神符等元素在少数民族传统医药知识体系中的文化价值。其二要强调并维系传承与保护主体的原真性。人作为传统医药知识传承与保护的主体，其行为与传统医药知识的可持续发展紧密相连。事实上，我们前面的研究表明，后继乏人已经成为传统医药知识传承与保护的巨大危机。在大力推进文化建设和非物质文化遗产保护的背景下，我们不能因传承人日渐减少而失去理性，乱了阵脚，更不能盲目寻找传统医药知识传承人。少数民族传统医药知识具有时空二维性特征，即这一医学体系在特定的历史时期和地域环境中产生。原真性原则需要尊重传统医药知识产生的时空二维性特征，传承人是需要时间和环境逐渐养成的。因此，我们在坚持传统医药知识原真性保护原则的同时，还必须强调传承主体的原真性，避免"山寨"传承人，保护少数民族传统医药知识的正统血脉或基因。这里需要说明的是，我们强调传统医药知识传承主体的原真性，并非要将传统医药知识传承群体封闭起来，否定传统医药知识具有的开放性，走向文化和知识的我族中心主义，而是寄希望于这种原真性的坚守，肯定传统医药知识形成和发展的自身逻辑，实现对传统医药知识自身发展规律的遵循。

二、整体性保护原则

"整体论是近代哲学中的重要思想，它强调自然界的事物是由各部分、或各种要素组成的，但各部分不是孤立的，而是一个有机整体的理论。整体的性质大于其组成部分性质的总和，整体的规律不能归结为其组成部分的规律。"① 不论是宏观的非物质文化遗产系统，还是作为微观层面存在的少数民族传统医药知识，它们都不是一个独立的单元，而是作为一个整体性形态存在着，拥有各自完整的文化生态空间。

---

① 胡文耕. 整体论 [M]. 北京：中国大百科全书出版社，1995：703.

显然，坚持整体性保护原则是由少数民族传统医药知识的整体性特征决定的，这意味着在少数民族传统医药知识的传承与保护过程中既要注重生态整体，又要注重文化整体，达到文化共生的效果。我国少数民族传统医药知识极为丰富和宝贵，这种丰富和宝贵不仅仅体现在单一民族的传统医药体系中，更体现在整个中华传统医药知识系统里。少数民族传统医药知识体系的形成有其特定的文化背景和自然生境，正因为如此，传统医药知识在民间常常与"草草药"画等号。尽管从学术研究的视角来看，这样的划分并非足够严谨，但是换一个视角看，这种划分却充分体现了一种独特的民间智慧。这种民间智慧本身又凸显了传统医药知识整体性保护的重要性，因为"草草药"来自复杂的大自然，自然界是它们存续不可或缺的载体。

少数民族传统医药知识是由若干具体的文化事象构成的，所以，我们说传统医药知识丰富多样，内涵博大精深。但是，不管传统医药知识如何的多样而丰富，作为一种知识体系其本身仍是一个整体。也就是说，传统医药知识体系"不是某些'代表作'和零散的'文化碎片'所能涵盖的。①"武陵山地区土家族传统医药知识不仅拥有一套完整的理论体系，同时还与武陵山地区特定的自然生态环境紧密联系。因此，实现土家族传统医药知识的有效保护，必须把其依托的自然生态以及人文生态纳入保护范畴。

首先，土家族传统医药知识是一个完整的基因库。作为一种医疗技术，救死扶伤是其追求的目标，当然这种目标的实现又是多种文化元素相互协调、共同作用的结果。土家族传统医药知识的构成要素中包含有治疗机理、药方、药材、疗病器具、知识持有者、仪式等等，既有物质的，也有非物质的，各要素共同构建了土家族传统医药完整的知识系统。加强对土家族传统医药知识的传承与保护，需要我们从整体性原则出发，既要重视传承人的传承地位，又要加强对药材、药方、器具等物质要素的保护，还要正确认识仪式在治疗过程中的辅助功能，也就是说，我们要尽可能保护土家族传统医药

---

① 李启荣. 文化生态建设与非物质文化遗产的整体性保护［J］. 美与时代（上），2015（2）.

知识的全部内容和形式，包括传承人和文化生态环境。只有主体而无客体，或只有客体而无主体都不会达到少数民族传统医药知识的有效保护与活态传承的理想目标。

其次，土家族传统医药知识是在特定的时代背景及自然环境中产生并不断走向成熟的。一方面，土家族传统医药知识体系是以自然环境为存续条件的。武陵山地区地理条件复杂，自然资源丰富，生物种类多样。在过去相当长的一段时期内，土家先民因在茫茫大山中饱受虫蚊毒蛇之侵害，在经济能力及现代医学极度有限的条件下，人们不得不尝试着使用大自然中的一些生物进行自救，不管有无效果，总之别无他法，只能进行盲目的自救。日积月累，土家先民在与环境的博弈中逐渐形成了完善的医学体系，并在今天独树一帜。另一方面，土家族传统医学体系中并非全部使用采自大自然的生物药材进行治疗，在有些疾病治疗过程中或多或少的使用了"仪式操演"，比如说使用画符念咒的非药物治疗进行治病。虽然难以从现代医学视角评价这种巫术或符咒治病的科学性，但是，从医学人类学视角看，疾病治疗中的仪式操演常常是为满足患者的需要，这与地域文化密切相关，前文已有所述及，不再赘言。显然，对于土家族传统医药知识的保护，如果武断地视仪式操演为"迷信"而加以割裂，这种实践既不理性，也不科学。

三、可持续发展原则

"可持续发展"这一概念于 1972 年斯德哥尔摩世界环境大会上被正式提出。可持续发展的思想或理念酝酿早在 20 世纪 60 年代就已开始，这一思想随着愈演愈烈的全球环境问题逐渐演变直至发展成熟。1987 年，世界环境与发展委员会发表了《我们共同的未来》的纲领性文件，提出"可持续发展"是 21 世纪人类求得自下而上地发展的唯一途径。可持续发展是指"人类有能力使发展持续下去，也能保证使之满足当前的需要，而不危及下一代满足其需要的能力。"① 此后，可持续发展被世界环境与发展大会、世界人口与发展大会及世界社会发展首脑会议等权威性的国际会议进行了热烈的讨论，"可持续发展"成了世纪转换之际最重要的命题和重大国际会议所关注的焦点。可以说，可持续既是少数民族传统医药知识传承与保护应该遵循的原则，也是对这一知识体系进行传承与保护的最终目的。

少数民族传统医药知识的可持续发展，首先要确保传承人的持续发展。传统医药知识作为传承这一行动的客体，或者说作用的对象，从理论上讲，一旦这种知识已经形成，那么，无论是否被传承或者说是否传承下去，它都客观地存在着。然而，从现实来看，这一理论上的推论似乎又不完全成立。问题出在哪里呢？我们认为，问题的根源在于传统医药知识传承主体，或者说这种知识存在的依存载体。大量事实和研究表明，传统医药知识尤其是民间秘方，其传承主要仰赖于口口相授，用心记；其存在依托的载体即是传承人本身。就单个的人而言，谁也无法逃避人生的基本规律：出生 - 成长 - 衰老 - 死亡。这一规律意味着这样一个无可争议的事实，仰赖于口口相授、记在心里的传统医药知识的延续，需要一个又一个、一代又一代传承人，如果由无数传承人组成的知识延续链脱节，知识将随着最后一节链的消失而消失。因此，依赖心记而延续的传统医药知识与依赖纸张等记录而保存的知识相比，前者面临的生存危机更为严峻，延续其传承主体的生命显然更为迫切。毫无疑问，一个人的生命是有限的，只有一个一个接续的生命构成的生命链才是无限。延续传统医药知识传承主体生命最好的办法并不是让个体的生命无限延长——事实上，就现在的科学而言，是不可能的，而是动员更多的潜在传承人加入学习的行列，成为实在的传承主体。传统乡村本身的传统形成的传统医药知识传承的"保守性、血缘性、地缘性、隐喻性"② 等特点，使得传统医药知识对传承人具有了选择性的特点。也就是说，传统医药

① 世界环境与发展委员会. 我们共同的未来［M］. 王之佳，柯金良，等译. 吉林人民出版社，1997：10.
② 梁正海. 传统知识的传承权力［M］. 北京：中国书籍出版社，2013：179 - 186.

知识传承人具有一定的封闭性，局限于一定的家庭、家族或地域，更大群体被传统规约排除了对知识的承继权。一种知识一旦被视为一种私有财产，那么，打破这种"财产"继承权就变得十分的困难，"传统的惯性作用，又使它形成一种惰力，当历史进步要求摆脱或改造某些传统时，必须作出艰巨的努力。"① 我们无能斩断传统，做一个数典忘祖的不肖子孙，"因为传统是社会的一种生存机制，是民族内聚力的源泉、维系民族生命的抗体。"② 但我们又不能食古不化、全盘承袭，任其发展。我们需要继承传统，同时又要不断创新——创造条件创新。对于传统医药知识主体长期形成的自封闭传统，我们需要积极主动地引导现有的传承主体认识到传统医药知识开放传承和发展的重要性，逐步引导他们走向开放，同等对待传承群体之外的群体，接纳诚心诚意学习者，扩大自己的传承群体，增强传统医药知识延续的生命力。与此同时，我们还必须正视市场经济对传统乡村形成的强大影响，一方面要给予传统医药知识传承人应有的地位，另一方面要给予他们必要的保障，其中最为重要的是生活保障，让他们的生活过得相对体面——至少是在自己所在或周边村落，增加他们的自豪感，提高他们的自信度，增强他们的吸引力，解决后继乏人的问题。如果传承人主体群生活窘迫，那么，无论他们如何开放，都不会对潜在主体形成向心力。"本地没得好多人愿意来，他们宁愿出去打工。我们这个比较麻烦，跑来跑去的，病人情绪也不是很好。"陈永常医生的感慨值得深思。潜在传承主体为什么宁愿出去打工而不愿学习民间医药知识？难道真是嫌弃行医麻烦？显然不仅如此。事实上，离乡背井并不是传统村落的一种传统，而这种传统被打破的一个重要理由就是外出打工能挣更多的钞票。面对钞票的诱惑，无论外面的世界有多惊险，都值得一试，哪怕是背水一战。传统医药知识是中华传统文化的重要组成部分，既受到自

---

① 冯天瑜.《中华文化史》题记［J］.湖北大学学报（哲学社会科学版），1990 (5).

② 冯天瑜.《中华文化史》题记［J］.湖北大学学报（哲学社会科学版），1990 (5).

然生态的制约，又受到经济基础的支配——经济基础决定上层建筑，传统医药知识本身即属于上层建筑的范畴。《管子·牧民》云，"仓廪实则知礼节，衣食足则知荣辱。"仓里缺乏粮食，衣不蔽体、食不果腹，人们尚且顾不上礼节、荣辱。如果民间医生吃不饱、穿不暖，我们有什么理由要他们饿着肚子去传承医药知识呢？王夫之在《诗广传》卷五中说："来牟（小麦）率育而大文发正焉。"这进一步表明，人类从事一切精神文化活动必须解决衣食住行等物质生存条件之后方能进行。

其次，保持生态空间的可持续发展。随着人类发展对资源的索取和生态环境的破坏，少数民族传统医药知识存续的生态空间已经或正在遭遇不同程度的破坏，这已经是不争的事实；但是，随着人们关于工业文明对人类生态家园破坏的反思，绿色发展已经或正在成为一种战略，亦是一个不争的事实。毫无疑问，人类对于工业文明的理性反思和绿色发展战略的科学定位，是生态空间修复和生态逐步走向平衡的一个重要机遇和挑战。少数民族传统医药知识源于自然，其生存和发展依托于特定的生态空间。可以说，是生态空间里的山山水水、花花草草、飞禽走兽维系着少数民族传统医药知识不竭的生命源泉。传承少数民族救死扶伤的理念和医技固然重要，但是，就少数民族传统医药知识依托的生命之源而言，保护其赖以生存的生态空间似乎更为重要。面对少数民族传统医药知识生态空间的完整性被不同程度打破的现实，我们需要做的当是理性节制对自然资源的无限索取。在现代化进程中，守住发展和生态两条底线，努力通过构建人与自然和谐相处的友好型环境，维护生态平衡，实现少数民族传统医药知识权力的代际公平和可持续发展。

四、最少干预原则

少数民族传统医药知识的形成有其自发性，它是一种代表地域内民族意愿和需求的反映，非外在力量进行的直接性引导。自发性和非引导性，是少数民族传统医药知识产生和发展的内在机制。讨论少数民族传统医药知识传承与保护问题，我们需要考虑这种机制的存在和影响。在遗产保护工作持续推进的大背景下，"最少干预"原则逐渐引起重视并成为学界研究和政府实践文化遗产资源传承与保护工作的重要原则。最少干预原则也被叫作最小干预原则，目前主要运用于文物修复、古迹修缮、遗址保护等物质文化遗产保护工作中。遗憾的是，国内学术界目前关于非物质文化遗产保护工作最少干预原则还缺乏系统性研究。对于遗产保护工作的"最少干预原则"也尚未形成统一、权威的定义。关于"最少干预原则"，北京大学景观设计学研究院院长、博士生导师俞孔坚指出："最少干预就是越来越简洁，最后做到基本上不破坏，基本上不改造，但是又能够满足人的需要。"① 国际古迹遗址理事会副主席、中国古迹遗址保护协会副主席兼秘书长郭旃认为：最少干预才能真正使文物保护"祛病延年"。遗产资源保护工作遵循最少干预原则，目的在于尽可能地保护遗产资源的历史、文化、科学等信息的完整性和真实性，并将其传递给后人，从而实现遗产资源的持续发展。最少干预原则在文化遗产保护工作中的实践，对于少数民族传统医药知识的传承与保护工作同样具有参考和借鉴意义。在少数民族传统医药知识保护工作中引入"最少干预原则"，理由有二。其一，尽管在遗产保护工作中政府的力量是不可或缺的，但这并不意味着行政力量可以越俎代庖。在地方职能部门作出任何一个决策前，都必须全面把握实施对象的属性，以此明确政府的立场和决策定位，有针对性地制定和实施政策措施。我们在本章第一节对行政资源在少数民族传统医药知识保护工作中的作用进行了详细分析。一方面，我们充分肯定行政资源在少数民族传统医药知识传承与保护工作中的积极意义，另一方面，我们也需要正视并重视行政资源配置不当在少数民族传统医药知识传承与保护工作的消极影响。武陵山地区土家族的传统医药知识产生并数百年来存活于武陵山片区这一生态空间内，形成了一个独特而又完整的文化系统。这个完整的文化系统需要以掌握土家族传统医药知识的当地人为主体、遵循客观规律进行传承发展，发扬光大，外界的过度干预和介入会在一定程度上

---

① 引自孙祥伟：俞孔坚访谈：《城市环境设计》。

扰乱这一系统的整体性，威胁其可持续发展。

其二，"一方水土养一方生灵，一方水土育一方文化。"少数民族传统医药知识是特定地域范围内特定民族的宝贵财富，对本民族的存续和发展发挥着重要作用。武陵山片区的土家族民众是本民族传统医药知识的创造者和传承者，是这一文化遗产资源真正的主人。在传统医药知识传承与保护工作中扮演着主要角色，政府、社会组织等外在的力量扮演着辅助性或引导性角色。在我们极力推进少数民族传统医药知识传承与保护的制度建设工作中，政府、社会组织等外在力量应该在尊重少数民族传统知识自身发展规律的基础上，对其传承和保护给予适当的宏观指导，如通过资金的保障和政策的扶持来调动遗产传承主体的自觉性和积极性。相反，如果政府、社会组织对少数民族传统医药知识的传承与保护工作进行大包大揽，用自己的思维或想法过度干预少数民族传统医药知识的传承与保护，结果可能事倍功半，甚至事与愿违，不仅不能促进和加强少数民族传统医药知识的传承与保护，还会加速其破坏与消亡，变"遗产"为"遗憾"。因此，对待少数民族传统医药知识的传承与保护，外在力量最大的保护或帮助可能是"最少干预"，最大限度地保存传统医药知识的历史价值和原生性的科学价值，做到"民间事民间管"，给予文化传承主体更多自主和空间，让传统医药知识的传承与保护在原有的文化社区内进行。需要说明的是，我们主张最少干预原则并非否定政府对于行政资源配置的主导作用。因为政府对于行政资源的主导性配置是就少数民族传统医药知识传承与保护的外在保障而言的，而最少干预原则是针对少数民族传统医药知识体系内在发展规律而言的。

五、利益均衡原则

我们尝试将"均衡"（Equilibrium）这个物理学概念引入少数民族传统医药知识的传承与保护，主要受西方经济学研究视角的启发，目的在于运用均衡原理分析少数民族传统医药知识传承与保护工作中的资源配置问题，即利益分配机制。"西方经济学中的均衡，是指经济体系中变动着的各种社会力量处于平衡，以致这一体系内不存在变动要求的状态；这种均衡状态是一种所有重要经济变量都保持稳定不变的状况，即经济体系内各有关变量的变动都恰好相互抵消，没有引起重要经济变量发生变动的压力和力量时的状态。"① 使用"均衡"概念考察少数民族传统医药知识传承与保护问题，我们旨在尝试探索一套保障遗产资源传承与保护各关系方利益的分配机制，在多方利益主体博弈的过程中求得一个相对公平、相对均势的状态，确保各利益相关者尤其是传承人的利益不受损害，或尽量减小其利益的损害，调动各方积极性，协同推进少数民族传统医药知识的传承与保护。

"利益均衡是在一定的利益格局和体系下出现的利益体系相对和平共处、相对均势的状态。""利益平衡的合理性体现在它是协调冲突性利益的基础性原则。"② 少数民族传统医药知识的传承与保护目标能否得以实现，关键在于传承主体的主动参与。《保护非物质文化遗产公约》强调："努力确保创造保持和承传这种遗产的群体、团体，有时是个人的最大限度的参与，并吸收他们积极地参与有关的管理。" 如果掌握本民族传统文化资源的民众放弃了其手中的知识权力，那么，少数民族传统医药知识的传承与保护工作将变成政府部门的一厢情愿。如何充分调动传承主体的自觉性和积极性，最终要落实到一套健全完善的保障机制。假如文化主管部门每天只是大张旗鼓的宣传、强调传承和保护遗产资源的紧迫性和重要性，使用行政手段命令民众怎么传承，怎么保护，除了一个红头文件别无其他，民众会如何反映呢？结果是不难想象的。民众会因为缺乏科学合理的利益分配机制，或是现有传承机制没有实现利益均衡而放弃参与其中。基于这样的思考，我们认为，要实现少数民族传统医药知识的有效保护与活态传承，让我们的子子孙孙同样能够享有和我们一样的知识权力，遵循"利益均衡原则"不仅重要，而且十分必要。

第一，坚持"以人为本"是实现利益均衡的前提。一方面，少数民族民

① 吴宇晖等编著. 西方经济学：第四版 [M]. 北京：高等教育出版社，2014：11.
② 冯晓青. 论利益平衡原理及其在知识产权法中的适用 [J]. 江海学刊，2007（1）.

众是传统医药知识的传承主体，他们是真正拥有传统医药知识权力的群体。我们需要尊重并肯定传承人的知识权力，并努力为传承人发挥其知识权力营造和谐氛围。另一方面，传统医药知识传承人是普通的自然人，他们同样享有衣食住行的权利。传统医药知识的传承和保护还应该尊重并尽量满足传承人的现实需求，而不应该以妨碍传承人经济发展、降低生活水平为条件。

第二，强化少数民族传统医药知识产权保护，是实现利益均衡的保证。从印度对传统医药知识传承与保护的历程中我们获得的启示是：本民族的知识权力被其他民族盗用，会大大挫伤权力所有人的传承积极性和文化自信，对本民族的传统文化造成难以弥补的损失。在有前车之鉴的基础上，我们有必要专题研究、论证、制定少数民族传统医药知识专属的产权保护制度，用制度来保障少数民族传统医药体系的知识权力，增强民众对本民族遗产资源的文化自豪感和传承积极性。

第三，建立科学合理的利益分享机制，是实现利益均衡的途径。少数民族传统医药知识的传承与保护不同于传统村落、文化遗址、民俗表演等遗产资源保护与开发，前者主要带来社会效益，后者直接创造经济收益，这是就保护与开发的目的而言；就其参与的主体而言，它们之间又存在共性，那就是多方主体的共同参与。这意味着少数民族传统医药知识的传承与保护机制必须充分考虑相关利益主体的惠益分享，否则，传承与保护的预期目标将难以实现。根据我们在互动式保护一章对少数民族传统医药知识传承与保护主要相关方的分析，我们认为，少数民族传统医药知识传承与保护合理的利益分享机制必须处理好这样一些关系，即政府与企业的利益关系，政府与传承人的利益关系，企业与传承人的利益关系，企业与媒体的利益关系，政府与媒体的利益关系，媒体与传承人的利益关系，民间医生与患者的利益关系，现代医药与传统医药的利益关系等。只有各相关利益主体各得其所，相互配合，形成共生互补的利益共同体，协同推进少数民族传统医药知识的传承与保护目标才可能实现。

第三节　少数民族传统医药知识传承与
保护的保障性机制

在深入研究了少数民族传统医药知识传承与保护行政资源配置的基础性保障，以及必须遵循的原真性、整体性、可持续发展、最少干预、利益均衡等五大原则之后，我们将进一步研究少数民族传统医药知识传承与保护的机制性保障。我们认为，只有基础性保障、五大原则和机制性保障同时发挥效用，少数民族传统医药知识的传承与保护才有可能达到最佳效果。

一、监管机制

市场经济的有序运行需要政府进行适度干预和调控，行政权力的有效实施离不开纪检监察部门的监督。同理，少数民族传统医药知识的传承与保护也离不开外在力量的监督和管理。少数民族传统医药知识的传承与保护，首先应该建立科学有效的监督管理机制。这种监管是综合性的监管，不仅仅对少数民族传统医药知识的构成要素实施微观监管，而且要对整个文化系统实施宏观监管。总体而言，少数民族传统医药知识传承与保护的监管主要包括对传承人的监管、对传统医药市场的监管及其生态空间的监管。

（一）加强对少数民族传统医药知识传承人的监管

少数民族传统医药形成的初衷是救死扶伤，很少利益上的直接索取，更不存在对药物或每一次出诊的明码标价。患者对民间医生的报酬往往是赠送一只鸡、或几斤烧酒、或大米，或无偿提供农活以表感激。民间医生常常是民间社会受到尊敬的人，成为乡土社会较有影响力的一个特殊的群体，甚至在乡村社会关系调节和社会治理方面扮演着重要的角色。① 随着经济社会的

---

① 梁正海．传统知识的传承与权力［M］．北京：中国书籍出版社，2013：234－252．

发展，民间医生开始以手中掌握的传统医药知识作为赚钱谋生、养家糊口的工具，把这种知识作为一种无形资本进行投资，开店营业，少数民族传统医药知识这种文化资本逐渐走上商业化道路，并在现实生活中与西药逐渐融合，为自身的存续拓展了空间。从我们在武陵山区多个土家族传统村落的田野调查来看，大部分村级卫生室都是在民间医生开设的小诊所的基础上授牌建立的，乡村诊所或医务室成了少数民族传统医药知识存续的空间。例如，在苏竹村卫生室，民间医生彭大尧已经习惯用培植的中草药和西药为村里的大人小孩治疗，他的家也挂起了村医务室的牌子。换句话说，他的家变成了中西医同台唱戏的舞台。少数民族传统医药知识能够走进固定的、合法的医务室继续履行救死扶伤的初衷自然是值得欣慰的事情。但是，在经济利益的驱动下，部分动机不纯的人打着传统医学、祖传秘方等旗号非法行医，不仅严重威胁他人生命安全，而且也损毁了传统医学和民间医生的信誉，扰乱了传统医药市场秩序。因此，加强对少数民族传统医药知识传承人的监督管理势在必行。

首先，要制定地方管理条例，明确管理职责。结合国家关于规范中医药事业管理的相关政策法规和地方实际情况，因地制宜制定地方关于加强传统医药事业管理的规章制度，使对传统医药知识传承人的管理有法可依；建立省、市、县、乡、村五级监管体系和问责机制，明确主管部门监管责任，完善传统医药事业监管体制建设。其次，要对民间医生实行造册归档管理。以乡镇为单位，对辖区内的传统医药知识传承人基本信息登记造册，掌握辖区内传统医药知识传承人的动态，尤其要加强对从事传统医药经营人员的管理及其经营药品质量的监控，严禁民间医生从事专科外的其他医疗行为。为此，还必须加强民间医生职业培训，强化责任意识。以县为单位，不定期组织辖区内登记在册的民间医生进行培训教育，重点加强医德教育和政策解读，强化其思想意识和责任意识，弘扬传统医学优良传统，塑造传统医药知识传承人的良好形象，推动传统医药健康有序发展。

（二）加强对少数民族传统医药的市场监管

我国的中医药是一个庞大的产业。据相关资料显示，"到 2012 年底，我国中药产业年规模已达 4100 亿元以上，占国内医药市场的三成，中药出口已达 23.32 亿美元，全国中药生产企业已近 1500 家。"① 对此，《科技智囊》《经济日报》《法制与经济》《中国现代中药》《商康医药网》等媒体都做了相应报道。专业的中药材市场是传统医药资源交易的主要场地，全国各地大小城市都有分布，对推动我国传统医药知识的发展起着重要作用。任何事物都有它的两面性，以次充好、掺杂使假、违法加工、非法经营等现象自然成为我国民族医药资源消费市场面临的挑战。许多无牌无证的流动商贩从事传统医药经营，他们与执法部门展开博弈，躲避执法部门的监管，对我国传统医药市场的健康有序发展形成了障碍，严重影响民族医药的质量和安全，对群众健康构成了潜在危害。这是医药市场监管不可回避的问题。"在传统中药材交易模式下，为了追逐高额利润，掺假、造假现象充斥市场，成为威胁中药材行业生存发展的问题之一。""从 2012 年国家药监局对国内几个大市场的强力整顿来看，可以预见未来各种违规违法手段的成本将大为增加。"②如何强化监管，确保民族医药市场健康有序发展，满足广大民众对于药品安全问题"零容忍"的需求，已经成为一个亟待研究和解决的问题。鉴于少数民族医药自身的特点，借用西药市场管理的一刀切政策显然是不可取的。因此，根据各民族医药的自身特点和各民族从事医药服务的习惯进行分类管理就显得十分重要。

一要以制度建设为抓手，营造传统医药市场良好秩序。薄弱的传统医药市场监管与制度的缺失有着紧密关系，这也成为少部分不法分子混入该行业进行不正当谋利的突破口。建立健全市场监管制度是确保传统医药市场稳定，实现可持续发展的重要保证。这需要地方政府部门运用法治思维和法治方式履行传统医药市场监管职能，充分运用适度的准入制度、许可制度、认证制度、行政处罚制度、风险防范制度等推进传统医药市场监管制度化、规范化和法制化，既保障合法经营主体的正当权益，又制止违法犯罪分子的不

---

① 刘亚力. 2012：中医药行业内外兼修求转型 [N]. 北京商报，2013 - 01 - 09.

② 何瑾. 中医产业蕴藏无限商机 [J]. 科技智囊，2013 (5).

正当行为，从而促进传统医药市场健康、稳定、和谐、可持续发展。

二要整合行政资源，实施综合执法，构建协同监管的服务格局。少数民族传统医药市场的监管不仅仅是卫生主管部门的责任，同时需要工商、公安、法制、民政、民族宗教、文化等部门的积极参与，推进跨部门、跨行业综合执法，加强市场巡查力度，解决以往监管工作中意识不到位、分工不合理、权责不一致等行政执法弊端，真正建成能够对我国传统医药市场起监管和服务双重职能的行政执法队伍。这不仅仅是一个单纯的传统医药市场监管行为，在一定程度上还考验着政府部门依法行政和综合执法监管体系建设的能力。

三要充分发挥公众和舆论的监督力量。公众既是传统医药的受惠主体，也是潜在的受害主体。为了维护广大人民群众的生命财产安全，应通过完善的奖励机制和举报投诉机制，引导公众参与传统医药市场的监管，对市场上非法摆摊销售的传统医药保持足够警惕，积极为执法部门开展传统医药市场监管提供线索。与此同时，应充分发挥舆论监督的优越性，鼓励社会舆论参与传统医药市场的监督，及时曝光传统医药市场中的违法行为，震慑违法犯罪分子，净化传统医药市场。

（三）加强少数民族传统医药生态空间监管

大自然就是一个天然的药库，是少数民族传统医药知识重要的生态空间。可以说，完整的生态空间是少数民族传统医药知识存续的根基。从这个意义上说，强化传统医药生态空间的监管有着特殊的意义。

一要强化生态环境监管，推进生态文明建设。自古以来，人类社会的发展和文明的进步总是与大自然博弈的结果。可以说，大自然给予人类一切，也制约着人类的一切。然而，在经济利益的驱使下，"我行我素"的人类活动给完整的自然生态系统造成了巨大的破坏，影响着人类生活的方方面面，这其中自然包含对少数民族传统医药知识存续的影响。加强生态环境监管，缓解日益恶化的自然生态环境需要我们从宏观与微观两个层面同步进行。

宏观方面，坚持贯彻落实中共中央国务院及各级政府关于自然环境保护的相关政策，环保部门要切实履行环境保护的职责，在严格坚持"预防为主，保护优先"的原则下，统一思想认识，加强组织领导，完善制度构建，充实队伍建设，重点加强国家级自然保护区和少数民族聚居地区的生态环境保护力度，严守生态底线，控制人类对生态资源的开发强度，正确处理好人与自然的关系，确保药用动植物资源得到可持续发展，保全少数民族传统医药知识得以存续和发展的生态空间。

微观方面，鼓励并积极实践地方性传统生态观。柏贵喜教授研究指出："中国不同的乡土社区或族群社会在长期的社会实践中根据各自的生境特点创造了丰富的生态维护的相关知识。这些知识在保护生态环境，维护生态安全上发挥着重要的作用。中国少数民族多具有人与自然和谐相处及生态平衡的观念与认识，在生态制衡上有许多有效的乡土措施。"①② 我国各族人民在长期的生产生活实践过程中与大自然形成了紧密的联系，有人破坏自然，也有人尊重自然。在尊重自然过程中，因地制宜地创造了丰富的生态知识和生态观，对促进人与自然和谐相处有着积极的指导意义。例如，我们长期调研的苏竹村，他们有着自己特有的封山育林知识和封山育林实践，他们的封山育林知识和实践与他们的信仰紧密结合起来形成了一种独特习俗，这种封山育林习俗对保护生态起到了积极的作用。尽管新中国成立后一段时间内因客观原因使苏竹村的生态环境遭受了严重破坏，但苏竹村人民运用自己的生态知识重新进行生态修复，效果良好。事实上，各民族都在与大自然相处的过程形成了独特的生态观，他们的生态观与信仰一起对生态环境的保护起着重要作用。因此，鼓励并积极实践少数民族的传统生态观，不仅有利于推进生态文明建设，还能够对少数民族传统医药药用资源的可持续发展有着积极的促进作用。

---

① 柏贵喜. 乡土知识及其利用与保护［R］. 中国少数民族文化发展报告（2008），2009 - 06 - 05.

② 柏贵喜. 乡土知识及其利用与保护［J］. 中南民族大学学报（人文社会科学版），2006（1）.

二要加强生物多样性保护，建设好天然药物基因库。我国是世界上生物多样性最为丰富的国家之一，生物的多样性为少数民族传统医药的形成和发展提供了最为宝贵药物资源。仅就我们多次调研的武陵山片区而言，这一区域就"有种子植物201科1005属4119种"，①"是中国三大特有植物分布中心之一的"川东—鄂西"区的重要组成部分甚至核心地带。其中，有中国特有科5个，分别是银杏科、杜仲科、大血藤科、珙桐科、钟萼木科；中国特有属 64 个，包括银杏（Ginkgo L.）、星果草（Asteropyrum Drumm. et Hutch.）、八角莲（Dysosma Woodson）、大血藤（Sar‐gentodoxa Rehd. et Wils.）、马蹄香（Saruma Oliv.）等；中国特有种共计 2682 种，有 126 种为本区所特有，675 种为华中区特有。"②该地区还是我国第三纪古老植物的残遗分布中心之一，"据 1999 年公布的《国家重点保护野生植物名录》（第一批）的统计结果显示：武陵山地区分布的国家级珍稀濒危植物共 47 种，隶属于 26 科 42 属，其中保护植物属国家一级的 2 种，二级的 17 种，三级的 28 种。"③丰富的物种资源造就了丰富的药材资源，"武陵山片区生长的药材种类丰富，是全国药材主产区之一，历来被誉为'华中药库'，有国家收购的中药材种类 300 种左右。"④"在鄂西、渝东一带主要以青蒿、黄连、杜仲、黄柏、厚朴、款冬、白术、党参、续断、玄参、金银花等药材较为闻名；而在湘西、黔东北则主要以吴茱萸、天麻、杜仲、厚朴、黄柏、何首乌、百合、木瓜等久负盛名。"⑤ 可以说，是生物多样性成就了我国丰富的民族传统医药；也是武陵山区的生物多样性成就了土家族传统医药。毫无疑问，保

① 陈功锡，廖文波，敖成齐等.武陵山地区种子植物区系特征与性质研究［J］.植物研究，2002（1）.
② 张美德，廖朝林.武陵山区药用植物资源保护与可持续利用初探［J］.湖北农业科学，2012（6）.
③ 龚双姣，陈功锡.武陵山地区珍稀濒危植物及其保护利用［J］.广西植物，2006（3）.
④ 方志先等.土家族药物志［M］.北京：中国医药科技出版社，2007.
⑤ 张美德，廖朝林.武陵山区药用植物资源保护与可持续利用初探［J］.湖北农业科学，2012（6）.

护好生物多样性对于巩固和构建完善的传统医药知识生态空间具有重要意义。加强生物多样性保护，我们认为，应坚持"保护优先、永续利用、公众参与、惠益共享"的基本原则，通过实施退耕还林还草工程、建立自然保护区、人工培育中药材等途径丰富物种资源；要加大对濒危物种资源的抢救和保护力度，最大限度减轻人类活动对生物多样性的破坏；切实落实和完善生态补偿机制，修复生态系统，恢复生态功能，努力为传统医药知识的传承和发展提供充足的中药材资源。

二、激励机制

激励机制是管理学的研究范畴，是指通过特定的方法与管理制度，最大限度激发员工劳动积极性的过程。因此，利用恰当的激励机制，对于挖掘人才潜力、实现特定目标具有重要的现实意义。传承人是少数民族传统医药知识的传承主体，如果没有传承人的主动参与，少数民族传统医药知识的保护将困难重重；实现其活态传承，并将其发扬光大则将更加困难。随着科学技术的快速发展和现代医疗体系的不断完善，传统医药知识面临着传承人老龄化现象严重、传承后继无人、传承环境缺失等问题，很多优秀的民间传统诊断方法、独门药方或临床实践技术濒临失传。为了提高传统医药知识传承人自觉继承传统医药知识的积极性，鼓励更多年轻人主动学习传统医药知识，研究制定传统医药知识传承人激励机制显然十分迫切。一般而言，物质奖励和精神奖励是最常见的激励类型。但无论是物质奖励还是精神奖励，或是其他类型的奖励，都必须遵循以人为本、公平公正、物质奖励与精神奖励相结合的基本原则。

（一）物质奖励

物质奖励是能够为奖励对象带来直接利益的奖励形式，也是实施效果相对较好的奖励形式。在市场经济条件下，对少数民族传统医药知识传承人实施物质奖励应该基于奖励对象的基础需求，能够促进奖励对象衣、食、住、行等条件的改善，充分考虑这部分群体为了学习传统医药知识而造成的其他损失，而不应该让他们为了传承和保护传统医药知识而降低自己的生活质量，真正发挥物质奖励对少数民族传统医药知识传承人的激励作用。一方面，可参照低保人群补助办法，预算专项财政资金对少数民族传统医药知识传承人采取以奖代补的方式改善其生活条件，激发传承人履行传承职责的积极性。对于打算学习而又有机会学习传统医药知识的年轻人，应制定阶梯型的现金奖励方案，即首次奖励多少，学习期间每月补助多少，考取职业资格证补助多少，学成后开设医馆补助多少，招收学徒传授传统医药知识每人补助多少，通过这样的阶梯型奖励方式吸引更多年轻人从事并繁荣传统医药事业。另一方面，地方政府在逢年过节的时候对辖区内少数民族传统医药知识传承人进行看望慰问，并进行物质赠予，如赠予米面油类食物、小型家用电器、药材加工器械等实实在在的物品，让传承人在感受政府关怀的同时增强荣誉感，最大限度激发他们传承传统医药知识的潜能。

（二）精神奖励

著名的马斯洛（Abraham Maslow）需求层次理论指出，人在满足了最基本的衣食住行等生理需求后，将会逐步追求安全、社交、尊重和自我实现等方面的需求，其中尊重是处于较高层次的需求，这种需求体现为成就、名声、社会认同等。马斯洛认为："尊重需要得到满足，能使人对自己充满信心，对社会满腔热情，体验到自己活着的用处价值。"[1] 生活在我国广大农村地区的传统医药知识传承人，他们一般比较朴实善良，与物质享受相比，他们更希望得到他人的尊重、患者的认可和社会的认同，可以说，这是一种基本的心理状态。作为让人获得尊重的重要途径，精神奖励的作用不可小觑。因此，我们认为一方面可以通过公开表扬、颁发荣誉证书、授予荣誉称号、在媒体上进行公开报道等形式对优秀的传统医药知识传承人进行宣扬，满足传承人的精神需要，最大限度增强传承人的荣誉感和成就感；另一方面也可以把弘扬传统医药知识作为新农村内涵建设的重要内容，赠予乡村名医

---

① ［美］马斯洛. 马斯洛的人本哲学［M］. 刘烨编，译. 内蒙古文化出版社，2008.

匾牌，增强名医自信。对此，我们第四章已有论述，这里不再展开。总之，无论采用哪一种方式，或者综合采用几种方式，只要有利于增强传承人的自信，提升传承人的魅力，使更多潜在的传承人成为显在的传承人，对于少数民族传统医药知识的传承与保护都大有裨益。

三、产权机制

所谓产权机制，简言之，即是产权制度化的系列规则。产权最初是一个法律概念。随着经济社会的快速发展，产权概念与经济学紧密联系在一起，并结合法律视阈下的概念广泛使用。将产权机制应用于少数民族传统医药知识的传承与保护，目的在于界定少数民族传统医药知识的归属和传承人的权利，防止"生物盗版"事件的持续发生，确立传统医药知识的法律地位，保障传统医药知识传承人的合法权益。从我国的现实情况看，由于受相关法律法规不够完善等多种因素的制约，少数民族传统医药知识的产权是模糊不清的，处于谁先拥有谁受益的状态，这就容易造成少数民族传统医药药方配剂、临床技艺、药物资源等传统医药知识元素被他人窃取牟利问题，尤其是被西方发达资本主义国家不当占有的问题，给知识持有者造成不必要的损失，印度的姜黄案、我国哮喘病家系标本案等都给人以深刻的教训和启示。建立健全的产权机制，明确少数民族传统医药知识的权益归属，以法律形式对少数民族传统医药知识的占有权、使用权、收益权及支配权等事关传承人切身利益的权属问题进行界定，对药方配剂、文献资料、临床技艺、生态空间等少数民族传统医药知识要素进行科学定位，有效防止任何国家或组织不当占有，是促进少数民族传统医药知识传承与保护的重要路径。印度、泰国等国家已经在这方面进行了成功的尝试，我们需要借鉴，但不能生搬硬套，必须结合我国的具体实际，走出一路具有中国特色的少数民族传统医药知识传承与保护之路。

四、研发机制

大众创业，万众创新，已经成为我国发展的一种新常态。在这样一种背景下，建立研发机制，促进少数民族传统医药的创新性开发不仅十分重要，而且十分必要。对少数民族传统医药的研发就要运用新技术、新知识和新理念改变对传统医学技术或药用产品的传统利用模式，从而更好地适应现代社会的发展和患者的需要。需要强调的是，原真性是传统医药知识的根本所在，这意味着传统医药知识的创新性开发必须在传统医学理论指导下展开。当前，我国已在苗药、维吾尔医药、藏药等少数民族传统医药领域开展了大量的研发工作，并进行产业化开发，市场化运作，取得了良好的经济效益和社会效益，对少数民族传统医药知识的传承与保护有着重要的示范作用。与此同时，越来越多的人开始追求享受型生活，对绿色健康保健产品的需求越来越大。面对大健康时代的到来，有学者断言："我国中医药产业已经进入到一个内外部环境都非常有利的新黄金时期。"① 我们认为，尽管这一结论有些过于乐观，但是，在大健康时代，我国传统医药的发展将进入一种新常态却是一种必然选择。适应新常态，顺应大健康产业发展的需要，是我们为少数民族传统医药知识的传承与保护必须做出的努力。

　　我们认为，对少数民族传统医药的研发，必须以严格的行业标准为依据，以市场需求为导向，以适应大健康产业发展需要为目标，综合运用大数据、云计算、物联网等现代科技媒介保障少数民族传统医药产品的流通；必须依托高等院校或其他科研机构的科研与人才培养优势，加强少数民族传统医药资源的科学研究，培养能够为少数民族传统医药知识传承与保护提供智力支撑的创新型人才；必须重点培育集少数民族传统医药种植、研发、生产和销售于一体的大型龙头企业，创造性地研发、改进少数民族传统医药产品或医疗服务；必须大力开发具有民族特色的养生保健产品，推动民族医疗设备、民族医疗健身产品的研发，加快少数民族传统医药产业化、市场化步伐，提升少数民族传统医药的服务能力，激发少数民族传统医药知识的活力。因为，活力是少数民族传统医药知识的生命力。少数民族传统医药知识

---

① 何瑾. 中医药产业蕴藏无限商机［J］. 科技智囊，2013（5）.

一旦失去了生命力，其传承与保护自然无从谈起。

五、认定机制

就少数民族传统医药知识的传承与保护而言，传承人既是传统医药知识存活的载体，又是传统医药知识传承的核心，对于传承人的科学认定显得尤为重要。截至 2015 年底，文化部先后公布了四批国家级非物质文化遗产项目代表性传承人共计 1986 名，其中传统医药传承人有 74 名。在文化部公布的四批国家级非物质文化遗产项目代表性传承人名录中，除第二批没有传统医药传承人外，第一、第三和第四批分别有 29 名、24 名和 21 名传承人入选。单就这三批传统医药传承人名录的数量而言，其特点呈现出一种递减态势。尽管我们不能就此态势做出一种发展趋势的预测，但是态势本身却需要引起我们足够的重视。当下，我们重新审视少数民族传统医药知识及其传承与保护，很大程度上即是因为少数民族传统医药知识出现了传承人断层的严重问题。传承人断层是很多非物质文化遗产项目面临的共同难题，这也使得我国非物质文化遗产项目的传承与保护形势变得十分严峻。当前，我国非物质文化遗产传承人的认定还面临着诸多困境，尤其是少数民族传统医药知识传承人的认定更是困难重重，少数民族传统医药知识传承人队伍建设与管理形势更是不容乐观。在现代卫生医疗体制框架下，掌握传统医药知识的民间医生因学历、执业资格等因素不能正大光明的开设医馆治病救人，处于"地下"或"半地下"的活动状态，他们开展的医疗诊断活动合理不合法，更难符合少数民族传统医药知识传承人身份的认定标准。因此，我们认为，构建完善的传承人认定机制是少数民族传统医药知识传承与保护工作的首要任务。

我国目前已经认定的 74 名国家级传统医药代表性传承人大多数是在科研单位、中医药研究院、传统医药研发企业等部门兼具理论与实践的高素质人才，大量通过家族式、师徒式或其他方式习得传统医药知识的民间医生很难有机会进入高层次传承人队伍之列。因此，完善少数民族传统医药知识传承人认定制度，需要结合少数民族传统医药知识的特点和属性，在现有认定制度下进一步完善代表性传承人的认定标准，制定科学合理的认定程序，实施多渠道认定机制，拓宽传承人认定面，最大限度地让更多掌握传统医药秘方、中药材炮制、临床医疗技能等传统医药知识的民间医生进入各级非物质文化遗产项目代表性传承人管理行列，合理规定传承人的责任和义务，尤其不能以过度义务要求增加传承人的压力。与此同时，各级政府必须加大对传承人的扶持力度，尤其是物质补偿要满足传承人基本的生活需要，并根据经济社会发展水平适时调整补助标准，充分调动少数民族传统医药知识传承人的积极性、主动性和创造性，壮大传统医药知识传承人队伍，为推动少数民族传统医药知识传承与保护做出积极的贡献。

结　论

一、文化自信是少数民族传统医药知识的生存之基

少数民族传统医药知识作为一种知识体系，它体现了各民族人民的行为习惯、思维方式、价值体系、处世态度，体现了人们在特定环境下的人生态度、价值理念、宇宙认知，是中华民族传统医药知识体系的重要组成部分，是组成中华优秀传统文化元素的精华。自西方工业文明兴起以来，深深扎根于农耕文明沃土而又延绵数千年的中华传统文化受到猛烈冲击。20 世纪初，五四新文化运动又在国内兴起了传统文化批判的浪潮。史无前例的"文化大革命"更使"传统文化遭到灭顶之灾，产生断裂"，① 这种影响我们在传统医药知识的田野调查中感受依然颇深。随着我国改革开放的全面深入，经济全球化的加速发展，国际交流与合作领域的不断扩大，"各种外来文化特别是西方文化的影响开始深入到社会经济生活和文化生活的方方面面，对中华传统文化的价值观念、文化结构和文化模式再一次带来猛烈冲击。"② 在工业化、现代化、城市化进程加快发展的当下，我们应该如何传承和保护传统文化？或者说，在单一经济转型向全方位社会转型的当下，我们应该以一种什么样的态度对待包括传统医药知识在内的传统文化？我们认为需要一种文化自信。

---

① 蔡武.新形势下传承和弘扬优秀传统文化的思考 [J].全球化，2014 (5).
② 蔡武.新形势下传承和弘扬优秀传统文化的思考 [J].全球化，2014 (5).

何为文化自信？如何把握其内在机理？浙江师范大学特聘教授李建华先生指出，"文化自信作为一种民族文化心理或心态，至少包括文化自觉、文化自知、文化自省、文化自成几个基本要素，并且这些要素是呈层次性的，形成一个有机整体。"① 李建华先生认为，文化自觉是"对文化功用的高度觉悟"；文化自知是"对中国文化的充分了解"；文化自省是"对传统文化的谨思慎省"；文化自成是"由被动防御转向积极主导"，是"中国文化能达到自我更新、自我完善、自我成就，具有强烈的对外输出功能的最佳状态"，是"文化自信的最佳境界"。② 李建华先生关于文化自信的四层次论既是对已故民族学家、社会学家费孝通先生文化自觉理论的丰富和发展，又是对文化未来发展的一种期待。诚然，我们对自己所处的文化环境和日日享用的文化不仅应该有一种自知之明，而且更应该有一种全面而充分的了解，谨思慎省，才不至于陷入自我中心主义，唯我传承的文化独优，才能以一种海纳百川的胸怀理性对待每一种文化，这种气度本身体现的就是一种文化自信的气魄。

少数民族传统医药知识作为中华传统文化的重要元素，在数千年的历史长河中，为维护各族人民的身心健康、保障种族繁衍、促进社会发展发挥了十分重要的作用，即使在现代医药知识高度发达的今天仍然发挥着不可替代的功能，而且这种功能引起了社会各界的高度重视。对于少数民族传统医药知识现代功能的高度重视，一方面源于学术界的现代性反思，另一方面则源于少数民族传统医药知识现代价值的不断凸显及其遭遇的不当占用和传承面临的重重危机。无论出于什么样的理由，这种重视都表明人们对于传统医药知识价值的认可。每一种知识都有着独特的价值，都应该获得人们的认可和尊重。对于知识的尊重更需要一种文化自信。一个民族只有对身处其中的文

---

① 李建华. 文化自信要由被动防御转向积极主导 [N]. 社会科学报·理论前沿，2016 – 09 – 22.

② 李建华. 文化自信要由被动防御转向积极主导 [N]. 社会科学报·理论前沿，2016 – 09 – 22.

化有充分的认识和了解，谨思慎省，既知其文化之所优，又知其文化之短，才可能以一种理性的精神、开放的态度，取长补短，不断丰富完善发展其文化。少数民族传统医药知识的价值日益凸显，是不争的事实，但这并不意味着少数民族传统医药知识全是精华而没有糟粕。少数民族传统医药知识是在特定时空下生成的地方性知识，蕴涵着天人合一的哲学背景，体现着特定人群的行为习惯、宗教信仰，这意味着我们不能像对待从实验室生成的现代生化医药知识那样对待少数民族传统医药知识，比如具有辅助功能的仪式疗法与纯粹的巫术疗法如何区别开来，不仅需要一种科学精神，而且需要一种文化的态度。总之，取其精华，去其糟粕，是传承和发展少数民族传统医药知识应有一种积极态度。承故纳新，也是少数民族传统医药知识实现自我完善、自我革新所需要的一种开放包容的态度，唯有如此，少数民族传统医药知识才能不断与现代社会相适应，满足人们追求身心健康对于医疗卫生资源日益增长的需要。

二、创新发展是少数民族传统医药知识的生命之魂

少数民族传统医药知识作为一种非物质文化遗产，"是植根于民族民间的活态文化，是发展着的传统生产方式和生活方式。"① 它渗透在群众生产生活的方方面面，是日用的消费品，为维护广大乡村公共卫生安全发挥着积极的作用。在漫长的历史长河中，不断演化发展，是每一种文化生存的基本逻辑。少数民族传统医药知识要深深扎根于现代社会的沃土，必须不断注入新的元素，在传承过程中不断创新，满足人类维护健康的需要，才能使其生命之树常青。

关于非物质文化遗产的创新问题，学术界尚未形成一致看法。有学者主张提倡发展，反对创新，认为创新违背了原真性保护原则。也有学者认为这只是对创新一词的理解问题，提出在"承故"基础上的"融新"，认为新旧

---

① 李荣启. 非物质文化遗产生产性保护的途径［J］. 文化学刊，2012（5）.

之间并非二元对立，而是相互依存，一脉相承的。"新是旧中之新，是在原有基础上顺应时代的发展，是融进新的文化元素。作为活态文化，这种继承中的创新是必不可少的。"① "一切现存的非物质文化事项，都需要在与自然、现实、历史的互动中，不断生发、变异和创新，这也注定它处在永不停息的运变之中。"②

少数民族传统医药知识无论是承故，还是创新，都离不开传承人群。正因为有了一代又一代人的传承，少数民族传统医药知识才具有了历时性和流变性，但同时也打上了民族性、家族性的特征，对传承人选择的约定俗成在亲族集团内部保证知识安全的同时，又限制了知识的横向传播，一定程度上阻碍了知识发展。创新的关键在人，少数民族传统医药知识的创新不仅需要传承群体的主动实践，而且需要传承人群体解放思想，以一种开放的态度接纳更多的人参与传承，扩大传承人群体，在不断交流交融过程中实现传统医药知识的创新性发展；要主动迎接现代医药知识的挑战，积极探索和实践传统医药知识与现代医药知识互动、互融的路径，生产更多的再生性医药知识，营造两种知识体系共生互补的格局。当然，少数民族传统医药知识的创新不能仅仅依赖于传承人，科研院所、医药企业相关利益者也应充分运用现代科技，在传承传统医药知识核心的基础上，努力开发具有民族特色的医药产品、保健产品，满足不同层次、不同类型人群对于传统医药知识产品消费的需要。在这个过程中，政府应充分发挥主导作用，落实各种激励措施，合理配置资源，利用行政与市场两只手，为少数民族传统医药知识的传承与创新提供保障。我们相信，只要少数民族传统医药知识相关利益者协调配合，合作创新，少数民族传统医药知识就会充满生机与活力。

三、开发利用是少数民族传统医药知识的发展之源

文化功能理论认为，"文化包括一套工具及一套风俗——人体的或心灵

---

① 李荣启. 非物质文化遗产生产性保护的途径［J］. 文化学刊，2012（5）.
② 贺学君. 关于非物质文化遗产保护的理论思考［J］. 江西社会科学，2005（2）.

的习惯，它们都是直接地或间接地满足人类的需要。""一切文化要素，若是我们的看法是对的，一定都是在活动着，发生作用，而且是有效的。""文化要素的动态性质指示了人类学的重要工作就在于研究文化的功能。"① 我们认为，文化功能理论切中文化之所以生长、之所以发展、之所以繁荣的内在逻辑。无论是工具也好，风俗也罢，如果它们不能满足人类物质的或精神的需要，根本连进入文化系统的资格都没有。少数民族传统医药知识之所以成为传统医药知识体系的重要组成元素，也在于它满足了人类身体的、心理的、社会的、文化的、经济的等方方面面的需要。在第一章我们从医学人类学、医学社会学、医学文化学视角分析了少数民族传统医药知识的健康保健功能、权威塑造功能、文化传承功能。这些功能的形成和进一步强化，最根本的动力在于它们直接或间接地满足了少数民族传统医药知识相关利益者的需要。

少数民族传统医药知识的组成要素是动态性质的，诸如药用动植物的生长与利用、传承人的生死更替等等，这种性质可以用当下非物质文化遗产的一个特征词来概括，就是"活态性"，这种活态性很好地体现了文化的功能特点，一切文化要素，一定都是在活动着，发生作用，而且是有效的。那么，少数民族传统医药知识如何才能更好实现其功能，满足人类的需要呢？我们认为，开发利用是最好的保障，事实上国内外成功的做法和积累的经验也都有力地说明开发利用对于少数民族传统医药知识传承与保护的积极作用。我们需要进一步讨论的问题是：如何开发利用少数传统医药知识，为少数民族传统医药知识的传承与保护提供不竭的动力和源泉。不可否认，当下少数民族传统医药知识的开发利用出现诸如不当占有、非法盗取等问题，但是，我们不能因噎废食，应该以一种更加积极的姿态思考少数民族传统医药知识开发与利用的相关问题。我们认为少数民族传统医药知识的开发与利用应该妥善处理好这样一些问题：相关利益者的惠益分享问题、传承人行医行

---

① ［英］马林诺期基. 文化论［M］. 费孝通. 译. 华夏出版社，2002：15.

为既合理又合法问题、药用动植矿物生态保护与利用问题、药方配伍保护与药品形态开发问题等等。当然，要处理好这些问题需要国家在政策、资源等配置上加以主导，并充分利用市场杠杆的作用加以调节。我们相信，只要正确处理好开发利用涉及的相关问题，并在开发利用中不断承故融新，少数民族传统医药知识之树就能够深深植根于当代社会的沃土，枝繁叶茂，欣欣向荣。

参考文献

1. ［法］福柯. 权力的眼睛——福柯访谈录［M］. 严锋，译. 上海：上海人民出版社，1997.

2. ［法］米歇尔·涂尔干. 社会分工论［M］. 渠东，译. 三联书店出版社，2000.

3. ［法］皮埃尔·布尔迪厄，［美］华康德. 实践与反思——反思社会学导引［M］. 李猛，李康，译，邓正来，校. 北京：中央编译出版社，2004.

4. ［美］克利福德·吉尔兹. 地方性知识（Local Knowledge）：阐释人类学论文集［M］. 王海龙，张家瑄，译. 北京：中央编译出版社，2004.

5. ［美］罗伯特·汉. 疾病与治疗：人类学怎么看［M］. 禾木，译. 东方出版中心2010.

6. ［美］林恩·马古利斯. 生物共生的行星：进化的新景观［M］. 易凡，译. 上海：上海科学技术出版社，2009.

7. ［美］马斯洛. 马斯洛的人本哲学［M］. 刘烨，编译. 内蒙古文化出版社，2008.

8. ［美］约翰·菲斯克. 解读大众文化［M］. 杨全强，译. 南京大学出版社，2006.

9. ［美］詹姆斯·C. 斯科特. 农民的道义经济学：东南亚的反叛与生存［M］. 程立显，刘建，等译. 北京：译林出版社，2013.

10. ［日］黑川纪章. 新共生思想（Philosophy of Symbiosis）［M］. 覃力，等译. 北京：中国建筑工业出版社，2009.

11. ［英］罗伯特·玛格塔. 医学的历史［M］. 李诚，译. 希望出版社，2003.

12. ［英］维克多·特纳. 象征之林——恩登布人仪式散论［M］. 赵玉燕，等译. 北京：商务印书馆，2006.

13. ［英］詹·乔·弗雷泽. 金枝［M］. 刘魁立，编. 上海：上海文艺出版社，2001.

14. Colnklin. H.，The Relation of the Hanunoo to the Plant World. PhD dissertation in Anthropology，New Havean：Yale University，1954.

15. 柏贵喜等. 土家族传统知识的现代利用与保护研究［M］. 北京：中国社会科学出版社，2015.

16. 陈华文编. 文化学概论新编［M］. 北京：首都经济贸易大学出版社，2009.

17. 方志先等. 土家族药物志［M］. 中国医药科技出版社，2007.

18. 费孝通. 论人类学与文化自觉［M］. 华夏出版社，2004：188.

19. 冯骥才. 灵魂不能下跪——冯骥才文化遗产思想学术论集［M］. 宁夏人民出版社，2007.

20. 冯天瑜，何晓明，周积明. 中华文化史［M］. 上海：上海人民出版社，2010.

21. 葛延风，贡森等. 中国医改：问题·根源·出路［M］. 北京：中国发展出版社，2007.

22. 贵州省中药资源普查办公室，贵州省中药研究所编. 贵州中药资源［M］. 北京：中国医药科技出版社，1992.

23. 胡守钧. 社会共生论［M］. 上海：复旦大学出版社，2012.

24. 胡文耕. 整体论［M］. 北京：中国大百科全书出版社，1995.

25. 康保成主编. 中国非物质文化遗产保护发展报告［M］. 北京：社会科学文献出版社，2011.

26. 李中元. 文化是什么［M］. 北京：商务印书馆，2014.

27. 梁峻. 论民族医药：医学类型和表达范式的比较研究 [M]. 中医古籍出版社, 2011.

28. 梁漱溟. 中国文化要义 [M]. 北京：学林出版社, 1987.

29. 梁正海. 传统知识的传承与权力 [M]. 北京：中国书籍出版社, 2013.

30. 刘孝瑜. 土家族 [M]. 民族出版社, 1989.

31. 刘世锦主编. 文化遗产事业发展报告（2008）[M]. 北京：社会科学文献出版社, 2008.

32. 龙山县修志办公室编. 龙山县志（内资）, 1985.

33. 龙运荣. 新媒体时代党报创新与社会发展 [M]. 北京：中国社会科学出版社, 2013.

34. 龙云清总纂. 铜仁百俗 [M]. 贵阳：贵州人民出版社, 2015.

35. 龙云清. 山地的文明：黔湘渝交界地区苗族社区研究 [M]. 北京：贵州民族出版社, 2009.

36. 彭芳胜主编. 土家医方剂学 [M]. 中医古籍出版社, 2007.

37. 彭官章. 土家族文化 [M]. 吉林教育出版社, 1991.

38. 彭英明主编. 土家族文化通志新编 [M]. 民族出版社, 2001.

39. 全国人大常委会法制工作委员会行政法室编. 中华人民共和国非物质文化遗产法释义及实用指南 [M]. 北京：中国民主法制出版社, 2011.

40. 石朝江. 苗学通论 [M]. 贵阳：贵州民族出版社, 2008.

41. 思南县人民政府办公室, 思南县民族事务委员会编. 思南县乡镇概况. 黔内字（97）第5-027号, 贵州省地勘局一〇三队印刷厂1997年.

42. 世界环境与发展委员会. 我们共同的未来 [M]. 王之佳, 柯金良, 等译. 吉林人民出版社, 1997.

43. 宋德成. 梵净风情 [M]. 贵阳：贵州人民出版社, 2015.

44. 孙家正. 追求与梦想 [M]. 文化艺术出版社, 2007.

45. 谭厚锋编. 病有所医的回望——贵州民族医药卫生事业发展历程

［M］.北京：电子科技大学出版社，2011.

46. 田华咏，潘永华等.土家族医药学 ［M］.北京：中国中医药出版社，1994.

47. 王虎峰.中国新医改理念和政策 ［M］.北京：中国财政经济出版社，2009.

48. 王惠岩主编.行政管理学 ［M］.北京：高等教育出版社，2011.

49. 王文章主编.非物质文化遗产概论 ［M］.文化艺术出版社，2006.

50. 乌丙安.民俗学原理 ［M］.辽宁教育出版社，2001：167.

51. 吴毅.村治变迁中的权威与秩序 ［M］.北京：中国社会科学出版社，2002.

52. 吴宇晖等编.西方经济学 ［M］.北京：高等教育出版社，2014.

53. 习近平.习近平谈治国理政 ［M］.北京：外文出版社，2014.

54. 向柏松.土家族民间信仰与文化 ［M］.北京：民族出版社，2001.

55. 薛达元主编.民族地区医药传统知识传承与惠益分享 ［M］.北京：中国环境科学出版社，2009.

56. 张培刚，张建华主编.发展经济学 ［M］.北京：北京大学出版社，2009.

57. 赵敬华主编.土家族医药学概论 ［M］.北京：中国古籍出版社，2005.

58. 周光大主编.现代民族学：上卷·第一册 ［M］.昆明：云南人民出版社，2008.

59. 周光大主编.壮族传统文化与现代化 ［M］.广西人民出版社，1998.

60. 周星.乡土生活的逻辑：人类学视野中的民俗研究 ［M］.北京：北京大学出版社，2011.

61. 朱国毫，杜江，张景梅主编.土家族医药 ［M］.中医古籍出版社，2006.

62. 学位论文、期刊论文已在正文中标注，不再具录.

后 记

"冬来无尽长夜,雪覆三尺深寒。黄昏林下大静,小村几缕炊烟。"这是诗人给冬至留下的诗情。

我之所以对这首诗情有独钟,是因为在冬至这一天顺风快递把光明日报出版社寄来的最后核对稿送到了我的手上。这意味着《知识的传承与保护研究——以武陵山区土家族医药为例》一书即将付印了。这是我主持的第一个国家社科课题取得的成果。心里既高兴,又沉重。高兴,是因为这一成果的取得为我的第二个国家社科课题的研究积累了经验;沉重,是因为自知学识有限,书中还有不少问题尚待深入研究,难免留下几分遗憾。

在深冬之夜,静静地看着这份留下编辑几多笔迹的稿子,我不禁心生感慨。编辑对每一个错别字的修改,以及对无数个标点与标注位置的调整和无意义标注的提醒,实在令人感佩。

从头至尾修改稿子,许多往事随着一行一行的文字浮现于我的脑海。田野调查时彭大尧的热情、梁文勇的直率、陈永常的真诚、杨松的坦率,总是令人难以忘怀;寒冬腊月,一个人在深冬的清晨孤独地敲击键盘的滋味,究竟是苦还是乐,难以述说,唯有心里明白。

从事土家族传统知识研究已近15年。长久的思考和研究遇到的实际困难,使我深深地认识到对单一民族文化研究的局限。数千年来,各族人民在中国这块土地上交往、交流、交融,早已经形成了你中有我、我中有你的多元一体格局,文化互借、涵化、同化,区域内民族的文化标识渐渐变得模

262

糊。如果我们一如既往地倾注于单一民族文化的研究，会不会掩盖民族之间文化的某些重要的共同特征？看来在多元一体的文化共生格局下，文化区、文化圈概念对于民族学研究应当发挥更为积极的作用。这也算是我在书稿付印前获得的一点认知吧。

　　本书得益于团队的共同努力。众人拾柴火焰高，一个人的力量总是有限的。全书写作框架由课题主持人梁正海教授提出，并得到柏贵喜教授、段超教授等恩师的悉心指点。导言、第二章、第四章及结论部分，由梁正海教授和铜仁市人民医院主管药师马娟女士共同完成；第一章、第三章由铜仁学院经济管理学院罗钰坊副教授和铜仁学院人文学院车越川副教授共同完成；第五章、第六章由铜仁学院国学院刘剑硕士完成。全书的统稿和修定工作由梁正海教授完成。

　　本书出版得到了"光明社科文库"部分资助，在此深表感谢！

明德湖畔
2019 年 1 月